# HOMÖOPATHIE –

## sanfte Heilkunst
## für Babys und Kinder

Homöopathische Behandlung im Alltag
Von Angelika Szymczak

# Inhalt

# Einleitung

## Vorwort

Die Kinder dieser Erde – jedes ist anders und auch die Krankheit des einzelnen Kindes verläuft anders. Jedes Kind geht mit Krankheit anders um, und auch die Heilung ist individuell. Also kann es nicht nur ein Heilmittel geben. Wir müssen uns zunächst klar werden – was ist Krankheit? Was will sie uns sagen. Ist die Krankheit so ausgeprägt, dass das Kind bei der Heilung unterstützt werden muss/soll? Faszinierend zu sehen, wie Kinder mit Krankheit umgehen. Der Körper reagiert und gleicht aus. Das Kind schläft oder ist überdreht, isst weniger oder verlangt mehr zu essen, will Gesellschaft oder will allein gelassen werden, ist ganz zufrieden oder mürrisch und viele andere Zeichen mehr. Ein Kind zeigt ganz schnell und deutlich, ab wann es Unterstützung zur Heilung braucht. So lange es gut damit umgehen kann, wird die Heilung auch ohne Unterstützung voranschreiten.

*Eure Kinder sind nicht eure Kinder.*
*Es sind die Söhne und Töchter der Sehnsucht*
*des Lebens nach sich selbst.*
*Sie kommen durch euch, aber nicht von euch,*
*und obwohl sie mit euch sind,*
*gehören sie euch doch nicht ...*
*Ihr dürft euch bemühen, wie sie zu sein,*
*aber versucht nicht, sie euch ähnlich zu machen.*
*Denn das Leben läuft nicht rückwärts,*
*noch verweilt es beim Gestern.*
*Ihr seid die Bogen, von denen eure Kinder*
*als lebende Pfeile ausgeschickt werden.*

*— Khalil Gibran*

Mit diesem Buch möchte ich meine Erfahrungen aus vielen Jahren homöopathischer Behandlung als Mutter und Therapeutin weitergeben. Sicherlich werden andere Homöopathen andere Erfahrungen gemacht haben, und dies ist auch gut so. Jeder Patient findet seinen Therapeuten.

Ich freue mich über Anregungen und Kritik.

Ihre Angelika Szymczak

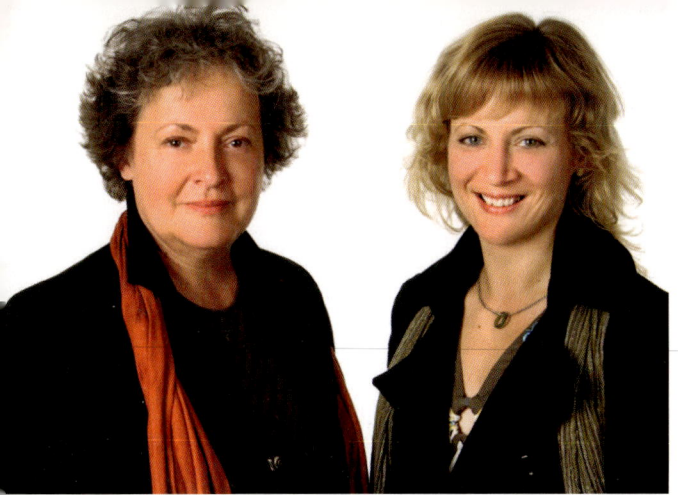

## Die Autorin

Angelika Szymczak ist examinierte Kinderkrankenschwester und Heilpraktikerin mit Schwerpunkt Homöopathie. Als zertifizierte Therapeutin der Stiftung Homöopathie-Zertifikat ist sie sowohl als Dozentin und Referentin in ihrem Fachgebiet als auch seit über zehn Jahren in eigener Praxis für klassische Homöopathie tätig. Die engagierte Autorin schrieb bereits zahlreiche Bücher im Themenkreis Kinderkrankheiten und alternative Therapieverfahren.

## Die Künstlerin

Lucie Szymczak, Malu Guai, ist ausgebildete Feng-Shui-Beraterin mit besonderer Ausrichtung auf die Fachgebiete Raum- und Farbgestaltung sowie dem Ba Zi Zuan Ming (Chinesisches Horoskop). Die Feng-Shui-Bilder und Gedichte in diesem Buch sind ihre Interpretationen der vielschichtigen Inhalte rund um den Kreislauf der fünf Elemente.

**Fast jeder hat verlernt zu leben, rast nur an dir vorbei oder vergeudet Sekunden in einem Tun, was nicht unbedingt erfüllend ist.**

Wir haben verlernt, an den wahren, kleinen und schönen Dingen im Leben festzuhalten. Es wird immer nur an der Oberfläche leicht gekratzt, aber das Tiefe und Wahre, der Grund für unser Sein und mit dem, was wir uns umgeben, ergründen wir nicht. Dadurch geht ein wichtiger Teil im Leben, Zusammenleben und für unsere Gesundheit verloren.

*— Lucie Szymczak*

# Samuel Hahnemann

Im April 1755 wurde Samuel Hahnemann, der Begründer der Homöopathie, als Sohn eines Porzellanmalers geboren. Er war ein aufgewecktes, neugieriges Kind. Er war ein sehr guter Schüler. Schon mit zwölf Jahren beherrschte er mehrere Sprachen. Er lernte Chemie und Botanik. Mit 20 Jahren verließ er sein Elternhaus, um in Leipzig Medizin zu studieren. Sein Vater gab ihm 20 Taler mit auf den Weg. Er wollte kranke Menschen heilen. 1779 erwarb er seinen Doktortitel, er war 24 Jahre alt. Er war nicht zufrieden mit den Methoden seiner Kollegen, kranke Menschen zu heilen. So wollte er nicht arbeiten, er war auf der Suche nach einer anderen Möglichkeit. 1790 ist die Geburtsstunde der Homöopathie. Hahnemann übersetzt die Materia Medica von Cullens und liest dort Interessantes zur Chinarinde. Er entschließt sich zu einem Selbstversuch. Er nimmt Chinarinde ein und entwickelt innerhalb weniger Stunden die typischen Symptome des Wechselfiebers (Malaria). Zunächst meint er, es wäre ein Zufall. Nein, nach mehreren Versuchen kommt er immer wieder zum gleichen Resultat. Sechs Jahre experimentiert er und veröffentlicht 1796 im »Hufeland Journal« den »Versuch über ein neues Prinzip zur Auffindung der Heilkräfte der Arzneisubstanzen«. Schritt für Schritt findet er immer neue und interessante Wege der Heilung. Er schreibt viele Veröffentlichungen, unter anderen von 1841 bis 1843 sein letztes und wohl wichtigstes Werk: die 6. Auflage des »Organon der Heilkunst«. Er stirbt im Juli 1843.

Anmerkungen der Autorin: Wenn in diesem Buch die Rede vom »Therapeuten« ist, sind damit selbstverständlich alle Therapeutinnen und Therapeuten gemeint. Die jeweils explizite Nennung der weiblichen und männlichen Form würde den Text unnötig lang und schwer lesbar machen.

# Die vier Säulen der Homöopathie

## Das Ähnlichkeitsgesetz

Hahnemann fand das Ähnlichkeitsgesetz, als er im Selbstversuch, völlig gesund, die Chinarinde einnahm und nach mehreren Versuchen immer wieder zum gleichen Resultat kam. Es entwickelten sich die typischen Symptome des Wechselfiebers (Malaria). Hahnemann führte mit vielen verschiedenen Substanzen diese Versuche durch und kam immer wieder zum gleichen Ergebnis: Eine natürliche Krankheit kann mit dem Arzneistoff geheilt werden, der bei einem Gesunden eine ähnliche, künstliche Krankheit erzeugen kann.

**Similia similibus curentur – Ähnliches wird durch Ähnliches geheilt**

Nach Hahnemanns Meinung erzeugen wir im Körper eine Kunstkrankheit, die der bereits bestehenden Krankheit sehr ähnlich ist. Durch diese Kunstkrankheit wird die bestehende Krankheit ausgelöscht und erscheint auch nicht wieder, nachdem die Kunstkrankheit verschwunden ist.

*§ 34 und § 35 Organon der Heilkunst, 6. Auflage:*

*§ 34 Die größere Stärke der durch Arzneien zu bewirkenden Kunst-Krankheiten ist jedoch nicht die einzige Bedingung ihres Vermögens, die natürlichen Krankheiten zu heilen. Es wird vor Allem zur Heilung erfordert, daß sie eine der zu heilenden Krankheit möglichst ähnliche Kunst-Krankheit sei, die, mit etwas stärkerer Kraft, das instinktartige, keiner Ueberlegung und keiner Rückerinnerung fähige Lebensprincip in eine der natürlichen Krankheit sehr ähnliche, krankhafte Stimmung versetze, um in ihm das Gefühl von der natürlichen Krankheits-Verstimmung nicht nur zu verdunkeln, sondern ganz zu verlöschen, und so zu vernichten. Dieß ist so wahr, daß sogar eine ältere Krankheit durch eine neu hinzutretende unähnliche Krankheit, sei diese auch noch so stark, von der Natur selbst nicht geheilt werden kann, und eben so wenig durch ärztliche Curen mit Arzneien, welche keinen ähnlichen Krankheitszustand im gesunden Körper zu erzeugen vermögend sind, wie die allöopathischen.*

*§ 35 Dieß zu erläutern, werden wir in drei verschiedenen Fällen, sowohl den Vorgang in der Natur bei zweien im Menschen zusammentreffenden, natürlichen, einander unähnlichen Krankheiten, als auch den Erfolg von der gemeinen ärztlichen Behandlung der Krankheiten mit allöopathischen, unpassenden Arzneien betrachten, welche keinen, der zu heilenden Krankheit ähnlichen, künstlichen Krankheitszustand hervorzubringen fähig sind, woraus erhellen wird, daß selbst die Natur nicht vermögend ist, durch eine unhomöopathische, selbst stärkere Krankheit eine schon vorhandne unähnliche aufzuheben, so wenig unhomöopathische Anwendung auch noch so starker Arzneien irgend eine Krankheit zu heilen jemals im Stande ist.*

# Die Arzneimittelprüfung

Die Arzneimittelprüfung erfolgt an gesunden Personen. Testpersonen nehmen nach genauen Anweisungen einen Stoff, der geprüft werden soll, ein. Danach werden alle auftretenden Reaktionen (mental und körperlich) notiert. Die Arzneimittelprüfung wird in der Regel an einer ganzen Gruppe von Personen durchgeführt, nachfolgend werden die verschiedenen Protokolle miteinander verglichen und ausgewertet. Normalerweise führt man die Arzneimittelprüfungen in allen Potenzen durch – von der Urtinktur bis zur Hochpotenz. Die Erfahrung zeigt, dass je höher die Potenz, desto mehr mentale Symptome treten auf. Die sich so bildenden Symptome werden als Arzneimittelbilder festgehalten. Jedes Arzneiwesen hat seinen individuellen Charakter – genau wie auch die natürlichen Krankheiten unterschiedliche Bilder aufweisen: Ein Kopfschmerz beispielsweise kann stechend, pochend, brennend und mit unterschiedlichen Begleitsymptomen auftreten.

Um das richtige Arzneimittel zu finden, müssen alle Krankheitszeichen berücksichtigt werden.

> **Die Ähnlichkeitsregel fordert einen Vergleich zwischen natürlichen Krankheiten und den sich aus der Prüfung ergebenden Arzneimittelbildern (künstliche Krankheiten).**

Manchmal machen wir auch Arzneimittelprüfungen mit, ohne es zu wissen.

**Beispiele:**

Jemand schält eine Zwiebel, und dabei beginnt die Nase zu laufen und die Augen fangen an zu tränen. Das Sekret kann den Nasenausgang wund machen. Dies sind die Symptome einer künstlich erzeugten Krankheit. Deshalb kann Allium cepa (Zwiebel) aufgrund der Ähnlichkeitsregeln zur Behandlung von Fließschnupfen angewandt werden, sofern die gleichen Zeichen vorhanden sind.

Am Abend wird viel Kaffee getrunken. Die Folge, man kann nicht richtig schlafen. Die Gedanken rasen, man liegt im Bett, der Puls ist erhöht, die Gedanken kreisen und rauben den Schlaf. Dies sind Prüfungssymptome des Kaffees – Coffea. Aus diesem Grund kann Coffea bei bestimmten Arten von Schlaflosigkeit hilfreich sein.

# Die Herstellung homöopathischer Arzneimittel

## Ausgangsstoffe

Im Prinzip kann jeder Stoff als homöopathisches Medikament eingesetzt werden. Der Großteil der Stoffe kommt aus verschiedensten Bereichen der Natur. Diese Ausgangsstoffe können völlig harmlos sein, wie Kochsalz, oder auch giftig, wie die Tollkirsche.

### Bei der Herkunft der Mittel werden vier große Gruppen unterschieden:

**Pflanzliche Mittel:** zum Beispiel Küchenschelle, Tollkirsche, Kamille

**Mineralische Mittel:** zum Beispiel Kieselsäure, Austernschalenkalk, Eisen

**Tierische Mittel:** zum Beispiel Schlangengift, Hundemilch, Bienengift

**Nosoden:** homöopathisch aufbereitete Mittel, die aus Material wie Blut, Eiter, Krankheitserregern oder auch Krebszellen hergestellt werden. Nosoden werden in hohen homöopathischen Potenzen eingesetzt (C30, C200, Q-Potenzen oder LM-Potenzen; siehe unten). In diesen Potenzen ist vom Ausgangsstoff keine Substanz mehr vorhanden, nur die Information.

## Darreichungsformen

**Flüssig** *Dilutionen* meist mit 45 Prozent Alkohol

**Tabletten** *Tabuletta* aus Milchzucker gepresst

**Pulver** *Trituration* in Milchzucker verrieben

**Globuli** *Globuli* werden mit dem flüssigen Mittel getränkt

## Die Potenzen

### D-Potenzen

**D1** 1 : 10; ein Teil der Ausgangssubstanz wird mit neun Teilen Alkohol vermischt und zehnmal verschüttelt

**D2** von der D1 wird ein Teil genommen und mit neun Teilen Alkohol vermischt und zehnmal verschüttelt

D3, D4 und so weiter werden analog hergestellt

### C-Potenzen

**C1** 1 : 100; ein Teil der Ausgangssubstanz wird mit 99 Teilen Alkohol vermischt und verschüttelt

C2, C3 und so weiter werden analog wie bei den D-Potenzen beschrieben hergestellt

### LM- beziehungsweise Q-Potenzen

**LM1** hierfür nimmt man eine C3 und verschüttelt diese im Verhältnis 1 : 50.000, auch hier erfolgt die Herstellung weiterer Potenzen stufenweise

## Die Wirkung der unterschiedlichen Potenzen

Zunächst hatte Hahnemann die verschiedenen Substanzen im Urzustand oder als Ursubstanz verwandt. Um aber giftige Stoffe verabreichen zu können, ohne seine Patienten zu vergiften, musste er eine Möglichkeit der Verdünnung finden. Er stellte aber fest, dass durch Verdünnung allein die Wirksamkeit nicht gewährleistet war. Er entdeckte die Verschüttelung oder Potenzierung.

Er stellte auch fest, dass je höher das Mittel potenziert wird, desto tief greifender und lang anhaltender seine Wirkung ist, – dass niedrige Potenzen, wie eine D6, nur einige Stunden wirken, während höhere Potenzen, wie eine C30, durchaus einige Wochen wirken können, und dass je akuter eine Krankheit ist, desto schneller ein Mittel aufgebraucht ist.

## Die Lebenskraft

*§ 10 Organon der Heilkunst, 6. Auflage:*

*Der materielle Organism, ohne Lebenskraft gedacht, ist keiner Empfindung, keiner Thätigkeit, keiner Selbsterhaltung fähig [...]; nur das immaterielle, den materiellen Organism im gesunden und kranken Zustande belebende Wesen (das Lebensprincip, die Lebenskraft) verleiht ihm alle Empfindung und bewirkt seine Lebensverrichtungen.*

Lebenskraft ist für mich die Kraft meines Körpers, sich mit dem Leben auseinanderzusetzen, mein Leben zu leben. Meine ganzen Sinne sind aktiv. Ich bin ausgeglichen und in meiner Mitte. Ohne Lebenskraft wäre ich nicht in der Lage zu leben, ich wäre tot. Ist meine Lebenskraft verstimmt (zum Beispiel durch Stress oder Kummer) reagiert auch mein Körper mit Verstimmung (Krankheit). Er produziert Symptome – also eine Krankheitsäußerung.

*§ 12 Organon der Heilkunst, 6. Auflage:*

*Einzig die krankhaft gestimmte Lebenskraft bringt die Krankheiten hervor [...], so daß die, unsern Sinnen wahrnehmbare Krankheits-Aeußerung zugleich alle innere Veränderung, das ist, die ganze krankhafte Verstimmung der innern Dynamis ausdrückt und die ganze Krankheit zu Tage legt. Hinwiederum bedingt aber auch das Verschwinden aller Krankheits-Aeußerungen, das ist, aller vom gesunden Lebens-Vorgange abweichenden, merkbaren Veränderungen mittels Heilung, eben so gewiß die Wiederherstellung der Integrität des Lebens-Princips und setzt folglich die Wiederkehr der Gesundheit des ganzen Organisms nothwendig voraus.*

Aber nicht nur mein Körper, sondern auch ich bin verstimmt.

*§ 13 Organon der Heilkunst, 6. Auflage:*

*Daher ist Krankheit (die nicht der manuellen Chirurgie anheimfällt) keines-wegs, wie von den Allöopathen geschieht, als ein vom lebenden Ganzen, vom Organism und von der ihn belebenden Dynamis gesondertes, innerlich ver-borgnes, obgleich noch so fein gedachtes Wesen (ein Unding [...], was bloß in materiellen Köpfen entstehen konnte und der bisherigen Medicin seit Jahr-tausenden alle die verderblichen Richtungen gegeben hat, die sie zu einer wahren Unheilkunst schufen) zu betrachten.*

Die Harmonie in meinem Körper kann durch eine dynamische Arznei wieder hergestellt werden. Der Therapeut kann durch die Symptomengesamtheit das richtige Heilmittel finden.

*§ 16 Organon der Heilkunst, 6. Auflage:*

*Von schädlichen Einwirkungen auf den gesunden Organism, durch die feind-lichen Potenzen, welche von der Außenwelt her das harmonische Lebens-spiel stören, kann unsere Lebenskraft als geistartige Dynamis nicht anders denn auf geistartige (dynamische) Weise ergriffen und afficirt werden und alle solche krankhafte Verstimmungen (die Krankheiten) können auch durch den Heilkünstler nicht anders von ihr entfernt werden, als durch geistartige (dynamische[...], virtuelle) Umstimmungskräfte der dienlichen Arzneien auf unsere geistartige Lebenskraft, percipirt durch den, im Organism allgegen-wärtigen Fühlsinn der Nerven. Demnach können Heil-Arzneien, nur durch dynamische Wirkung auf das Lebensprincip Gesundheit und Lebens-Har-monie wieder herstellen und stellen sie wirklich her, nachdem die unsern Sin-nen merkbaren Veränderungen in dem Befinden des Kranken (der Sympto-men-Inbegriff) dem aufmerksam beobachtenden und forschenden Heilkünst-ler, die Krankheit so vollkommen dargestellt hatten, als es um sie heilen zu können, nöthig war.*

Die Symptomengesamtheit und deren Umstände sind die einzige Indikation für das Heilmittel. Das Heilmittel kann nur deswegen heilen, weil es in der Lage ist, mein Befinden zu ändern – umzustimmen.

*§ 18 Organon der Heilkunst, 6. Auflage:*

*Von dieser nicht zu bezweifelnden Wahrheit, daß, außer der Gesammt-heit der Symptome, unter Hinsicht auf die begleitenden Umstände (§.5) an Krankheiten auf keine Weise etwas auszufinden ist, wodurch sie ihr Hülfe-Bedürfniß arzneien heilen durch änderung des befindens ausdrücken könn-ten, geht unwidersprechlich hervor, daß der Inbegriff aller, in jedem einzel-nen Krankheitsfalle wahrgenommenen Symptome und Umstände die einzige Indication, die einzige Hinweisung auf ein zu wählendes Heilmittel sei.*

Durch das Hinwegnehmen der Symptomengesamtheit wird auch die ver-stimmte Lebenskraft ins Gleichgewicht gebracht – die Gesundheit ist wieder hergestellt.

*§ 17 Organon der Heilkunst, 6. Auflage:*

*Da nun jedesmal in der Heilung, durch Hinwegnahme des ganzen Inbe-griffs der wahrnehmbaren Zeichen und Zufälle der Krankheit, zugleich die ihr zum Grunde liegende, innere Veränderung der Lebenskraft – also das Total der wegnahme der symptome bedeutet heilung der krankheit Krank-heit – gehoben wird [...], so folgt, daß der Heilkünstler bloß den Inbegriff der Symptome hinweg zu nehmen hat, um mit ihm zugleich die innere Verän-derung, das ist, die krankhafte Verstimmung des Lebensprincips – also das Total der Krankheit, die Krankheit selbst, aufzuheben und zu vernichten [...]. Die vernichtete Krankheit aber ist hergestellte Gesundheit, das höchste und einzige Ziel des Arztes, der die Bedeutung seines Berufes kennt, welcher nicht in gelehrt klingendem Schwatzen, sondern im Helfen besteht.*

*§ 27 Organon der Heilkunst, 6. Auflage:*

*Das Heilvermögen der Arzneien beruht daher (§ 22-26) auf ihren der Krankheit ähnlichen und dieselben an Kraft überwiegenden Symptomen, so das jeder einzelne Krankheitsfall nur durch eine, die Gesamtheit seiner Sym-ptome am ähnlichsten und vollständigsten im menschlichen Befinden selbst zu erzeugen fähigen Arznei, welche zugleich die Krankheit an Stärke über-trifft, am gewissesten, gründlichsten, schnellsten und dauerhaftesten vernich-tet und aufgehoben wird.*

Bei der Behandlung einer akuten Krankheit ist es wichtig, die wahrscheinliche Causa (Ursache) zu kennen (§ 5 Organon der Heilkunst, 6. Auflage). Eine langwierige Verstimmung der Lebenskraft (Siechtum) beruht meist auf einem chronischen Miasma (§ 5 Organon der Heilkunst, 6. Auflage). Das Wort »Miasma« (griechisch) bedeutet so viel wie »Verunreinigung, Übel, Befleckung«. Es ist die »Krankheit hinter den Krankheiten«, das Grundübel, welches die Lebenskraft schwächt, sodass chronische Krankheiten überhaupt erst entstehen können.

*§ 5 Organon der Heilkunst, 6. Auflage:*

*Als Beihülfe der Heilung dienen dem Arzte die Data der wahrscheinlichsten Veranlassung der acuten Krankheit, so wie die bedeutungsvollsten Momente aus der ganzen Krankheits-Geschichte des langwierigen Siechthums, um dessen Grundursache, die meist auf einem chronischen Miasm beruht, ausfindig zu machen, wobei die erkennbare Leibes-Beschaffenheit des (vorzüglich des langwierig) Kranken, sein gemüthlicher und geistiger Charakter, seine Beschäftigungen, seine Lebensweise und Gewohnheiten, seine bürgerlichen und häuslichen Verhältnisse, sein Alter und seine geschlechtliche Function, u.s.w. in Rücksicht zu nehmen sind.*

# Die Heringsche Regel

Heilung sollte von oben nach unten (von Kopf zu Fuß), von innen nach außen (von zentralen, lebenswichtigen Organen nach außen zur Haut) oder durch das Verschwinden der Beschwerden in umgekehrter Reihenfolge ihres Auftretens erfolgen (das heißt die Krankheit, die zuletzt aufgetreten ist, sollte zuerst verschwinden und die ältesten Krankheiten zuletzt). Krankheiten sollten also immer vom Kern her geheilt werden. Die Symptome aus dem inneren wichtigen Bereich müssen zuerst verschwinden. Äußere Symptome von weniger wichtigen Organen (Muskeln, Haut, Haare) sollten erst verschwinden, wenn im Inneren alles in Ordnung gebracht worden ist. Bevor körperliche Symptome bei der Behandlung einer Krankheit verschwinden, fühlt sich der Patient zunächst deutlich wohler.

## Unterdrückung

Die Heilung, die entgegen der Heringschen Regel verläuft, nennen wir Unterdrückung. Bei einer Unterdrückung werden Symptome zum Verschwinden gebracht, ohne dass eine Heilung im Inneren stattgefunden hat. Die Symptome werden verlagert, von außen nach innen. Oder von oben nach unten. Symptome einer Krankheit oder auch Zeichen, die nur oberflächlich zum Verschwinden gebracht werden, führen nicht dazu, dass die Lebenskraft sich erholt. Die Krankheit (wenn sie denn vergeht) wird sich nach kurzer Zeit wieder zeigen. Nur, dass die Krankheit dann meist etwas tiefer abläuft.

> **Beispiel:** Ein Hautausschlag verschwindet nach einer Salbenbehandlung. Die Ursache der Erkrankung wurde nicht berücksichtigt. Die Krankheit verlagert sich nach innen. Später zeigen sich vielleicht noch rheumatische Beschwerden, die werden wieder nur symptomatisch behandelt. Und danach kann dann zum Beispiel Asthma entstehen. Eine Behandlung, die nur symptomatisch orientiert ist, führt nicht zu einer Heilung. Man kann sagen, der Kranke wird immer kränker. Würden wir diesen Fall homöopathisch behandeln, so müsste zunächst das Asthma besser werden und der Patient vitaler werden (Heilung von innen nach außen). Dann kann sich nach einiger Zeit nochmals ein Rheumaschub zeigen (alte Symptome treten erneut auf, Verschwinden der Beschwerden in umgekehrter Reihenfolge ihres Auftretens). Wenn man Glück hat, zeigt sich im Laufe der homöopathischen Behandlung der Hautausschlag wieder, der ja am Anfang der Geschichte stand. Dieser wird nun unter unserer Behandlung auch noch verschwinden, also geheilt.

# Gefahren einer unkontrollierten Arzneimitteleinnahme

Es ist ein weit verbreiteter Irrtum, dass ein homöopathisches Mittel auf keinen Fall schaden kann. Nimmt man über längere Zeit dasselbe Mittel ein, besteht die Gefahr der Arzneimittelprüfung. Man produziert Symptome des Mittels, das man eigentlich zu Heilzwecken einnimmt. Wird das Mittel nicht sofort nach Einsetzen solcher künstlich erzeugten Symptome abgesetzt, können die Prüfungssymptome noch längere Zeit weiter bestehen.

**Beispiel:** Eine Frau klagt über immer wiederkehrende Furunkel, Nagelbetteiterungen und erheblichen übelriechenden Fußschweiß. Diese Symptome entstanden in der Zeit, in der die Frau über drei Monate Silicea D6 wegen einer Bindegewebsschwäche und brüchigen Nägeln eingenommen hat. Die Symptome sind Silicea-Symptome, die durch den übermäßigen Gebrauch von Silicea D6 entstanden sind. Aus diesem Grund sollten homöopathische Mittel immer nur von erfahrenen Homöopathen eingesetzt und verabreicht werden. Ein Mittel, das sehr gut auf die Beschwerden des Patienten passt, muss nicht wochenlang eingenommen werden.

Samuel Hahnemann sagt: Macht's nach, aber macht's genau nach.

Malu Guai

# Was geschieht in der Praxis des klassischen Homöopathen?

Die Aufgabe des Therapeuten ist es, sich die Beschwerden des Patienten anzuhören (Anamnese) und dabei die persönlichen Besonderheiten des Patienten zu beachten. Denn jedes ausgesuchte Heilmittel muss exakt auf den Patienten passen, nur so ist die Wirkung optimal. Er darf den Patienten bei seinen Erzählungen nicht unterbrechen. Erst wenn der Patient mit seinen Ausführungen am Ende ist, folgen die gezielten Fragen des Therapeuten.

Der Patient sollte zum Beispiel genau erklären, wo der Schmerz ist, wodurch er ausgelöst wurde, wie er sich anfühlt, durch was er besser oder schlechter wird. Alles, was sich seit dem Auftreten der akuten Erkrankung verändert hat, ist wichtig für das Auffinden des Heilmittels.

Bei chronischen Beschwerden, also einer konstitutionellen Behandlung, liegt ein weiterer Schwerpunkt im Abfragen des Gemüts, dem Schlaf, den Essensgewohnheiten, den Lebensgewohnheiten, den Lebensumständen, den Krankheitsneigungen, der Schicksalsbelastung, der familiären Belastung und vieles mehr. Nur so ergibt sich für den Therapeuten ein Gesamtbild. Der Patient sollte alles wahrheitsgetreu erzählen. Tut er dies nicht, wird das Heilmittel für ihn nur wenig oder keine Verbesserung bringen.

Es werden nicht nur Symptome behandelt, sondern der Mensch als Ganzes. Es wird Wirkungen des Heilmittels auf körperlicher, geistiger und seelischer Ebene geben.

Bei akuten Erkrankungen liegt der Schwerpunkt der Befragung auf der im Moment im Vordergrund stehenden Erkrankung. Dennoch muss auch hier der ganze Mensch mit all seinen Besonderheiten beachtet werden.

Als Nächstes erfolgt die Repertorisation, das heißt die Mittelfindung. Danach erhält der Patient das für ihn passende Mittel.

# Erkennen der Symptome – Anamnese

Der Begriff Symptom hat in der Homöopathie eine andere Bedeutung als in der Allopathie (Schulmedizin). In der Allopathie gelten die Krankheitszeichen als Symptome. In der Homöopathie muss ein Symptom nicht unbedingt ein Krankheitssymptom sein. Alle Veränderungen, die ein Patient während einer akuten Krankheit zeigt, können als Symptom oder Zeichen verstanden werden. Wenn ein Kind bei einer Krankheit nicht wie sonst gern auf dem Schoß der Mutter sitzt, so kann dies als Zeichen für die Mittelfindung herangezogen werden, auch wenn es kein direktes Krankheitssymptom ist. Auch der Name der Krankheit steht nicht im Vordergrund, sondern die Beschwerden und Gefühle, die sich bei jedem einzelnen Patienten individuell zeigen. Es gilt, die Gesamtheit der Symptome zu erfassen und zu notieren.

*§ 6 Organon der Heilkunst. 6. Auflage:*

*Der vorurtheillose Beobachter, – die Nichtigkeit übersinnlicher Ergrübelungen kennend, die sich in der Erfahrung nicht nachweisen lassen, – nimmt, auch wenn er der scharfsinnigste ist, an jeder einzelnen Krankheit nichts, als äußerlich durch die Sinne erkennbare Veränderungen im Befinden des Leibes und der Seele, Krankheitszeichen, Zufälle, Symptome wahr, das ist, Abweichungen vom gesunden, ehemaligen Zustande des jetzt Kranken, die dieser selbst fühlt, die die Umstehenden an ihm wahrnehmen, und die der Arzt an ihm beobachtet. Alle diese wahrnehmbaren Zeichen repräsentiren die Krankheit in ihrem ganzen Umfange, das ist, sie bilden zusammen die wahre und einzig denkbare Gestalt der Krankheit [...].*

Ganz wichtig ist das Erfassen: Wie äußert sich die Krankheit, wie reagiert der Patient darauf? Jedes Zeichen sollte genau erforscht und differenziert werden.

Zunächst schildert der Patient oder bei kleinen Kindern die Eltern die gegenwärtigen Beschwerden. Der Patient sollte erstmal bei seinen Ausführungen nicht gestört werden. Man lässt ihn erzählen (auch wenn längere Pausen entstehen). Man sollte in jedem Fall alles genauestens notieren, am besten wortwörtlich. Einzelne Aussagen sollten in Abschnitte unterteilt werden. Nach jeder Aussage sollte ein wenig Platz bleiben, um später noch Ergänzungen einzufügen. Sobald der Patient oder die Eltern mit ihren Ausführungen zu Ende sind, beginnt der Therapeut zu fragen.

## Hier helfen uns die sechs »W«-Fragen.

**Wo?** Ist die Frage nach der Lokalisation. Aber nicht nur der Hauptbeschwerde, sondern allen Orten, an denen etwas gespürt wird.

**Wie?** Ist die Empfindung, die Art der Beschwerden. Die genaue Beschreibung, zum Beispiel bei Schmerzen – wie werden diese empfunden? Oder wie hört sich der Husten an? Wie sind die Absonderungen (Farbe, Konsistenz), wie äußert sich das Fieber und vieles mehr.

**Warum?** Ist eine Frage nach der Ursache. Gibt es einen deutlichen Grund, warum die Beschwerden aufgetreten sind, zum Beispiel nach dem Aufenthalt im kalten Wind.

**Was verschlechtert? Was verbessert?** Die Modalitäten sind in akuten Fällen wegweisend.

**Wann?** Die zeitlichen Modalitäten. Ist die Beschwerde besser oder schlechter zu einer bestimmten Zeit?

**Was sonst noch?** Die Totalität – welche Veränderungen im Befinden oder Verhalten des Kranken sind seit der Erkrankung oder vielleicht auch schon kurz zuvor aufgetreten?

### Richtig fragen, richtig bewerten

Beim Fragen ist es wichtig, keine Suggestivfragen zu stellen. Der Patient antwortet sonst nur mit Nein oder Ja. Diese Äußerung würde nicht weiterhelfen. Keine Spekulationen anstellen, nur die Tatsachen bewerten. Den Patienten beobachten. Was sehe ich, was höre ich, was rieche ich und fühle ich.

### Beispiel: Kopfschmerzen

| | |
|---|---|
| **Wo?** | Hinterkopf |
| **Wie?** | klopfender Schmerz |
| **Warum?** | nach intensiver Sonneneinstrahlung |
| **Was verbessert?** | kalte Umschläge |
| **Was verschlechtert?** | Bewegung, Erschütterung |
| **Wann?** | keine Angaben |
| **Was sonst noch?** | roter, heißer Kopf, kalte Hände, große Pupillen |

**Das richtige Heilmittel wäre in diesem Fall Belladonna.**

## Hierarchisierung

Am Ende der Befragung hat der Therapeut viele Symptome aufgelistet. Nicht alle sind für die Mittelfindung gleich wichtig. Das Bewerten der Symptome nennt man Hierarchisierung. Hahnemann schreibt in § 153 in der 6. Auflage des »Organon der Heilkunst« über die Wichtigkeit der Symptome.

*§ 153 Organon der Heilkunst, 6. Auflage:*

*Bei dieser Aufsuchung eines homöopathisch specifischen Heilmittels, das ist, bei dieser Gegeneinanderhaltung des Zeichen-Inbegriffs der natürlichen Krankheit gegen die Symptomenreihen der vorhandenen Arzneien, um unter diesen eine, dem zu heilenden Uebel in Aehnlichkeit entsprechende Kunst-krankheits-Potenz zu finden, sind die auffallendern, sonderlichen, unge-wöhnlichen und eigenheitlichen (charakteristischen) Zeichen und Symptome [...] des Krankheitsfalles, besonders und fast einzig fest in's Auge zu fassen; denn vorzüglich diesen, müssen sehr ähnliche, in der Symptomenreihe der gesuchten Arznei entsprechen, wenn sie die passendste zur Heilung sein soll. Die allgemeinern und unbestimmtern: Eßlust-Mangel, Kopfweh, Mattigkeit, unruhiger Schlaf, Unbehaglichkeit u.s.w., verdienen in dieser Allgemeinheit und wenn sie nicht näher bezeichnet sind, wenig Aufmerksamkeit, da man so etwas Allgemeines fast bei jeder Krankheit und jeder Arznei sieht.*

Je mehr ein Zeichen Ausdruck einer persönlichen Reaktion auf eine Krank-heit ist, desto wichtiger ist es für die Mittelwahl. Wir müssen die Symptome in gewöhnliche (nicht so wichtige) Symptome und auffallende (wichtige) Symp-tome unterteilen.

**Gewöhnliche Symptome** sind Symptome, die gewöhnlich mit einer Krankheit auftreten. Sie sind für die Auswahl des individuellen Mittels nicht besonders hilf-reich. Denn sie sind die Zeichen der Krankheit und nicht die Zeichen des Patienten.

**Auffallende Symptome** sind Zeichen, die außergewöhnlich, auffällig, eigen-artig und für die Krankheit untypisch sind. Es sind die individuellen Symptome des Kranken (alles, was sich nicht mit der Krankheit erklären lässt).

> **Beispiel zur Mittelfindung:** Ein Kind hat hohes Fieber und im Hitze-stadium großen Durst (dies ist normal und zu erwarten). Auffallend ist, wenn es nichts trinken will. Oder ein Schulkind hat Kopfschmerzen und erzählt, dass die Schmerzen beim Schütteln des Kopfes besser sind. Dies ist sonderbar.

**Auslösende Faktoren (Causa):** Sie werden sehr hoch bewertet und müssen aus diesem Grund auch wirklich ganz sicher sein.

**Geist und Gemüt:** Alles, was sich an Stimmung, Laune und Verhalten des Pati-enten mit der Krankheit stark verändert hat, ist wichtig für die Mittelwahl.

**Allgemeinsymptome:** Hier geht es um alles, was den Patienten in seiner Gesamtheit beeinflusst. Alles, von dem er sagt »Das tut mir gut« oder umgekehrt. Schlaf, Appetit, Durst. Allgemeine Reaktionen auf Kälte und Wärme, Bewegung und so weiter. Allgemeinsymptome sind wichtig für die Mittelwahl, wenn sie besonders stark ausgeprägt sind.

**Lokalsymptome:** Hierbei handelt es sich meist um die Beschwerden, über die der Patient klagt. Sie stehen an letzter Stelle der Wichtigkeit zur Wahl des passenden Heilmittels. Sie müssen schon genau differenziert werden, wenn sie zur Mittelwahl herangezogen werden sollen. Je kompletter ein Lokalsymptom, also Ort, Empfindung und Modalität, desto eher eignet es sich für die Mittelfindung. Je heftiger ein Symptom, umso wichtiger. Hier ist es auch wichtig, unbedingt auf die Modalitäten zu achten.

Bei akuten Krankheiten ist die Störung der Lebenskraft meist nicht so stark ausgeprägt wie bei chronischen Erkrankungen. Deshalb ist die Ursache (Causa) hier sehr hoch zu bewerten. Gibt es bei einer akuten Erkrankung keine klare Ursache und können keine Gemüts- und Allgemeinsymptome festgestellt werden, dann kann das Mittel anhand der Modalitäten differenziert werden.

> **Nur die Symptome sind wichtig, die sich im Laufe der Krankheit oder kurz zuvor neu eingestellt haben. Wenn der Patient sagt, er habe Durst auf kaltes Wasser und dies war schon vor der Krankheit so, darf diese Aussage nicht gewertet werden. Es werden nur Symptome bewertet, die sehr ausgeprägt sind. Je heftiger ein Symptom, desto wichtiger ist es.**

# Die Wahl des Arzneimittels – Repertorisation

Das Mittel wird nach der Ähnlichkeitsregel ausgewählt. Es muss also dem Gesamtbild des Patienten entsprechen. Nach der Bewertung der Symptome wird mithilfe von Repertorien nach dem Mittel gesucht. Sucht der Therapeut nicht mit einem Computer, sondern per Hand, ist es hilfreich, einen Repertorisationsbogen wie den auf der folgenden Doppelseite zu verwenden.

**Ausfüllen des Bogens:**

- Das wichtigste Symptom (laut Hierarchisierung) in den Bogen eintragen und nach dem Symptom im Repertorium suchen.

- Die gefundenen Mittel in der ersten senkrechten Spalte eintragen und die Grade kennzeichnen. Erster Grad = 1, zweiter Grad = 2, dritter Grad = 3, vierter Grad = 4. Wichtig ist auch, die Seitenzahl des gefundenen Mittels einzutragen.

- Nun ein Symptom nach dem anderen eintragen, die dazu passenden Mittel suchen und die Grade kennzeichnen.

- Nach der Suche sieht man einige Mittel, die die Symptome besonders gut abdecken. Man zählt die Wertigkeiten zusammen. Mithilfe der Summe kann man entscheiden, welche(s) Mittel infrage kommen könnte(n). Um letztlich zu entscheiden, welches Mittel zur Behandlung herangezogen wird, beginnt man nun die einzelnen Mittel in der/den Materia Medica(s) zu lesen und zu vergleichen. Besonders wichtig sind die Leitsymptome der Mittel. In jedem Fall muss das Mittel die Symptome abdecken, die in der Hierarchisierung ganz oben stehen. Wenn lokale Symptome im Mittel nicht beschrieben sind, aber die Allgemeinzüge des Mittels stimmen, spielt dies keine Rolle. Die Gemütssymptome sollten passen, sofern sie mit der Krankheit begonnen haben. Die Lokalsymptome müssen genau passen, wenn sie zur Mittelwahl herangezogen werden sollen. Bei Kleinkindern, die sich noch nicht richtig ausdrücken können, gibt es meist nur wenig klare Lokalsymptome. Hier müssen Allgemeinsymptome und die Beobachtungen zur Orientierung verwendet werden.

Die Entscheidung für ein Mittel fällt vielleicht nicht leicht. Hier ein Tipp: Pflanzliche Mittel stehen vor tierischen und mineralischen Mitteln, da sie nicht so tief greifend sind.

## Hinweise zur Repertorisation

- Die letzte Entscheidung zu einem Heilmittel sollte immer auf Materia-Medica-Kenntnis oder/und deren vergleichenden Studien beruhen.

- Die beste Repertorisation, ob von Hand oder mit dem PC, liefert nur eine grobe Vorauswahl oder bringt weitere Ideen, über welche Mittel nachgedacht werden kann.

- Nach einer Anamnese nimmt sich der Therapeut einige Minuten Zeit, um die Notizen erst einmal in Ruhe durchzulesen und dabei eventuelle weitere Beobachtungen und eigene Empfindungen nachzutragen.

- Unbedingt müssen die »auffälligen, eigenheitlichen, charakteristischen Symptome« nach § 153 der 6. Auflage des Organon der Heilkunst herausgearbeitet werden (Hierarchisierung). Es ist auch hilfreich, Notizen zum Thema, um das es geht, zu machen. Dies ist vor allem in chronischen Fällen wichtig.

- Sieht der Therapeut bei einer ausgeprägten akuten Erkrankung chronische Symptome im Hintergrund oder sind die Symptome einer chronischen Krankengeschichte durch einige akute Beschwerden überlagert, dann sollten diese getrennt voneinander repertorisiert werden.

- Weitgehend synonyme Rubriken, wie zum Beispiel Angst um die Gesundheit und Furcht vor Krankheit, werden in einer Spalte zusammengefasst.

- Weniger bekannte Mittel oder auch in Repertorien schlecht vertretene Heilmittel sollten ebenfalls studiert werden, auch wenn sie nur in einer (aber sehr wichtigen) Rubrik erscheinen.

Hinweis: Basis für die Mittellisten und die Repertorisationsmatrizen bei den Erkrankungen, die Erkältungsschlüsselsymptome in diesem Buch ist die Bibliothek Complete Millenium D Repertory des Computerprogramms MacRepertory 7.2. Pro.

| Patient/Dt.: | |
|---|---|
| Diagnosen: | |
| | |
| | |
| Notizen: | |
| | |
| | |
| | |
| | |

| Nr. | Symptom | Rep. | Seite |
|---|---|---|---|
| 1 | | | |
| 2 | | | |
| 3 | | | |
| 4 | | | |
| 5 | | | |
| 6 | | | |
| 7 | | | |
| 8 | | | |
| 9 | | | |
| 10 | | | |
| 11 | | | |
| 12 | | | |

| | Symptom | | | | | | | | | | | | | |
|---|---|---|---|---|---|---|---|---|---|---|---|---|---|---|
| Mittel | 1 | 2 | 3 | 4 | 5 | 6 | 7 | 8 | 9 | 10 | 11 | 12 | ∑Sy/Grd. |
| Acon. | | | | | | | | | | | | | |
| Aesc. | | | | | | | | | | | | | |
| Agar. | | | | | | | | | | | | | |
| All-c. | | | | | | | | | | | | | |
| Alum. | | | | | | | | | | | | | |
| Ambr. | | | | | | | | | | | | | |
| Am-c. | | | | | | | | | | | | | |
| Am-m. | | | | | | | | | | | | | |
| Anac. | | | | | | | | | | | | | |
| Ant-c. | | | | | | | | | | | | | |
| Ant-t. | | | | | | | | | | | | | |
| Apis | | | | | | | | | | | | | |
| Aran. | | | | | | | | | | | | | |
| Arg-m. | | | | | | | | | | | | | |
| Arg-n. | | | | | | | | | | | | | |
| Arn. | | | | | | | | | | | | | |
| Ars. | | | | | | | | | | | | | |
| Ars-i. | | | | | | | | | | | | | |
| Arum-t. | | | | | | | | | | | | | |
| Asaf. | | | | | | | | | | | | | |
| Asar. | | | | | | | | | | | | | |
| Aur. | | | | | | | | | | | | | |
| Aur– | | | | | | | | | | | | | |
| Bapt. | | | | | | | | | | | | | |
| Bar-c. | | | | | | | | | | | | | |
| Bar-m. | | | | | | | | | | | | | |
| Bar– | | | | | | | | | | | | | |
| Bell. | | | | | | | | | | | | | |
| Bell-p. | | | | | | | | | | | | | |
| Bz-ac. | | | | | | | | | | | | | |
| Berb. | | | | | | | | | | | | | |
| Bism. | | | | | | | | | | | | | |
| Borx. | | | | | | | | | | | | | |
| Bov. | | | | | | | | | | | | | |
| Brom. | | | | | | | | | | | | | |
| Bry. | | | | | | | | | | | | | |
| Bufo | | | | | | | | | | | | | |
| Cact. | | | | | | | | | | | | | |
| Calc. | | | | | | | | | | | | | |
| Calc-f. | | | | | | | | | | | | | |
| Calc-p. | | | | | | | | | | | | | |
| Calc– | | | | | | | | | | | | | |
| Camph. | | | | | | | | | | | | | |
| Cann-i. | | | | | | | | | | | | | |
| Cann-s. | | | | | | | | | | | | | |
| Canth. | | | | | | | | | | | | | |
| Caps. | | | | | | | | | | | | | |
| Carb-an. | | | | | | | | | | | | | |
| Carb-v. | | | | | | | | | | | | | |
| Carc. | | | | | | | | | | | | | |
| Caust. | | | | | | | | | | | | | |
| Caul. | | | | | | | | | | | | | |
| Cham. | | | | | | | | | | | | | |
| Chel. | | | | | | | | | | | | | |
| Chin. | | | | | | | | | | | | | |
| Chin-s. | | | | | | | | | | | | | |
| Cic. | | | | | | | | | | | | | |
| Cimic. | | | | | | | | | | | | | |
| Cina | | | | | | | | | | | | | |
| Coca | | | | | | | | | | | | | |
| Cocc. | | | | | | | | | | | | | |
| Cocc-c. | | | | | | | | | | | | | |
| Coff. | | | | | | | | | | | | | |
| Colch. | | | | | | | | | | | | | |
| Coloc. | | | | | | | | | | | | | |
| Con. | | | | | | | | | | | | | |
| | | | | | | | | | | | | | |
| | | | | | | | | | | | | | |
| | | | | | | | | | | | | | |
| Mittel | 1 | 2 | 3 | 4 | 5 | 6 | 7 | 8 | 9 | 10 | 11 | 12 | ∑Sy/Grd. |

Kopiervorlage für einen Repertorisationsbogen.

Veröffentlicht in »Homöopathie – sanfte Heilkunst für Babys und Kinder«, systemed Verlag, Lünen.

Umgesetzt auf Basis einer Vorlage von ars curandi, Karlsruhe (www.arscurandi.de)

| Mittel | Symptom | | | | | | | | | | | | ∑Sy/Grd. | Mittel | Symptom | | | | | | | | | | | | ∑Sy/Grd. |
|---|---|---|---|---|---|---|---|---|---|---|---|---|---|---|---|---|---|---|---|---|---|---|---|---|---|---|---|
| | 1 | 2 | 3 | 4 | 5 | 6 | 7 | 8 | 9 | 10 | 11 | 12 | | | 1 | 2 | 3 | 4 | 5 | 6 | 7 | 8 | 9 | 10 | 11 | 12 | |
| Cor-r. | | | | | | | | | | | | | | Nat-c. | | | | | | | | | | | | | |
| Croc. | | | | | | | | | | | | | | Nat-m. | | | | | | | | | | | | | |
| Crot-c. | | | | | | | | | | | | | | Nat– | | | | | | | | | | | | | |
| Crot-h. | | | | | | | | | | | | | | Nat– | | | | | | | | | | | | | |
| Crot-t. | | | | | | | | | | | | | | Nit-ac. | | | | | | | | | | | | | |
| Cupr. | | | | | | | | | | | | | | Nux-m. | | | | | | | | | | | | | |
| Cupr– | | | | | | | | | | | | | | Nux-v. | | | | | | | | | | | | | |
| Dig. | | | | | | | | | | | | | | Olnd. | | | | | | | | | | | | | |
| Dios. | | | | | | | | | | | | | | Op. | | | | | | | | | | | | | |
| Dros. | | | | | | | | | | | | | | Pall. | | | | | | | | | | | | | |
| Dulc. | | | | | | | | | | | | | | Petr. | | | | | | | | | | | | | |
| Elaps | | | | | | | | | | | | | | Ph-ac. | | | | | | | | | | | | | |
| Euphorb. | | | | | | | | | | | | | | Phos. | | | | | | | | | | | | | |
| Eup- per. | | | | | | | | | | | | | | Phyt. | | | | | | | | | | | | | |
| Euphr. | | | | | | | | | | | | | | Plat. | | | | | | | | | | | | | |
| Ferr. | | | | | | | | | | | | | | Plb. | | | | | | | | | | | | | |
| Ferr-p. | | | | | | | | | | | | | | Podo. | | | | | | | | | | | | | |
| Fl-ac. | | | | | | | | | | | | | | Psor. | | | | | | | | | | | | | |
| Gels. | | | | | | | | | | | | | | Puls. | | | | | | | | | | | | | |
| Glon. | | | | | | | | | | | | | | Pyrog. | | | | | | | | | | | | | |
| Graph. | | | | | | | | | | | | | | Rad– | | | | | | | | | | | | | |
| Grat. | | | | | | | | | | | | | | Ran-b. | | | | | | | | | | | | | |
| Guaj. | | | | | | | | | | | | | | Rheum | | | | | | | | | | | | | |
| Ham. | | | | | | | | | | | | | | Rhod. | | | | | | | | | | | | | |
| Hell. | | | | | | | | | | | | | | Rhus-t. | | | | | | | | | | | | | |
| Hep. | | | | | | | | | | | | | | Rhus– | | | | | | | | | | | | | |
| Hydr. | | | | | | | | | | | | | | Rumex | | | | | | | | | | | | | |
| Hyos. | | | | | | | | | | | | | | Ruta | | | | | | | | | | | | | |
| Hyper. | | | | | | | | | | | | | | Sabad. | | | | | | | | | | | | | |
| Ign. | | | | | | | | | | | | | | Sabin. | | | | | | | | | | | | | |
| Iod. | | | | | | | | | | | | | | Samb. | | | | | | | | | | | | | |
| Ip. | | | | | | | | | | | | | | Sang. | | | | | | | | | | | | | |
| Iris | | | | | | | | | | | | | | Sanic. | | | | | | | | | | | | | |
| Kali-bi. | | | | | | | | | | | | | | Sars. | | | | | | | | | | | | | |
| Kali-c. | | | | | | | | | | | | | | Sec. | | | | | | | | | | | | | |
| Kali– | | | | | | | | | | | | | | Sel. | | | | | | | | | | | | | |
| Kali– | | | | | | | | | | | | | | Sep. | | | | | | | | | | | | | |
| Kreos. | | | | | | | | | | | | | | Sil. | | | | | | | | | | | | | |
| Lac-c. | | | | | | | | | | | | | | Spig. | | | | | | | | | | | | | |
| Lac-d. | | | | | | | | | | | | | | Spong. | | | | | | | | | | | | | |
| Lac– | | | | | | | | | | | | | | Squil. | | | | | | | | | | | | | |
| Lach. | | | | | | | | | | | | | | Stann. | | | | | | | | | | | | | |
| Lat-m. | | | | | | | | | | | | | | Staph. | | | | | | | | | | | | | |
| Laur. | | | | | | | | | | | | | | Stict. | | | | | | | | | | | | | |
| Led. | | | | | | | | | | | | | | Stram. | | | | | | | | | | | | | |
| Lil-t. | | | | | | | | | | | | | | Stront. | | | | | | | | | | | | | |
| Lith-c. | | | | | | | | | | | | | | Sul-ac. | | | | | | | | | | | | | |
| Lob. | | | | | | | | | | | | | | Sulph. | | | | | | | | | | | | | |
| Lyc. | | | | | | | | | | | | | | Syph. | | | | | | | | | | | | | |
| Lyss. | | | | | | | | | | | | | | Tab. | | | | | | | | | | | | | |
| Mag-c. | | | | | | | | | | | | | | Tarent. | | | | | | | | | | | | | |
| Mag-m. | | | | | | | | | | | | | | Tarent-c. | | | | | | | | | | | | | |
| Mag-p. | | | | | | | | | | | | | | Tell. | | | | | | | | | | | | | |
| Mag– | | | | | | | | | | | | | | Ter. | | | | | | | | | | | | | |
| Manc. | | | | | | | | | | | | | | Teucr. | | | | | | | | | | | | | |
| Mand. | | | | | | | | | | | | | | Therid. | | | | | | | | | | | | | |
| Mang. | | | | | | | | | | | | | | Thuj. | | | | | | | | | | | | | |
| Med. | | | | | | | | | | | | | | Tub. | | | | | | | | | | | | | |
| Merc. | | | | | | | | | | | | | | Urt-u. | | | | | | | | | | | | | |
| Merc-c. | | | | | | | | | | | | | | Valer. | | | | | | | | | | | | | |
| Merc– | | | | | | | | | | | | | | Verat. | | | | | | | | | | | | | |
| Mez. | | | | | | | | | | | | | | Verat-v. | | | | | | | | | | | | | |
| Mosch. | | | | | | | | | | | | | | Vib. | | | | | | | | | | | | | |
| Murex | | | | | | | | | | | | | | Vip. | | | | | | | | | | | | | |
| Mur-ac. | | | | | | | | | | | | | | Zlnc. | | | | | | | | | | | | | |
| Naja | | | | | | | | | | | | | | | | | | | | | | | | | | | |
| | | | | | | | | | | | | | | | | | | | | | | | | | | | |
| | | | | | | | | | | | | | | | | | | | | | | | | | | | |
| | | | | | | | | | | | | | | | | | | | | | | | | | | | |
| Mittel | 1 | 2 | 3 | 4 | 5 | 6 | 7 | 8 | 9 | 10 | 11 | 12 | ∑Sy/Grd. | Mittel | 1 | 2 | 3 | 4 | 5 | 6 | 7 | 8 | 9 | 10 | 11 | 12 | ∑Sy/Grd. |

# Die Anwendung der Mittel

In der klassischen Homöopathie werden immer nur Einzelmittel verwendet. Oft folgt die Frage nach der richtigen Potenz. Ich empfehle bei akuten Erkrankungen die Anwendung einer C30. Bei höheren Potenzen muss man sich sehr sicher sein, dass das Mittel stimmt. Je höher die Potenz, umso länger wirkt das Mittel. Man kann nicht so schnell von einem Mittel zum anderen wechseln, ohne ein Durcheinander auszulösen. Die Menge der Globuli (drei oder fünf) ist in der Behandlung nicht ausschlaggebend. Es gibt nur ein Kriterium – das Mittel muss stimmen.

Ein falsch gewähltes Mittel kann auch nicht besser wirken, indem man die Dosis steigert. Ein gut gewähltes Mittel wirkt auch in kleinsten Dosen. Ich empfehle, bei einer akuten Erkrankung zwei bis drei Globuli einer C30 in einem Glas mit Wasser aufzulösen. Der Patient nimmt zunächst einen Schluck. Der Schluck sollte einen kurzen Moment im Mund bleiben. Vor jeder weiteren Einnahme muss diese Lösung zehnmal umgerührt werden. Je akuter die Krankheit, desto häufiger wird die Einnahme wiederholt. Bei heftigsten Beschwerden erfolgt die Einnahme eines Löffels eventuell alle 10 bis 15 Minuten.

Sollte sich nach einer dreimaligen Einnahme nichts verändert haben, ist anzunehmen, dass das Mittel falsch gewählt ist. Ein neues Mittel muss gesucht werden. Bei einer Verbesserung der Symptome sollte abgewartet werden und erst weiterbehandelt werden, wenn sich der Zustand des Patienten insgesamt (mental und körperlich) verschlechtert. Nach der Einnahme erfolgt häufig eine Erstreaktion in Form einer Verschlechterung der Symptome. Diese Verschlechterung muss abgewartet werden, bevor über die weitere Behandlung nachgedacht wird.

Den Patienten genau beobachten. Erst wenn nach einer Verbesserung wieder eine Verschlechterung der Erkrankung eintritt, mit der Einnahme fortfahren.

**Hinweis: In eine Erstverschlechterung keinen weiteren Schluck vom Heilmittel. Ebenso keinen weiteren Schluck bei einer deutlichen Verbesserung der Krankheitssymptome des Patienten.**

Homöopathische Mittel wirken nicht langsam. Ist das Mittel gut gewählt, kommt es schnell zu einer Verbesserung. Bei akuten Erkrankungen muss kein Abstand zum Essen oder Trinken eingehalten werden. Bei der Behandlung chronischer Erkrankungen, die in der Regel mit der einmaligen Gabe von zwei Globuli begonnen wird, sollte vor und nach der Einnahme 15 bis 30 Minuten nichts gegessen oder getrunken werden.

Die Wirkung homöopathischer Mittel kann durch viele Reizstoffe gestört werden oder auch gänzlich verhindert werden. Problematische Stoffe sind Pfefferminze, Menthol, Kampfer und Eukalyptus. Je besser ein Mittel passt, desto weniger stören Kaffee, Tee, Cola, Wein.

Homöopathische Mittel können auch durch die Lebensumstände des Patienten in ihrer Arbeit gestört und aufgehoben werden.

Homöopathische Mittel sind unbegrenzt haltbar. Man sollte sie nicht der prallen Sonne aussetzen, sie neben strahlenden Geräten liegen lassen und sie nicht stark riechenden Substanzen aussetzen.

# Reaktionen auf das Mittel

Als erste Reaktion auf ein Mittel sieht der Patient oft besser aus. Kinder hören auf zu weinen, oder wenn sie vorher nicht schlafen konnten, schlafen sie nun ein. Manchmal kommt es zunächst zu einer Erstreaktion in Form einer Verschlechterung der Symptome. Dieser Zustand darf bei akuten Erkrankungen nur kurz andauern und sollte dann in eine Verbesserung übergehen. Es werden bei einer Erstreaktion nur die Krankheitssymptome schlechter, während der Patient, wenn man genau nachfragt, sich sonst besser fühlt. Bei jeder Erstreaktion muss das Mittel zunächst abgesetzt werden und darf erst wieder nach dem Abklingen der darauf folgenden Verbesserung eingesetzt werden.

## Reaktionsmöglichkeiten

· Die Krankheit und das Allgemeinbefinden bleiben gleich. Es treten keine neuen Symptome auf. Das Heilmittel ist falsch gewählt.

· Die Krankheitssymptome gehen zurück, der Patient fühlt sich wohl. Dies zeigt, dass das Mittel gut gewählt ist.

· Die Krankheitssymptome werden schlechter, der Patient fühlt sich wohl. Dies ist die typische Reaktion auf ein gut gewähltes Mittel.

· Die Symptome verändern sich, es zeigt sich ein neues Krankheitsbild. Der Patient fühlt sich nicht wohl. Das gewählte Heilmittel ist falsch.

· Zuerst kommt es zu einer Besserung der Symptome, und danach wird es insgesamt schlechter. Das Mittel wirkt nur kurz. Der Anteil der chronischen Krankheit ist groß oder das Mittel ist nicht gut gewählt, es passt nur oberflächlich. Hier muss nach einem neuen Heilmittel gesucht werden.

# Tipps für akute Krankheiten

**Es gibt vor der Behandlung akuter Erkrankungen ein paar Punkte zu bedenken:**

· Muss überhaupt behandelt werden?

· Wie intensiv sind die Beschwerden?

· Wie lange dauern die Beschwerden schon an?

· Wie ist der Allgemeinzustand der zu behandelnden Person?

· Wie sind die Energie und die Stimmung des Patienten?

Man muss entscheiden, ob man behandelt – ob man wartet – ob man nicht behandelt. Behandeln sollte man erst, wenn sich die Krankheit und damit das volle Mittelbild entwickelt hat. In der Allopathie ist man gewohnt, bereits bei Beginn der Erkrankung einzugreifen. Dies wäre in der Homöopathie falsch.

Man muss beurteilen, ob sich der Zustand schnell oder langsam entwickelt hat. Je schlimmer der Zustand, desto eindeutiger ist das Mittelbild zu erkennen.

Je akuter ein Zustand, umso schneller reagiert die Lebenskraft des Patienten auf das verabreichte Heilmittel.

Similia similibus curentur – Ähnliches wird durch Ähnliches geheilt.

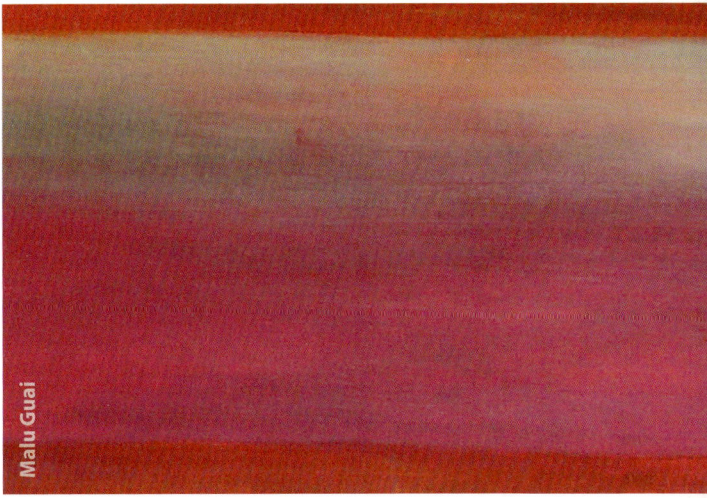

Malu Guai

# Erkrankungen und deren Behandlung

## Kopf

### Milchschorf

Bei sehr vielen Säuglingen findet man in den ersten Lebensmonaten einen weißlichen, schuppigen Belag auf dem Kopf. Es handelt sich vermutlich um eine hormonbedingte Überproduktion der Talgdrüsen. Es gibt unterschiedliche Bilder dieses Belages auf dem Kopf: dünner Belag, trocken und schuppig, dicker gelber Belag und nässend. Dieser Belag kann sich auch hinter den Ohren, auf der Stirn oder im ganzen Gesicht zeigen. Diese Beläge sind nicht zwingend ein Hinweis auf eine Allergie oder sogar Neurodermitis.

Ist der Belag nicht besonders stark ausgeprägt, reicht es aus, die betroffenen Stellen über Nacht mit einem naturbelassenen Öl einzuölen und am nächsten Tag den Kopf mit einem milden Haarwaschmittel zu waschen. Die sich nun gelösten Beläge werden mit einer weichen Bürste abgebürstet. Ist der Belag dick und löst sich nicht durch diese Maßnahme, sollte das passende homöopathische Mittel gefunden werden.

> **Beispiel:** Ein vier Wochen alter dünner Säugling (Frühgeburt) mit großem Kopf und dickem Bauch, von Beginn an Stillschwierigkeiten – er verweigert die Muttermilch, erbricht viel geronnene Muttermilch, hat von Anfang an Schlafstörungen – schrickt im Schlaf durch das geringste Geräusch auf, zeigt einen Milchschorf vor allem am Hinterkopf. Der Belag wirkt nässend und schuppend. Der Kopf ist abgeflacht. Er schwitzt in der Nacht reichlich am Kopf. Der Schweiß riecht säuerlich. Die Haut am Körper wirkt fein. Er ist ein aufgeweckter und aktiver Säugling.
>
> **In diesem Fall würde Silicea eine Verbesserung bewirken.**

Die wichtigsten homöopathischen Heilmittel für die Behandlung des Milchschorfs sind nach Wertigkeit sortiert (fett gedruckt: dreiwertig, kursiv gedruckt: zweiwertig): **Bar-c., Cic., Hep., Merc., Mez., Olnd., Phos., Sil., Staph.,** *alum., ambr., ant-c., calc., carb-an., graph., lappa, mag-c., nit-ac., petr., psor., ruta, trif-p., vinc., viol-t., zinc.*

| | Sil. | Merc. | Calc. | Sulph. | Petr. | Staph. | Olnd. | Clem. | Ruta | Maland. | Lyc. | Bry. |
|---|---|---|---|---|---|---|---|---|---|---|---|---|
| **Repertorisation mit MacRepertory 7.2 Pro** | | | | | | | | | | | | |
| Total | 21 | 10 | 10 | 9 | 6 | 7 | 5 | 5 | 5 | 2 | 6 | 6 |
| Rubrics | 8 | 6 | 4 | 6 | 3 | 3 | 3 | 3 | 2 | 2 | 4 | 3 |
| Families | | | | | | | | | | | | |
| Kopf; GROß | | | | | | | | | | | | |
| SPEISEN und Getränke; Milch; agg.; Muttermilch | | | | | | | | | | | | |
| Magen; ERBRECHEN; Milch; geronnen | | | | | | | | | | | | |
| Schlaf; LEICHT; Halbschlaf, erwacht leicht | | | | | | | | | | | | |
| HAUTAUSSCHLÄGE; Milchschorf, Crusta lactea | | | | | | | | | | | | |
| Kopf; HAUTAUSSCHLÄGE; Hinterhaupt | | | | | | | | | | | | |
| Kopf; HAUTAUSSCHLÄGE; feucht; Hinterhaupt | | | | | | | | | | | | |
| Kopf; SCHWEIß; Schlaf; im | | | | | | | | | | | | |

links, zeilenweise: die Symptome; oben, spaltenweise: die Mittel;
dunkelrot: vierwertig, lila: dreiwertig, dunkelblau: zweiwertig, hellblau: einwertig

## Kopfschmerzen

**Gründe für Kopfschmerzen bei Kindern:**

· Sehr oft haben Kinder Kopfschmerzen, weil sie gestresst und überfordert sind. Stress entsteht nicht nur in der Schule, sondern auch zu Hause.

· Kinder fühlen sich von der Flut an Informationen des täglichen Lebens überfordert.

· Erkrankungen der Augen können ein wichtiger Grund für Kopfschmerzen sein. Ebenso die falsch abgestimmte Brille.

· Jede noch so kleine Krankheit kann von Kopfschmerzen begleitet sein.

· Kinder, die sich nicht ausreichend an frischer Luft bewegen, neigen zu Kopfschmerzen.

· Durch das Spielen vergessen Kinder schnell mal das Essen, dies lässt den Blutzuckerspiegel fallen, die Folge sind Kopfschmerzen.

· Eine familiäre Vorbelastung mit Migräne bei den Eltern.

· Schlafstörungen können Kopfschmerzen hervorrufen.

· Der falsch eingestellte Schreibtisch und -stuhl führen zu Verspannungen der Rückenmuskulatur.

**Aus dieser allgemeinen Rubrik wird ersichtlich, dass die Behandlung von Kopfschmerzen bei (Schul-)Kindern in jedem Fall individuell erfolgen sollte.**

Kopfschmerzen; ALLGEMEIN; Schulkindern (fettgedruckt: dreiwertig, kursiv gedruckt: zweiwertig, gerade gedruckt: einwertig) : **Calc-p., Ph-ac.,** *calc., lac-c., nat-m., phos., pic-ac., puls., sulph., tub.,* acon., bac., bcg, bell., cimic., kali-p., mag-p., psor., sabad., zinc.

In jedem Fall sollte der Auslöser für die Kopfschmerzen gefunden und abgestellt werden. Die Behandlung von Kopfschmerzen ist homöopathisch gut möglich.

### Hier ein paar Hinweise für die akute Hilfe bei Kopfschmerzen

**Aconitum (Sturmhut):** Die Kopfschmerzen sind plötzlich aufgetreten. Der Kopf fühlt sich voll und heiß an. Die Kopfschmerzen sind berstend und treten wellenförmig auf. Es kann ein brennender Kopfschmerz sein. Auch ein Druck Richtung Scheitel kann bei Aconitum bestehen. Verschlechtert wird der Schmerz beim Aufstehen und beim Schütteln des Kopfes. Verbessert ist der Schmerz im Freien.

**Arnica (Bergwohlverleih):** Der Kopf ist heiß, und der Körper fühlt sich kühl an. Es treten stechende Schmerzen auf. Die Kopfhaut fühlt sich wie zusammengezogen an. Das Kind ist gereizt und will seine Ruhe. Verbessert wird der Schmerz durch Ruhe. Verschlechtert durch Bewegung.

**Belladonna (Tollkirsche):** Die Kopfschmerzen sind klopfend, hämmernd und die geringste Bewegung verschlechtert. Ein wichtiges Mittel bei Kopfschmerzen durch unterdrückten Katarrh und bei Kopfschmerzen nach dem Haareschneiden. Kopfschmerz verschlechtert durch das Liegen auf der rechten Seite und beim Hinlegen.

**Bryonia (weiße Zaunrübe):** Berstender Kopfschmerz, als ob etwas hinausgepresst würde. Verschlechtert durch Bewegung, Bücken und das Öffnen der Augen. Der Kopfschmerz ist anhaltend am Hinterkopf vorhanden. Bei einer Stirnhöhlenentzündung findet man den Kopfschmerz vorwiegend an der Stirn.

**Gelsemium (gelbe Jasminart):** Ein Bandgefühl um den Kopf. Der Schmerz ist im Hinterkopf. Es ist ein dumpfer, schwerer Schmerz mit Schwere der Augenlider. Der Kopfschmerz wird durch Druck auf den Kopf verbessert, ebenso durch das Liegen mit erhöhtem Kopf. Kopfschmerzen an den Schläfen erstrecken sich Richtung Ohr, in die Nasenflügel und ins Kinn. Der Nacken und die Schultern können schmerzen. Verbessert ist der Kopfschmerz durch reichliches Wasser lassen.

**Hypericum (Johanniskraut):** Es besteht ein Pulsieren am Schädeldach. Das Gehirn scheint zusammengedrückt zu sein. Die rechte Gesichtsseite schmerzt. Folgen von Schädelbruch, Gehirnerschütterung und Unfällen, bei denen der Kopf verletzt wurde. Die Kopfschmerzen verschlechtern sich in der Wohnung.

**Lachesis (Buschmeisterschlange):** Kopfschmerzen beim Aufwachen. Ein Schmerz in der Nasenwurzel oder ein Druck und Brennen auf dem Scheitel. Es sind Schmerzwellen, die den Kopf durchziehen. Das Sehen ist getrübt. Verschlechtert wird der Schmerz durch Bewegung. Lachesis schläft sich in die Verschlechterung hinein, also ein wichtiges Mittel für Beschwerden, die im Schlaf aufkommen. Verbessert wird der Kopfschmerz durch warme Anwendungen.

**Nux vomica (Brechnuss):** Kopfschmerz im Hinterkopf oder über den Augen mit Schwindel. Verschlechtert ist der Schmerz morgens, durch geistige Anstrengung, Tabak, Alkohol und im Freien. Es kann auch ein pressender Schmerz auf dem Scheitel sein, als würde ein Nagel in den Schädel getrieben. Bei Stirnkopfschmerz das Verlangen, den Kopf gegen etwas zu pressen. Ein wichtiges Mittel bei Kopfschmerzen durch Sonnenschein. Die Kinder sind reizbar und sehr empfindlich für alle Eindrücke. Sie können Geräusche, Licht und Gerüche nicht ertragen.

**Phosphor (gelber Phosphor):** brennende Kopfschmerzen. Kongestive, klopfende Kopfschmerzen mit Blutandrang zum Kopf. Verbessert wird der Schmerz durch Ruhe und kalte Anwendungen. Verschlimmert durch Hitze, Bewegung und durch Hinlegen. Das Kind will nicht flach liegen und verlangt kalte Auflagen. Jede Wärme verschlechtert den Schmerz, sogar warme Getränke und Speisen. Dem Kopfschmerz geht häufig ein Hungergefühl voraus. Verschlechtert wird der Schmerz durch Lärm und Licht. Die Kopfhaut ist empfindlich, dem Kind kann zum Beispiel kein Zopf geflochten werden.

# Gesicht

## Neugeborenenakne (Milien)

Diese kann direkt nach der Geburt oder in den ersten Wochen durch die Hormonumstellung beim Kind auftreten. Diese kleinen Pickelchen und kleinen roten Flecken können im Gesicht oder auch am ganzen Körper auftreten. Eine Behandlung ist hier nicht erforderlich. Das Betupfen mit Muttermilch hilft, die betroffenen Stellen schneller heilen zu lassen. Außer Muttermilch hilft ein Bad mit einem Gemisch aus Sahne und Olivenöl. Hierzu werden ein Esslöffel Sahne (bio) mit einem Esslöffel Olivenöl (bio) in einem Becher vermischt. Das Gemisch soll mit dem einlaufenden Wasser in die Badewanne fließen. Hierin wird das Kind für ungefähr zehn Minuten gebadet und anschließend nur abgetrocknet.

## Atopisches Ekzem

Atopie kommt aus dem Griechischen und bedeutet fremd. Bei einer Atopie liegt in der Regel eine angeborene Veranlagung zur Entwicklung einer Überempfindlichkeitsreaktion von Haut und Schleimhaut vor. Nicht die Hautkrankheit selbst, sondern die Veranlagung wird vererbt. Die Haut ist trocken, juckt und ist auch häufig entzündet. Das Auftreten des Ekzems und die Ausprägung wird durch viele Faktoren begünstigt – Seife, Waschmittel, Reinigungsmittel, Pflegeprodukte, Giftstoffe in der Bekleidung, Infekte, familiäre Unstimmigkeiten, Medikamente und vieles andere mehr. Auch übertriebene Hautpflege, Klimaschwankungen und das Halten von Haustieren können ein Auslöser sein.

Erste »mögliche« Hautveränderung kann ein juckender, schuppender Belag auf dem Kopf des Neugeborenen sein. Es zeigen sich im Weiteren Ekzemstellen an den Gelenkbeugen, Gesicht, Brust und Schulterbereich. Das Ekzem kann sich im Winter, beim Zahnen oder anderen Belastungen verschlechtern. Besteht das Ekzem länger, sieht man Verdickungen der Haut und eine Vergröberung der Hautfältelung. Heftiger Juckreiz mit Kratzattacken führen häufig zu großer Unruhe und Schlafstörungen (siehe auch die Ausführungen zur Neurodermitis, Seite 86).

## Vorbeugende Maßnahmen

Ein Kind aus einer Familie mit Allergien sollte mindestens acht Monate gestillt werden. Während der Stillzeit sollte der Mutter geraten werden, auf eine allergenarme Ernährung zu achten, auf unnötige Medikamente zu verzichten und auf jeden Fall nicht zu rauchen. Wird mit Beginn des neunten Monats mit Beikost begonnen, so sollte die Mutter nur drei verschiedene Gemüse- und Obstsorten einführen. Auf Zitrusfrüchte, Eier, Kuhmilch, Fisch und Fleisch sollte im ersten Lebensjahr verzichtet werden. Eine milchfreie und allergenarme Ernährung ist die beste Vorsorge, um das Kind vor dem Ausbruch des Ekzems zu bewahren. Als Milch im ersten Lebensjahr eignen sich allergenarme Säuglingsnahrungen oder Milchersatzprodukte.

### Vorbeugemaßnahmen zusammengefasst

- Säuglinge mindestens acht Monate lang stillen
- nicht rauchen
- Staubfänger aus den Wohn- und Schlafräumen entfernen
- kühles, sauberes Schlafzimmer
- schadstofffreie Bekleidung aus Baumwolle, Seide oder Leinen benutzen, auf keinen Fall Kleidung aus Wolle oder Kunstfasern
- gesundes Bettmaterial ohne Bettfedern
- häufiges Lüften und Reinigen der Matratzen
- ruhige, ausgeglichene Lebensweise
- Verzicht auf jedes unnötige Medikament
- allergenarme Waschmittel verwenden
- allergenarme oder -freie Pflegeprodukte verwenden

## Akute Maßnahmen

Der Juckreiz kann durch Abwaschungen mit abgekühltem schwarzem Tee oder Stiefmütterchentee gemildert werden.

Die äußere Behandlung muss dem jeweiligen Zustand der Haut angepasst werden. Im Allgemeinen sind in erster Linie wasserhaltige Emulsionen, Cremes und Salben zu verwenden. Keine reinen Fettcremes verwenden. Ein ausschließlicher Gebrauch von fettigen Cremes oder Ölen führt in der Regel zu einer stark trockenen Haut. Auf jeden Fall konservierungsfreie, schadstofffreie und duftstofffreie Pflegeprodukte verwenden.

**Ein Merksatz:** Feuchte Ekzeme feucht, trockene Ekzeme trocken behandeln. Auf Kortison, Teerpräparate und Zink verzichten. Diese Stoffe wirken unterdrückend auf den Hautausschlag. In der Folge können andere Erkrankungen wie zum Beispiel Asthma auftreten. Besser ist die Behandlung mit gut ausgewählten homöopathischen Heilmitteln.

**Beispiel:** Ein drei Monate alter schlanker Säugling mit einem Ekzem auf dem Kopf und an der Haargrenze (Stirn), es verteilt sich auch hinten am Haaransatz von Ohr zu Ohr. Außerdem ist das Ekzem auch auf der Brust und den Gelenkbeugen zu finden. Die Mutter berichtet, dass das Ekzem sich in den letzten Wochen entwickelt hat. Verschlechtert hat es sich nach der Impfung. Der Säugling wirkt ungepflegt. Die Haut ist trocken, spröde und rissig. Morgens nach dem Schlafen schaut die Haut schlechter aus.

**In diesem Beispiel würde das heilende Mittel Sulphur (Schwefel) sein.**

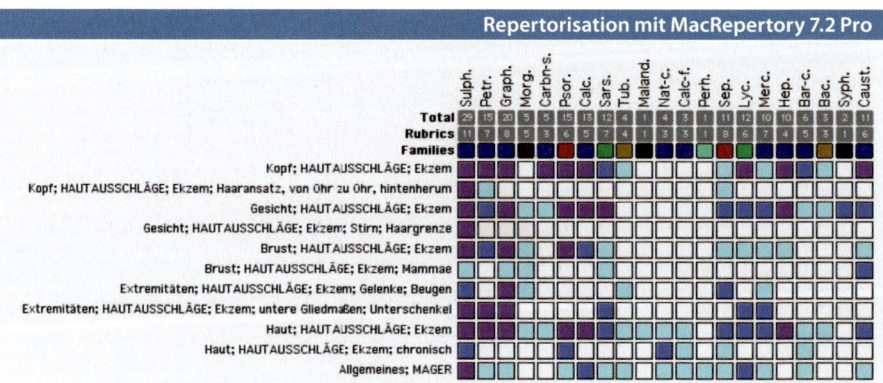

**Repertorisation mit MacRepertory 7.2 Pro**

links, zeilenweise: die Symptome; oben, spaltenweise: die Mittel;
dunkelrot: vierwertig, lila: dreiwertig, dunkelblau: zweiwertig, hellblau: einwertig

# Augen

## Bindehautentzündung

Die Ursachen für eine Bindehautentzündung sind vielfältig. Sie kann durch äußere Reize wie Fremdkörper, Verletzung, Staub, Wind, Säuren, Laugen und Dämpfe entstehen, aber auch durch Viren oder Bakterien hervorgerufen werden. Und natürlich kann auch eine Allergie zur Bindehautreizung oder -entzündung führen. Die Kinder klagen über Brennen, Jucken oder ein Sandgefühl im Auge. Die Augenlider können gerötet und geschwollen sein. Meist tritt eine starke Sekretion auf, die je nach Ursache wässrig oder eitrig sein kann. Meist sind die Augen am Morgen verklebt. Manche Kinder sind quengelig und andere haben trotz der Bindehautentzündung ihr Lächeln nicht verloren. Die homöopathische Behandlung richtet sich nach den hervorstechenden und absonderlichen Symptomen und sollte in jedem Fall von einem Therapeuten durchgeführt werden. Immer wieder auftretende Bindehautentzündungen bedürfen einer konstitutionellen Behandlung.

### Unterstützende Maßnahmen

· Eine stillende Mutter kann ihrem Kind Muttermilch ins Auge träufeln. Muttermilch enthält entzündungshemmende Eigenschaften und lässt eine leichte Bindehautentzündung abheilen.

· Euphrasia-D3-Augentropfen bei geröteten, gereizten Augen mit Tränenfluss, häufig besteht Juckreiz. Calendula-D4-Augentropfen bei eitriger Bindehautentzündung mit Schwellung der Lider. Chelidonium-Rh-D4-Augentropfen bei trockener Bindehaut und brennenden Augen. Diese Augentropfen werden mehrfach täglich ins Auge geträufelt und bringen Erleichterung und bei leichten Formen der Entzündung auch Heilung.

· Zur Reinigung eines verklebten Auges verwendet man am besten Wasser. Für jedes Auge ein eigenes Tuch. Die Augen werden immer von außen nach innen gereinigt.

· Die Hände sollten häufig gewaschen werden. Die Bindehautentzündung wird durch eine Schmierinfektion weiter übertragen.

## Verengung des Tränenkanals (Striktur)

Die Tränengangsstriktur ist angeboren und zeigt sich durch ständigen Tränen-fluss oder wiederkehrenden Tränenfluss und häufige Entzündungen des Auges bereits bei Neugeborenen. Eine Tränengangsstenose lässt sich gut homöopa-thisch behandeln.

**Beispiel:** Die Mutter kommt mit einem fünf Monate alten Säugling in die Praxis. Das Baby hat von Anfang an nicht wirklich gut geschlafen. Das Baby hat ein süßes Gesicht, wirkt gefühlvoll, empfindsam und sanft und dabei aufgeweckt. Auffallend ist der dicke hervorstehende Bauch bei sonst schmalem Körper. Muttermilch hat es nie so richtig vertra-gen und häufig abgelehnt. Die Mutter hat abgestillt, weil das Kind die Muttermilch nun gänzlich verweigert. Das Baby scheint zu zahnen. Es steckt die Finger in den Mund und beißt auf diesen herum. Schon kurz nach der Geburt ist der Mutter aufgefallen, dass die Augen an kalter Luft vermehrt tränen. Im Laufe der Zeit kamen häufig wiederkehrende Entzündungen mit Eiter dazu. Die Tränensäcke wirken angeschwol-len. Der Kinderarzt vermutet eine Striktur des Tränenkanals. Die Mutter möchte die herkömmliche Behandlung durch Sondieren des Tränenka-nals zur Erweiterung des Ganges bei ihrem Kind nicht machen lassen.

**Nach der Repertorisation zeigt sich Silicea (Kieselsäure) als das Heilmittel.**

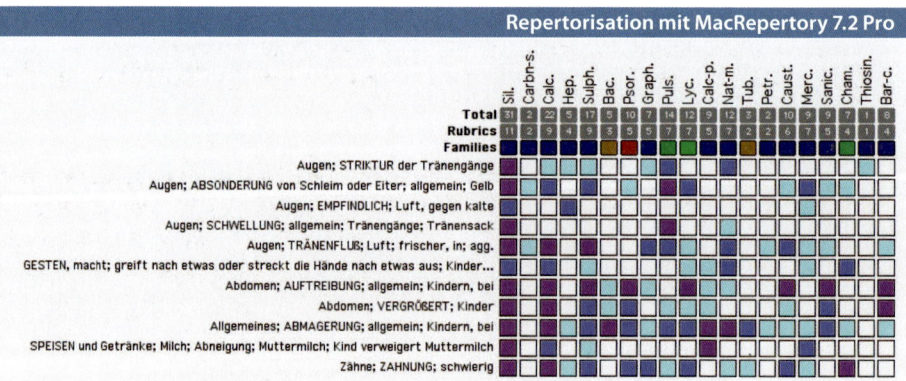

links, zeilenweise: die Symptome; oben, spaltenweise: die Mittel;
dunkelrot: vierwertig, lila: dreiwertig, dunkelblau: zweiwertig, hellblau: einwertig

# Ohren

## Ohrenschmerzen – Tubenkatarrh

Der Tubenkatarrh ist ein Katarrh der Eustachischen Röhre. Zwischen der Nase und dem Ohr besteht eine Verbindung, diese nennt man Tube oder Eustachische Röhre. Sie ist wie die Nase mit Schleimhaut ausgekleidet und reagiert bei einem Schnupfen häufig mit, das heißt auch hier tritt eine Schwellung der Schleimhaut auf. Der Patient hat das Gefühl, nicht mehr richtig hören zu können, die Ohren sind »beschlagen«. Der Druck im Ohr nimmt zu, dadurch treten auch bei einem Tubenkatarrh häufig leichte Ohrenschmerzen auf. Durch den Verschluss der Tube ist der Druckausgleich zwischen der Paukenhöhle und der Umgebungsluft behindert. Es findet eine ständige Resorption von Luft im Mittelohr statt, und durch den fehlenden Ausgleich entsteht ein Unterdruck in der Paukenhöhle. Sichtbar wird dieser Unterdruck durch eine Einziehung des Trommelfells. Bleibt ein Tubenkatarrh länger bestehen, besteht die Gefahr für einen Paukenerguss.

### Was ist zu tun?

- 0,9-prozentige Kochsalzlösung oder Muttermilch bringt Erleichterung beim Atmen. Durch das Einträufeln von NaCl-Lösung oder Muttermilch in die Nase wird der entstandene Druck auf das Trommelfell gelindert. Der Schmerz lässt nach.

- Inhalieren mit Emser Sole, Fenchel oder Heublume bringt Erleichterung.

- Eine relative Luftfeuchtigkeit von 70 Prozent in der Wohnung ist ideal.

- Ätherische Öle, die bei Ohrenschmerzen helfen, sind: Cajeput, Rosmarin und Thymian. Diese werden in der Aromalampe verdampft.

- Das Aufstellen von gehackter Zwiebel lässt die Schleimhäute abschwellen.

- Zur Schmerzlinderung im Ohr können Aconit-Ohrentropfen eingeträufelt werden.

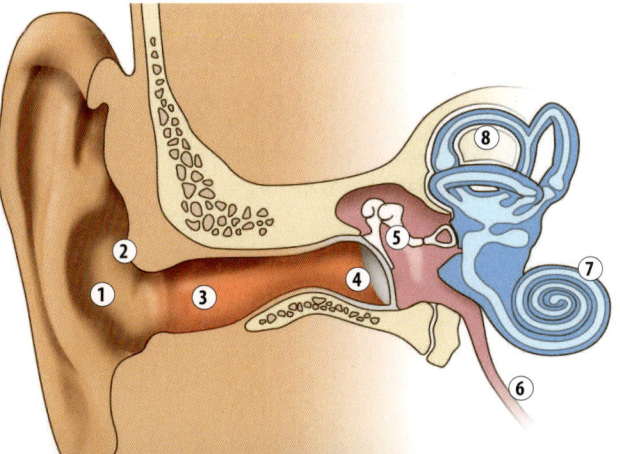

1. Ohrmuschel
2. Tragus
3. Gehörgang
4. Trommelfell
5. Knöchelchen (Hammer, Amboss, Steigbügel)
6. Ohrtrompete (Tube, Eustachische Röhre – Verbindung zum Nase-/Rachenraum)
7. Schnecke (Cortisches Organ)
8. Bogengänge des Gleichgewichtsorgans

## Mittelohrentzündung (Otitis media)

Die Paukenhöhle ist eine mit Schleimhaut ausgekleidete Höhle, die nach außen durch das Trommelfell abgeschlossen ist. Bei einer Mittelohrentzündung bildet und sammelt sich Flüssigkeit in dieser Höhle, die von innen gegen das Trommelfell drückt. Dies verursacht sehr starke Schmerzen. Die Ohrenentzündung wird häufig durch einen aufsteigenden Infekt aus dem Nasen-Rachen-Raum über die Eustachische Röhre (Tube oder Ohrtrompete) verursacht. Eine Ohrenentzündung ist im Kindesalter häufiger als bei Erwachsenen, da die Infektion durch eine kurze weite Ohrtrompete begünstigt wird.

### Zeichen für eine Mittelohrentzündung

Bitte beachten Sie auch die Abbildung auf Seite 39.

Das Kind schreit und weint, ist unruhig, das Schlafen fällt schwer, das Essen wird verweigert und häufig wird der Kopf hin und her geworfen oder das Kind greift sich laufend an das Ohr. Es können Fieber, Erbrechen und Durchfall bis hin zu einer Reizung der Hirnhäute auftreten. Größere Kinder können uns sagen, welches Ohr schmerzt. Bei Säuglingen hilft es, den Tragus zu drücken. Der Tragus ist eine verdickte Knorpelstruktur, die vor dem Eingang zum Gehörgang zu sehen ist. Bestehen Schmerzen im Mittelohr, wird der Säugling das Gesicht verziehen oder schreien.

Es findet sich Sekret im Mittelohr. Dieses Sekret kann serös, aber auch eitrig sein. Das Sekret drückt auf das Trommelfell und verursacht einen starken Schmerz. Durch eine spontane Ruptur (Riss) des Trommelfells nehmen die Schmerzen schlagartig ab. Diese Ruptur findet nicht immer statt. Der Erguss im Ohr kann unter Umständen mehrere Wochen bestehen bleiben. Eine Hörminderung ist die Folge. Sollte diese Hörminderung längere Zeit bestehen bleiben, kann es bei kleinen Kindern zu Schwierigkeiten beim Erlernen der Sprache kommen. Manche Kinder zeigen bei diesem Befund auch eine Reizbarkeit und sind äußerst ruhelos.

### Was ist zu tun?

**Da die Schmerzen fast unerträglich sind, ist eine rasche Linderung nötig.**

· Schleimhautabschwellende Nasentropfen bringen schnell Erleichterung. Nachfolgend sollten dann 0,9-prozentige Kochsalzlösung, Meerwasserspray oder andere pflanzliche Nasentropfen bevorzugt werden.

· Der Zwiebelwickel ist ein altbewährtes Hausmittel, der in kürzester Zeit vom Schmerz befreit. Es wird eine rohe Zwiebel klein gehackt und die Zwiebelstückchen in ein Baumwolltuch gewickelt. Dieses wird auf das schmerzende Ohr gelegt und mit einem Stirnband oder einer Mütze befestigt. Wenn sich das Kind mit dieser Auflage noch zusätzlich auf eine mit warmem Wasser gefüllte Wärmflasche (Vorsicht, Verbrühungsgefahr!), besser auf ein angewärmtes Kirschkernkissen legt, verstärkt dies die Wirkung der Zwiebel. Der Wickel kann uneingeschränkt am Ohr des Kindes liegen bleiben.

- Schmerzlindernde Ohrentropfen dürfen nur in das Ohr geträufelt werden, so lange das Trommelfell nicht gerissen ist. Ein Anwärmen der Ohrentropfen auf Körpertemperatur verhindert ein unangenehmes Gefühl im Ohr.

- Federkissen sollten gegen Kissen ohne Federn ausgetauscht werden. Federn verstärken den Schmerz.

- Manchmal hilft auch die Anwendung von Rotlicht. Dies ist aber nicht immer der Fall.

- Feuchte Raumluft und Inhalieren halten auf Dauer die Nase frei und nehmen den Druck auf das Trommelfell.

- Ein richtig gewähltes homöopathisches Mittel ist eine gute Behandlungsmöglichkeit.

**Beispiel:** Ein fünfjähriges liebevolles und herzliches Mädchen hat die zweite Nacht Ohrenschmerzen. Die Mutter rief nicht gleich am ersten Tag an, denn die Schmerzen waren nur in der Nacht vorhanden und tagsüber verschwunden. In der zweiten Nacht nun wieder Ohrenschmerzen. Sie hat Schnupfen mit fließender Absonderung. Die Absonderung ist mild. Das Mädchen hat keinen Durst, obwohl sie hohes Fieber hat. Das Fieber ist begleitet von Frost. Sie leidet sehr unter den Schmerzen. Die Mutter tröstet sie, und dies hilft.

**Hier ist das Heilmittel Pulsatilla pratensis (Küchenschelle) hilfreich.**

Repertorisation mit MacRepertory 7.2 Pro

links, zeilenweise: die Symptome; oben, spaltenweise: die Mittel;
dunkelrot: vierwertig, lila: dreiwertig, dunkelblau: zweiwertig, hellblau: einwertig

# Nase

## Schnupfen

Schnupfen bedeutet im Volksmund das Gleiche wie Erkältung. Er wird durch zahllose Schnupfenviren ausgelöst, die durch Tröpfcheninfektion über die Atemwege in den Organismus gelangen. Meist eine harmlose Sache, die schnell wieder vorüber ist. Bei Babys kann ein Schnupfen jedoch zu erheblichen Beschwerden führen, weil die ohnehin engen Nasengänge durch die geschwollene Schleimhaut fast oder gänzlich verschlossen werden. Säuglinge sind gewohnt, gleichzeitig zu trinken und durch die Nase zu atmen. Sie tun sich mit der Mundatmung sehr schwer. Daher schlafen sie bei Schnupfen unruhig, wachen häufig auf und sind vielleicht auch sehr weinerlich oder ärgerlich. Das Trinken aus der Flasche oder an der Brust fällt ihnen merklich schwer. Aus der Nase fließt weißlich klare oder weißlich trübe Flüssigkeit, manchmal auch gelbes oder grünes Sekret. Die Haut unter der Nase wird eventuell rot. Dies geschieht nicht, wie die meisten Leute glauben, durch das häufige Nase putzen, sondern weil das Sekret, das aus der Nase läuft, entweder mild oder wund machend ist.

### Was ist zu tun?

Eltern verwenden bei Schnupfen ihrer Kinder gern abschwellende Nasentropfen. Durch das Abschwellen der Nasenschleimhaut bekommt das Kind sehr rasch wieder Luft. Allerdings kommt es nach kurzer Zeit (eine bis mehrere Stunden) zu einer besonders starken Anschwellung der Nasenschleimhaut, und es wird erneut nötig, Nasentropfen einzusprühen. Ein Teufelskreis beginnt. Außerdem wird die Schleimhaut durch Nasentropfen stark in Mitleidenschaft gezogen, das heißt sie trocknet stark aus. Es ist besser, eine isotonische Kochsalzlösung (0,9-prozentig) oder ein Meersalznasenspray anzuwenden. So lange eine Mutter stillt, kann sie dem Baby Muttermilch in die Nase träufeln. Diese enthält entzündungshemmende und abschwellende Stoffe und ist somit ein gutes Mittel für eine verstopfte und entzündete Nase. Nasensalben leisten auch gute Dienste. Es werden mentholfreie Nasensalben für Kinder von vielen Herstellern angeboten. Bei Schnupfen mit roter und wunder Haut unter der Nase hilft das Einreiben mit Engelwurzbalsam, Ringelblumencreme oder auch Bachblüten Rescue Cream. Will die Nase gar nicht frei werden, hilft häufig das Einreiben der äußeren Nase mit Engelwurzbalsam von der Nasenwurzel zu den Nasenflügeln und umgekehrt. Das Aufhängen eines Zwiebelsäckchens oder das Aufstellen eines Tellers mit Zwiebelstücken erleichtert das Atmen. Beim Schnäuzen sollte darauf geachtet werden, dass ein Nasenloch zugehalten wird. Das ist wichtig, damit der Druck, der beim Schnäuzen entsteht, den Schleim nicht in die Nebenhöhlen presst.

Die häufigsten homöopathischen Mittel sind Aconitum (Sturmhut), Allium cepa (Zwiebel), Pulsatilla (Küchenschelle), Sabadilla (Sabadillsamen), um nur einige zu nennen. Ein leichter Schnupfen braucht allerdings nicht unbedingt eine homöopathische Behandlung. Nur schwere Verlaufsformen oder der Schnupfen bei Neugeborenen oder Säuglingen sollten behandelt werden. Die Symptome des Patienten müssen mit dem jeweiligen Arzneimittelbild übereinstimmen. Nur dann ist eine erfolgreiche Behandlung möglich.

> **Beispiel:** Ein zu Fettleibigkeit neigender Junge im Alter von fünf Jahren hat einen Schnupfen mit verstopfter Nase und einer eitrigen Absonderung. Seit dem Schnupfen ist er sehr eigensinnig und, was auffallend ist, schnell erschöpft. Er schwitzt nachts am Kopf. Außerdem findet man geschwollene Halslymphknoten. Die Mutter meint: Seit er im Kindergarten ist, hat er sehr häufig eine Erkältung. Dies war früher nicht so.
>
> **Das passende homöopathische Heilmittel ist bei diesem Beispiel Calcium carbonicum (Austernschalenkalk).**

## Repertorisation mit MacRepertory 7.2 Pro

| | Merc. | Ph-ac. | Calc-p. | Luf-op. | Stict. | Hyos. | Hep. | Phos. | Lyc. | Tub. | Cori-r. | Nux-v. | Sil. |
|---|---|---|---|---|---|---|---|---|---|---|---|---|---|
| Total | 23 | 6 | 4 | 2 | 5 | 3 | 11 | 11 | 10 | 4 | 2 | 12 | 10 |
| Rubrics | 10 | 4 | 2 | 2 | 4 | 2 | 6 | 6 | 5 | 4 | 2 | 6 | 4 |
| Families | | | | | | | | | | | | | |
| Nase; KATARRH; allgemein; erstreckt sich zu; Nebenhöhlen; Stirnhöhle | | | | | | | | | | | | | |
| Nase; NEBENHÖHLEN, Beschwerden der; Stirnkopfschmerz | | | | | | | | | | | | | |
| Kopfschmerzen; ALLGEMEIN; katarrhalisch | | | | | | | | | | | | | |
| Gemüt; ALBERNES, närrisches Verhalten; Kindern, bei | | | | | | | | | | | | | |
| Nase; SCHNUPFEN; allgemein; Kindern, bei | | | | | | | | | | | | | |
| Nase; SCHNUPFEN; allgemein; Luft; kalte; agg. | | | | | | | | | | | | | |
| Allgemeines; KALT; Erkältungsneigung; allgemein; ungewöhnlich stark | | | | | | | | | | | | | |
| Nase; SCHNUPFEN; allgemein; Halsschmerzen, mit | | | | | | | | | | | | | |
| Geschmack; EITRIG; Hals, im | | | | | | | | | | | | | |
| Nase; NEBENHÖHLEN, Beschwerden der; chronische | | | | | | | | | | | | | |

links, zeilenweise: die Symptome; oben, spaltenweise: die Mittel;
dunkelrot: vierwertig, lila: dreiwertig, dunkelblau: zweiwertig, hellblau: einwertig

### Wichtige Mittel bei Schnupfen

(Großbuchstaben: vierwertig, fett gedruckt: dreiwertig, kursiv gedruckt: zwei-wertig, gerade gedruckt: einwertig)

**Nase; SCHNUPFEN; allgemein; Kindern, bei:** acon., am-c., ant-t., apoc., bell., calc., carb-v., cham., dulc., elaps, hep., kali-bi., merc., merc-i-f., merc-i-r., nux-v., oci-s., puls., samb., stict., sulph.

**Nase; SCHNUPFEN; allgemein; Kindern, bei; Laufnase, mit:** acon., **Am-c.,** bell., **Cham.,** dulc., elaps, **Hep.,** merc-i-f., merc-i-r., **Nux-v., Samb.,** stict., sulph.

**Nase; SCHNUPFEN; allgemein; Kindern, bei; Neugeborene:** cham., dulc., nux-v., samb.

**Schnupfen mit Blut gemischt:** *Ars., Bell.,* Carb.v., All. c., *Hep.,* Kali-bi., *Merc.,* nux-v., PHOS.

**Nase; SCHNUPFEN; allgemein; Fieber, mit:** **Bry., Merc., Nux-v.,** *acon., ars., bell., hep., seneg., tarent.,* aegle., all-c., anac., ant-t., bapt., bar-m., camph., cham., chlor., coff., curc., dulc., gels., graph., guare., iod., jab., lac-del., lach., lyc., nat-c., nit-ac., rhus-t., sabad., sep., spig., stict., sulph., tela, term-c.

**Nase; SCHNUPFEN; allgemein; einseitig:** **Phos.,** *phyt.,* alum., am-m., aur-m., bell., bry., calc-s., hep., ign., kali-c., lac-c., lach., nat-m., nux-v., plat., puls., pyrog., rhod., sabad., sin-n., stann., staph., sul-ac., sulph., ter.

**Nase; SCHNUPFEN; allgemein; Haareschneiden, durch:** BELL., NUX.V., *sep.,* puls., sil.

**Nase; SCHNUPFEN; allgemein; Halsschmerzen, mit:** **Bell., Merc., Nit-ac., Nux-v., Phos.,** *acon., calc-p., carb-an., hep., lach., phyt.,* caust., cimic., dulc., gels., hyd-rog., lac-c., mag-m., ph-ac., puls., quill., sang., sulph.

**Nase; SCHNUPFEN; allgemein; Husten; mit:** **Bell., Euphr., Ip., Nux-v., Puls.,** *all-c., ars., calc., caust., cham., colch., cupr., ferr-p., gels., graph., hydrog., just., kali-bi., kali-i., lyc., nat-m., nit-ac., phos., rhus-t., sang., seneg., spong., squil., stict., sulph., tell., thuj.,* acon., ail., alum., alum-p., alum-sil., am-c., ambr., ars-i., bad., bar-c., bar-i., bar-s., calc-sil., canth., carb-an., carb-v., carbn-s., cimic., cimx., con., dig., dros., hed., hep., ign., iod., kali-c., kali-chl., kali-n., kali-p., lach., mag-c., mag-s., mangi., meph., merc., nat-ar., nat-c., nat-p., nat-sil., ol-j., ph-ac., rumx., sarr., sars., sep., sil., sin-a., spig., staph., sul-ac., sul-i., tarent., tela, thea.

**Nase; SCHNUPFEN; allgemein; Frösteln, mit:** **Merc., Nux-v.,** *acon., ars., bry., camph., cham., gels., nat-m., puls., quill., sarr., sil., spig., spong., sulph.,* ant-t., aphis., arg-n., bapt., calc-p., caps., carbn-s., caust., ferr-p., graph., hep., lach., merc-i-r., nat-c., nit-ac., phyt., sapo., sol-n.

**Nase; SCHNUPFEN; allgemein; Krupp, mit:** *acon., ars., hep., nit-ac., spong.,* cub.

**Schnupfen mit Krusten:** Ars., Hep., **Kali.bi.,** Phos., Phyt., Puls.

**Schnupfen mit grün/gelber/eitriger Absonderung:** Bry., Carb.v., *Hep., Kali-bi.,* Merc., Phos., **Puls.**

**Schnupfen besser an frischer Luft/schlechter im warmen Zimmer:** Acon., Apis, Bry., **All. c.,** Merc., *Nux-v.,* Puls.

**Schnupfen schlechter an frischer Luft/besser im warmen Zimmer:** Ars., *Dulc.,* Kali.bi., Merc., Phos., Puls.

**Milde Absonderung:** *Euphr.,* **Puls.**

**Übelriechender Schnupfen:** *Hep., Kali. bi., Merc.,* Phos., Puls.

**Schnupfen wässrig:** Acon., **Ars.,** Bell., Brax., Carb.v., **All. c.,** Cham., Chin., *Euphr,.* Gels., Kali.bi., Merc., **Nux-v.,** Phyt.

**Schnupfen wund machend:** **Ars.,** carb.v., **All. c.,** Cham., Gels., *Hep.,* Kali.bi., **Merc., Nux-v.,** Phos., Phyt., Rhus.t.

**Schnupfen wund machend, links:** *All. c.*

**Schnupfen fadenziehend/klebrig:** *Cham.,* **Kali. bi.**

**Schnupfen mit verstopfter Nase bei Kindern die gestillt werden:** Kali.bi., *Nux-v.*

**Nase verstopft:** Acon., Ars., Bell., Carb.v., Cham., *Dulc.,* Hep., Ip., **Kali.bi.,** *Nux-v.,* Phos., Phyt., *Puls.,* Rhus.t.

**Nase, nachts verstopft:** Ars., *Nux-v.,* Puls.

**Nase nachts verstopft und tags fließend:** Nux-v.

## Nasenbluten (Epistaxis)

Nasenbluten tritt konstitutionell (in der Konstitution wurzelnd, etwa so viel wie chronisch) vor allem bei Kindern auf. Oft aber auch einfach durch das Bohren in der Nase. Nasenbluten kann im Rahmen von Infekten oder Allergien oder auch bei trockener Nasenschleimhaut auftreten. Ist das Nasenbluten sehr häufig und sehr stark, sollte in jedem Fall eine Untersuchung der Ursache erfolgen. Das Blut, das aus der Nase fliest, kann hell- aber auch dunkelrot sein. Es kann langsam fliesen, aber auch spritzen.

### Was ist zu tun?

Das Kind sitzt mit nach vorne gebeugtem Kopf auf dem Stuhl. Die Blutung wird durch Kompression des betroffenen Nasenflügels über einige Minuten zum Stillstand gebracht. Es wird zur unterstützenden Behandlung das passende homöopathische Mittel verabreicht. Sollte die Blutung nicht zum Stillstand kommen, ist in jedem Fall ärztliche Hilfe erforderlich.

### Wichtige Mittel bei Nasenbluten

Abrotanum, Aconit, Arnika, Belladonna, Bryonia, Calcium carbonicum, Carbo vegetabilis, Cardius marianus, Chinin sulfat, Copaifera officinalis, Crocus sativus, Digitalis, Ferrum phosphoricum, Ferrum aceticum, Ferrum picrinicum, Hamamelis, Ipecachuana, Lycopodium, Mercur, Natrium natron, Phosphorus, Pulsatilla, Sabadilla, Silicea, Sulphur, Terpentinum, Tuberkulinum und natürlich viele andere mehr. Je nach Ursache und der Reaktion des Kindes hierauf.

### Spezielle Mittel bei Nasenbluten

- **Anstrengung:** Arnica, Crocus sativus, Rhus toxicodendron
- **Bohren mit dem Finger:** Ferrum muriaticum, Lachesis, Silicea
- **Fieber:** Arnica, Bryonia, Ferrum phosphoricum, Rhus toxicodendron
- **Husten:** Drosera, Ipecachuana, Ledum, Pulsatilla, Sulphur
- **Keuchhusten:** Arnica, Bryonia, Cina, Crotalus horitus, Drosera, Ipecachuana, Ledum, Mercurius, Muriaticum acidum, Nux vomica
- **Kopfschmerzen:** Aconit, Agaricus, Bryonia, Cinnabaris, Ferrum phosphoricum, Sepia
- **Pubertät:** Abrotanum, Crocus sativus, Ferrum, Ferrum phosphoricum, Graphites, Hamamelis, Kalium carbonicum, Natrium muriaticum, Phosphor, Pulsatilla, Silicea

## Nebenhöhlenentzündung

Es gibt akute oder chronische Entzündung der Nasennebenhöhlen mit oder ohne Eiterung. Sie entsteht oft auf dem Boden eines akuten Schnupfens mit Anschwellung der Nasennebenhöhlen. Sie ist meist eine fortgeleitete Infektion aus der Nasenhöhle. Bei Säuglingen und Kleinkindern kann diese Krankheit nicht auftreten, da die Stirnhöhlen und Keilbeinhöhlen erst im Alter von fünf bis sechs Jahren voll ausgebildet sind. Dadurch ist das Auftreten der Nasennebenhöhlenentzündung im Kindesalter im Vergleich zum Erwachsenen relativ selten.

Durch die Anwendung von konventionellen Nasentropfen bei einem Schnupfen wird es den Erregern möglich, die Nasennebenhöhlen zu erreichen, da die Schleimhaut durch die Nasentropfen stark abgeschwollen und auch häufig sehr trocken ist. Dadurch ist die Schutzfunktion der Schwellung nicht mehr gewährleistet. Ebenso kann durch eine starke Austrocknung der Schleimhaut das Flimmerepithel die eingedrungenen Erreger nicht am weiteren Vormarsch hindern.

Das Kind fühlt sich abgeschlagen, hat Schnupfen und Fieber, klagt über Gesichts- und Kopfschmerzen, es besteht ein Druckgefühl über den Nebenhöhlen, oft auch ein Druckschmerz an den Austrittsstellen des Gesichtsnervs (Nervus Trigeminus) unterhalb des Auges, in der Mitte der knöchernen Augenhöhle, manchmal besteht Übelkeit und Bauchschmerzen, eine (einseitige) Behinderung der Nasenatmung und Gleichgewichtsstörungen bis hin zu starkem Schwindel.

Bei Entzündungen der Stirn- und Kieferhöhlen kann man durch vorsichtiges Beklopfen mit den Fingern den Schmerz lokalisieren. Bei Schmerzen zwischen den Augenhöhlen (Nasenwurzel) sind die Siebbeinzellen betroffen. Da die Symptome nicht immer eindeutig sind, ist bei länger andauerndem eitrigem Schnupfen mit verstopfter Nase und Husten auch an eine Nebenhöhlenentzündung zu denken.

### Unterstützende Maßnahmen

Neben Inhalationen mit 0,9-prozentiger Kochsalzlösung kann auch mit Thymian inhaliert werden. Noch intensiver, aber bei Kleinkindern häufig nicht durchzuführen, wirkt ein Kopfdampfbad mit Salz. Eine Erhöhung der relativen Luftfeuchtigkeit auf 70 Prozent bringt Erleichterung. Bestrahlungen mit Rotlicht können eventuell hilfreich sein. Die Behandlung mit pflanzlichen Medikamenten oder homöopathischen Heilmitteln bringt Erleichterung.

**Beispiel:** Ein achtjähriger Junge klagt über Schnupfen und Halsschmerzen, einem eitrigen Geschmack im Hals, der Schnupfen ist in kalter Luft deutlich schlechter, und er hat Stirnkopfschmerzen. Die Mutter berichtet, dass er eine ungewöhnlich starke Erkältungsneigung hat und dass er zu Beschwerden der Nebenhöhlen neigt. Was ihr vor allem bei diesem Infekt aufgefallen ist, ist das alberne Verhalten ihres Sohnes.

**Hier wäre das Heilmittel der Wahl Mercurius solubilis.**

## Repertorisation mit MacRepertory 7.2 Pro

| | Merc. | Ph-ac. | Calc-p. | Luf-op. | Stict. | Hyos. | Hep. | Phos. | Lyc. | Tub. | Cor+r. | Nux-v. | Sil. |
|---|---|---|---|---|---|---|---|---|---|---|---|---|---|
| **Total** | 23 | 6 | 4 | 2 | 5 | 5 | 11 | 11 | 10 | 4 | 10 | 12 | 10 |
| **Rubrics** | 10 | 4 | 2 | 2 | 4 | 2 | 6 | 6 | 5 | 4 | 2 | 6 | 4 |
| **Families** | | | | | | | | | | | | | |
| Nase; KATARRH; allgemein; erstreckt sich zu; Nebenhöhlen; der Stirnhöhle | | | | | | | | | | | | | |
| Nase; NEBENHÖHLEN, Beschwerden der; Stirnkopfschmerz | | | | | | | | | | | | | |
| Kopfschmerzen; ALLGEMEIN; katarrhalisch | | | | | | | | | | | | | |
| Gemüt; ALBERNES, närrisches Verhalten; Kindern, bei | | | | | | | | | | | | | |
| Nase; SCHNUPFEN; allgemein; Kindern, bei | | | | | | | | | | | | | |
| Nase; SCHNUPFEN; allgemein; Luft; kalte; agg. | | | | | | | | | | | | | |
| Allgemeines; KALT; Erkältungsneigung; allgemein; ungewöhnlich stark | | | | | | | | | | | | | |
| Nase; SCHNUPFEN; allgemein; Halsschmerzen, mit | | | | | | | | | | | | | |
| Geschmack; EITRIG; Hals, im | | | | | | | | | | | | | |
| Nase; NEBENHÖHLEN, Beschwerden der; chronische | | | | | | | | | | | | | |

links, zeilenweise: die Symptome; oben, spaltenweise: die Mittel;
dunkelrot: vierwertig, lila: dreiwertig, dunkelblau: zweiwertig, hellblau: einwertig

# Mund

## Mundfäule

An Mundfäule erkranken vor allem Kinder zwischen zehn Monaten und drei Jahren. Auslöser ist das Herpes-simplex-Virus Typ 1 (kurz HSV 1). Dieses Virus wird von Mensch zu Mensch übertragen. Etwa beim Schmusen oder gemeinsamen Benutzen von Besteck, Geschirr oder Spielzeug, das kleine Kinder ja oft genug in den Mund stecken.

Hat ein Kind erstmals mit dem Erreger Kontakt, kommt es meistens zum Ausbruch der Erkrankung. Es beginnt in der Regel damit, dass das Kind die Nahrung verweigert und hohes Fieber bekommt. Die Mundschleimhaut ist gerötet, aufgelockert und geschwollen, manchmal blutet das Zahnfleisch auch. Es zeigen sich zahlreiche Bläschen auf der Mundschleimhaut, dem Gaumen, dem Zahnfleisch und manchmal sogar auf den Lippen. Die Kinder klagen über große Schmerzen und können häufig weder essen noch trinken. Viele Kinder haben einen unangenehmen Mundgeruch, und der Speichelfluss kann deutlich vermehrt sein. Die Mundfäule dauert in der Regel eine Woche.

### Was ist zu tun?

· Verlangt das Kind nach Essen, so sollte es weiche oder breiige Nahrung bekommen.

· Das Essen sollte keinesfalls zu heiß sein, dies würde den Schmerz verstärken.

· Erleichterung schafft das Einreiben der betroffenen Stellen mit kaltgeschleudertem Honig.

· Eine Spülung des Mundes mit Huflattichtee wirkt lindernd. Es werden ein bis zwei Teelöffel Huflattichblätter mit einem Viertelliter heißem Wasser übergossen, abgedeckt und zehn Minuten ziehen gelassen. Danach wird der Tee abgeseiht. Säuglinge und Kleinkinder erhalten drei- bis fünfmal täglich einen Esslöffel Tee. Ältere Kinder spülen dreimal täglich den Mund mit einer halben Tasse Tee aus. Der Tee kann im Anschluss geschluckt werden.

· Das Kind sollte in kleinen Schlucken Flüssigkeit (Tee oder Wasser) zu sich nehmen. Kann es schlecht aus dem Glas oder der Tasse trinken, so geht es vielleicht mit einem Strohhalm.

· Kleine Kinder trocknen vergleichsweise rasch aus, und deswegen ist starker Flüssigkeitsmangel (oder auch -verlust) gefährlich.

· Da Mundfäule von Mensch zu Mensch übertragbar ist, sollte die Mutter das Kind nicht küssen und den Schnuller oder Löffel des Kindes nicht in den Mund nehmen.

Die Behandlung beschränkt sich in der konventionellen Therapie meist darauf, wenn nötig das Fieber zu senken und die Schmerzen durch lokal betäubendes Gel oder Creme zu erleichtern. Durch eine homöopathische Behandlung kann schnell und sicher eine Erleichterung und im Weiteren die Heilung erfolgen.

**Beispiel:** Ein vierjähriges Mädchen hat hohes Fieber mit immer wieder einsetzender Bewusstseinstrübung (Delirium). Sie zeigt in den etwas wacheren Phasen eine deutliche Verzweiflung über die Schmerzen im Mund. Das Zahnfleisch ist geschwollen und zeigt Ulzerationen (Geschwüre). Der Atem riecht faulig. Man sieht vereinzelt Aphten im Mund. Der Speichelfluss ist stärker als sonst. Sie isst nur mäßig.

**Das hier hilfreiche Heilmittel wäre Natrium muriaticum.**

## Repertorisation mit MacRepertory 7.2 Pro

| | Merc-c. | Nat-m. | Carb-ac. | Mur-ac. | Hep. | Stram. | Merc. | Aur. | Ars. | Kreos. | Phos. | Iod. | Sulph. |
|---|---|---|---|---|---|---|---|---|---|---|---|---|---|
| Total | 14 | 22 | 9 | 9 | 8 | 5 | 16 | 10 | 15 | 12 | 10 | 9 | 9 |
| Rubrics | 6 | 8 | 3 | 6 | 5 | 3 | 6 | 7 | 7 | 5 | 5 | 5 | 5 |
| Families | | | | | | | | | | | | | |
| Mund; ENTZÜNDUNG; Zahnfleischentzündung, Gingivitis | | | | | | | | | | | | | |
| Mund; STOMATITIS ulzerosa, Mundfäule | | | | | | | | | | | | | |
| Mund; ULZERA; Zahnfleisch | | | | | | | | | | | | | |
| Mund; SPEICHELFLUSS; allgemein; Aphthen, mit | | | | | | | | | | | | | |
| Mund; MUNDGERUCH, Atem; allgemein; faulig | | | | | | | | | | | | | |
| Mund; SCHWELLUNG; allgemein; Zahnfleisch | | | | | | | | | | | | | |
| Fieber, Hitze; HOHES, 39-40 °Celsius; Delirium, mit | | | | | | | | | | | | | |
| Gemüt; VERZWEIFLUNG; Schmerzen, bei | | | | | | | | | | | | | |

links, zeilenweise: die Symptome; oben, spaltenweise: die Mittel;
dunkelrot: vierwertig, lila: dreiwertig, dunkelblau: zweiwertig, hellblau: einwertig

## Pilzbefall im Mund (Soor)

Auf der Mundschleimhaut und Zunge findet sich ein weißer netzartiger Belag. Der Kiefer kann von weißen, kleinen Flecken bedeckt sein. Die Beläge haften fest und lassen sich nicht wegwischen. Die Kinder können die Nahrung verweigern oder deutlich weniger essen als gewohnt. Sie zeigen eventuell Blähungen, und der Stuhl kann eine andere Konsistenz und einen anderen Geruch aufweisen.

### Was ist zu tun?

- Das Essen sollte nicht zu warm beziehungsweise heiß sein.

- Es hilft, die Mundschleimhaut mit Joghurt einzureiben. Dies wird als angenehm empfunden und hilft bei der Behandlung.

- Das Abwischen der Pilzstellen im Mund mit einer Lösung aus Natron und Wasser kann die Behandlung unterstützen: Einen gestrichenen Teelöffel Natron in einem Viertelliter Wasser auflösen. Die befallene Stelle wird mit einem mit der Lösung getränkten Wattestäbchen eingestrichen. Es wird jedes Mal ein neues Wattestäbchen verwendet. Die Behandlung sollte zwei- bis dreimal erfolgen. Und die Lösung muss täglich frisch hergestellt werden.

- Zur Unterstützung der Therapie kann der Mund mit einer Ratannhia-Myrrhe-Tinktur ausgepinselt werden. Diese Tinktur muss immer nach Anweisung verdünnt werden!

- Alles, was das Kind in den Mund nimmt (Schnuller, Sauger etc.), sollte in jedem Fall täglich ausgekocht werden.

Soor tritt meist bei Kindern auf, deren Immunsystem geschwächt ist. Es zeigen sich in der Regel Störungen von Magen und Darm (80 Prozent des Immunsystems befinden sich im Darm). In diesem Fall sollte eine konstitutionelle Behandlung durch einen geeigneten Therapeuten erfolgen. Tritt der Soor als einzelne Beschwerde auf und wird nicht von anderen krankhaften Zeichen begleitet, so sind folgende homöopathische Mittel oft hilfreich: Calcium carbonicum, Chamomilla, Borax, Bryonia, Mercurius, Acidum sulphuricum, Arsenicum album und Acidum muriaticum. Die Wahl erfolgt je nach Befund im Mund und dem Wesen des Kindes.

# Zähne

## Zahnen

Die ersten Zähne zeigen sich gewöhnlich zwischen dem sechsten und achten Lebensmonat eines Babys. Die Zahnungsbeschwerden setzen bei den meisten Babys schon deutlich früher ein. Denn bereits ab der sechsten Lebenswoche beginnen die Zähne, wenn auch für die Eltern noch nicht sichtbar, im Kiefer zu wachsen. Bis das Gebiss vollständig ist, können ungefähr zwei Jahre vergehen.

Nicht alle Kinder haben Zahnungsbeschwerden. Doch wenn ein Kind sie hat, ist diese Zeit für die Eltern sehr anstrengend. Nichts ist dem Baby recht, es schläft sehr schlecht, es isst sehr schlecht, hat vielleicht sogar Fieber und ständig einen roten Po und vielleicht auch Durchfall. Häufig neigen die Kinder in dieser Zeit zu Schnupfen und anderen leichteren Erkältungen. Manche Babys speicheln sehr stark und stecken alles in den Mund, was sie zu fassen bekommen. Nicht nur das, sie beißen auch heftig zu. Die Schmerzen im Kiefer können so stark sein, dass das Kind das Trinken an der Brust weinend unterbricht. Die Flasche wird meist ohne Probleme getrunken. Der Grund dafür: Das Saugen an der Brust ist für den Kiefer anstrengender und schmerzhafter. Bei einigen Kindern verfärbt sich das Zahnfleisch kurz vor dem Durchbruch des Zahns nicht nur rot, sondern bildet eine bläulich schimmernde Blase. Eine empfindliche Haut zeigt in der Zahnungszeit häufig eine deutliche Reaktion.

### Was ist zu tun?

· Obwohl das Zahnen ein natürlicher Vorgang ist, sollte man einem zahnenden Kind seine Beschwerden erleichtern, zum Beispiel durch das Massieren der Kieferleisten mit kühlen Fingern oder das Kauen auf einem gekühlten Beißring. Noch besser als der Beißring ist das Kauen auf einer Veilchenwurzel. Häufig wird den Eltern von der Veilchenwurzel abgeraten, da sie angeblich zu leicht verkeimt. Die Veilchenwurzel wird jeden Abend mit heißem Wasser abgespült und anschließend getrocknet. So ist sie am nächsten Morgen sauber und kann wieder verwendet werden.

· Wissenschaftlich nicht belegt, aber sehr hilfreich ist das Tragen einer Bernsteinkette (Erfahrungsheilkunde). Die Kette sollte nicht länger als 28 Zentimeter sein und direkt auf der Haut getragen werden. Die Perlen der Kette sollten einzeln verknotet sein, so verhindert man das Verschlucken von einzelnen Perlen, falls die Kette reißen sollte. Der Verschluss sollte entweder aus Bernstein oder Silber sein. Andere Verschlüsse können zu Reaktionen auf der Haut führen. Durch den Schweiß werden die Perlen in ihrer Wirkung gehindert. Es ist ratsam, die Kette einmal in der Woche mit warmem Wasser zu waschen und anschließend trocknen zu lassen.

- Ein spezielles Zahnungsöl (50 Milliliter Sonnenblumenöl mit sechs Tropfen reinem Nelkenöl) wird im Bereich des durchbrechenden Zahnes von außen auf die Wange gerieben und hilft so, die Beschwerden zu lindern.

- Eine vom Apotheker gemischte Einnahmeflasche Walnut-Bachblüten-Tropfen, davon ein- bis dreimal täglich drei bis vier Tropfen (direkt in den Mund oder in Wasser gelöst) erleichtern den Übergang in eine neu anbrechende Zeit.

- Gezielt ausgesuchte homöopathische Heilmittel können die Zahnungszeit erleichtern. Die wichtigsten Heilmittel sind: Belladonna, Chamomilla, Phytolacca, Kreosotum, Rheum, Apis, Staphisagria, Calcium carbonicum, Ferrum metallicum und Ferrum phosphoricum, um nur einige zu nennen.

- Verspätetes Zahnen sollte in jedem Fall konstitutionell behandelt werden.

## Karies

Manche Kinder kommen bereits mit verfaulten Zähnen auf die Welt, genauer gesagt, die Zähne kommen bereits so aus dem Kiefer. Bei anderen Kindern entsteht Karies relativ schnell. Grund dafür könnte die Übertragung von Bakterien aus dem Mund der Eltern auf das Kind sein. Aus diesem Grund sollten Eltern niemals den Schnuller des Kindes ablecken oder den Brei vom Löffel des Kindes kosten. Die Eltern sollten früh mit der Zahnpflege beginnen, das heißt selbst die ersten Zähnchen sollten mit einem feuchten Wattestäbchen oder einer speziellen Fingerzahnbürste 30 Minuten nach dem Essen gereinigt werden. Sind dann die Kinder alt genug, um die Zähne selbst zu putzen (ungefähr mit zwei Jahren), sollten die Eltern es sich zur Gewohnheit machen, das Putzergebnis zu kontrollieren. Zweimal am Tag sollten die Zähne zumindest geputzt werden. Stillen ist die beste Vorsorge. Beim Stillen muss das Baby kräftig saugen und massiert damit den Unterkiefer. Durch die Bewegungen des Kiefers beim Stillen werden die Kaumuskulatur und der Kieferknochen gestärkt. Ist das Stillen nicht möglich, sollte in jedem Fall auf die richtige Saugergröße und -form geachtet werden. Kleine Lochungen erschweren das Saugen an der Flasche, und das Kind muss sich, ähnlich wie beim Stillen, anstrengen.

Kinder sollten nicht zu lange an der Flasche nuckeln, nach dem ersten Lebensjahr ist das Saugen an der Flasche nicht mehr unbedingt erforderlich. Das Saugen beruhigt die Kinder zwar und verschafft den Eltern ein wenig Verschnaufpause, aber dieses Nuckeln ist ein Hauptgrund für Karies im Kindesalter. Ideales Getränk ist Wasser und ungesüßter Tee. Egal, welchen Saft die Eltern verwenden, weil das Kind Wasser oder Tee verweigert, es sollte immer nur ein Drittel Saft und zwei Drittel Wasser in die Flasche gefüllt werden. Fruchtsaft enthält Zucker, dieser wird im Mund zu Säure umgebaut, und diese wiederum kann die Zähne angreifen. Die Flasche zum Einschlafen ist nicht ratsam. Besser ist es, wenn das Kind einen Schnuller zum Einschlafen benutzt. Bei älteren Kindern Süßigkeiten zu verbieten ist nicht der Weg, um Karies zu vermeiden. Lieber kontrolliert nicht zu große Mengen an Süßem und 30 Minuten danach die Zähne putzen. Die Eltern sollten einmal im Jahr zur Kontrolle zum Zahnarzt gehen. Eine gesunde Ernährung hält nicht nur den Körper gesund, sondern auch die Zähne. Zähne müssen auch etwas zum Beißen bekommen, das stärkt sie.

Die homöopathische Behandlung bei Zahnkaries sollte konstitutionell erfolgen.

# Hals

## Halsschmerzen – Angina

Bei Halsschmerzen verweigert der Säugling das Trinken an der Brust oder Flasche. Es scheint, als könne er die angebotene Milch nicht richtig schlucken. Die Babys weinen viel und greifen sich vielleicht ans Ohr, weil die Schmerzen zum Ohr ausstrahlen. Bei manchen Säuglingen sind die Lymphknoten am Hals geschwollen. Sie haben vielleicht eine heisere Stimme oder sind sogar stimmlos. Größere Kinder sagen ganz genau, was ihnen weh tut und warum sie nicht so gut gelaunt sind wie sonst. Angina bedeutet Enge oder Beklemmung. Es gibt verschiedene Arten der Angina, zum Beispiel Angina tonsillaris (Infektion der Gaumenmandeln), Angina phlegmenose (Abszessbildung an den Tonsillen), Angina lacunaris (Eiterbildung auf den Tonsillen) und viele andere. Bei einer Angina mit Eiterbelägen riechen die Kinder häufig unangenehm aus dem Mund, und auch der Speichelfluss kann deutlich erhöht sein. Begleitet wird eine eitrige Angina häufig von Fieber, Erbrechen, Appetitlosigkeit, kloßiger Sprache, belegter Zunge, Fieber und deutlich verschlechtertem Allgemeinzustand.

### Unterstützende Maßnahmen

· Das Trinken von Salbeetee oder auch das Gurgeln mit Salbeetee vermindert die Entzündung.

· Zum Gurgeln können auch ein paar Tropfen biologisches Teebaumöl oder Myrrhe-Urtinktur in Wasser gelöst eine Beruhigung der gereizten Schleimhaut herbeiführen (nicht für Kinder unter einem Jahr geeignet).

· Halswickel mildern die Beschwerden:

> **Bei einer beginnenden Halsentzündung und zur Schleimlösung** im Halsbereich hilft ein heißer Wickel, der fünf bis sechs Minuten angelegt wird. Nach Abnahme des Wickels sollte der Hals noch längere Zeit mit einem Tuch warm gehalten werden.

> **Bei einer Halsentzündung mit Schluckbeschwerden hingegen** wird ein kühlender Wickel für eine Stunde angelegt.

> Bei beiden Wickel wird Zitronensaft ins Wasser gegeben, sofern Zitrone von der Haut des kleinen Patienten vertragen wird. Man halbiert eine ungespritzte Zitrone und gibt sie mit so viel Wasser in eine Schüssel, dass sich die Zitrone unter Wasser befindet. Dann wird die Schale der Zitrone unter Wasser angeritzt. So erreicht man eine hohe Ausbeute an ätherischen Ölen. Im Anschluss daran wird die Zitrone unter Wasser ausgepresst. Man faltet ein Tuch so, dass es den Hals des Kindes vollständig bedeckt, die Wirbelsäule aber frei bleibt. Das gefaltete Tuch wird aufgerollt und unter Wasser gedrückt. Es wird stark ausgewrungen und eng um den Hals des Kindes gelegt. Die Wirbelsäule bleibt frei. Darüber kommt ein Wolltuch.

- Schmalzwickel sind eine andere gute Alternative. Für den Schmalzwickel wird das Schweineschmalz in der Mitte eines Tuches aufgetragen und die Tuchränder nach innen geschlagen, sodass der Schmalzstreifen abgedeckt ist. Der Wickel wird eng um den Hals gelegt und darüber ein Wolltuch gewickelt. Dieser Wickel kann einige Stunden liegen bleiben.

- Feuchte Raumluft erleichtert die Schluckbeschwerden.

- Wenn das Kind nach kühlen Getränken verlangt, lindern diese auch die Beschwerden.

- Verlangt es nach warmen Getränken, so lindern diese die Beschwerden.

- Verweigert es das Trinken, so ist dies die einzige Möglichkeit, in diesem Moment die Schmerzen etwas zu lindern.

- Breiige oder weiche Kost erleichtert das Schlucken.

Wird das Kind klassisch homöopathisch behandelt, sind alle unterstützenden Maßnahmen mit dem Therapeuten abzusprechen.

**Beispiel:** Nach dem Aufenthalt in der Kälte haben die Halsschmerzen zunächst auf der rechten Seite begonnen. Die Mandeln sind leicht geschwollen, und das Schlucken schmerzt. Nach einem Tag sind die Halsschmerzen von der rechten Seite nach links gewandert. Dazu besteht ein Schnupfen mit fließender Absonderung und einer Verstopfung am Morgen. Der Schnupfen ist heftig, wie in Anfällen. Der Bauch ist aufgebläht und es besteht seit der Krankheit eine deutliche Reizbarkeit. Warme Getränke lindern und kalte Getränke verschlechtern.

**Hier ist das homöopathische Mittel Lycopodium (Bärlapp) hilfreich.**

## Repertorisation mit MacRepertory 7.2 Pro

| | Lyc. | Calc. | Bar-c. | Petr. | Bell. | Carbn-s. | Sulph. | Hep. | Sul-ac. | Sil. | Graph. | Phyt. | Carc. |
|---|---|---|---|---|---|---|---|---|---|---|---|---|---|
| Total | 29 | 15 | 11 | 6 | 21 | 5 | 14 | 8 | 6 | 8 | 12 | 9 | 8 |
| Rubrics | 12 | 8 | 6 | 4 | 9 | 4 | 7 | 6 | 6 | 5 | 5 | 5 | |
| Families | | | | | | | | | | | | | |
| Hals; ENTZÜNDUNG, Halsweh; rechts | | | | | | | | | | | | | |
| Hals; ENTZÜNDUNG, Halsweh; Kälte, nach | | | | | | | | | | | | | |
| Hals; SCHWELLUNG; allgemein; Tonsillen | | | | | | | | | | | | | |
| Hals; SCHMERZEN; allgemein; rechts; links, nach | | | | | | | | | | | | | |
| Hals; SCHMERZEN; allgemein; Schlucken; agg. | | | | | | | | | | | | | |
| Nase; SCHNUPFEN; allgemein; Absonderung; mit fließender | | | | | | | | | | | | | |
| Nase; VERSTOPFUNG; allgemein; morgens | | | | | | | | | | | | | |
| Nase; SCHNUPFEN; allgemein; heftige Anfälle | | | | | | | | | | | | | |
| Abdomen; FLATULENZ; Kinder | | | | | | | | | | | | | |
| Allgemeines; SPEISEN und Getränke; warme; Getränke; amel. | | | | | | | | | | | | | |
| Allgemeines; SPEISEN und Getränke; kalte; Getränke; Wasser; agg. | | | | | | | | | | | | | |
| Gemüt; REIZBARKEIT, Gereiztheit; allgemein; krank, wenn | | | | | | | | | | | | | |

links, zeilenweise: die Symptome; oben, spaltenweise: die Mittel;
dunkelrot: vierwertig, lila: dreiwertig, dunkelblau: zweiwertig, hellblau: einwertig

## Heiserkeit

Heiserkeit wird ausgelöst durch Infektion oder Reizung der Schleimhaut im Kehlkopfbereich. Heiserkeit kann auch durch Überbeanspruchung der Stimme entstehen. Die Stimmbänder können durch die Reizung nicht mehr richtig schwingen. Die Heiserkeit kann bis zur Stimmlosigkeit gehen. Meist tritt sie im Rahmen von Husten, Schnupfen und Halsschmerzen auf. Auch bei Pseudokrupp ist eine deutliche Heiserkeit zu hören.

### Was ist zu tun?

· Am wichtigsten ist es, die Stimme zu schonen.

· Die Getränke sollten weder zu heiß noch zu kalt sein.

· Das Inhalieren oder feuchte Raumluft bringt Erleichterung.

· Der Aufenthalt in verrauchten Räumen würde die Heiserkeit verschlechtern.

· Bonbons wie zum Beispiel Isla Moos ohne Menthol oder Emser Lutschpastillen ohne Menthol bringen durch eine Befeuchtung der Schleimhaut Erleichterung.

· Bei Säuglingen hilft es, die Raumluft deutlich anzufeuchten und zwar auf ungefähr 70 Prozent.

Wenn die Heiserkeit länger als zwei Tage besteht, Atemnot auftritt oder starke Schmerzen muss sofort ein Therapeut aufgesucht werden.

### Wichtige Mittel bei Heiserkeit

**Aconit (Sturmhut):** plötzliche Heiserkeit und lautes Atmen, nachdem sich das Kind in kaltem Wind aufgehalten hatte.

**Belladonna (Tollkirsche):** Heiserkeit mit schmerzhafter Trockenheit des Kehlkopfes. Plötzlicher Beginn. Verlangt kalte Getränke, obwohl kalte Getränke deutliche Schmerzen erzeugen.

**Phosphor (gelber Phosphor):** Heiserkeit durch Überanstrengung der Stimme zum Beispiel durch langes Schreien. Die Kinder haben Durst auf kaltes Wasser, einen trockenen Husten und brennende Schmerzen.

## Rachenentzündung (Pharyngitis) – Kehlkopfentzündung (Laryngitis)

Im Rahmen von Erkältungskrankheiten treten häufig Rachenentzündungen auf. Die Kinder klagen über Hals- und Schluckbeschwerden, wie Kratzen, Brennen und Trockenheitsgefühl im Hals. Die Rachenschleimhaut ist meist gerötet. Es können Heiserkeit, Husten und Fieber bestehen. Aus einer länger bestehenden Pharyngitis kann eine Kehlkopfentzündung (Laryngitis) werden. Lauter, bellender Husten mit hörbaren Atemgeräuschen muss fachgerecht behandelt werden und darf nur im Notfall selbst behandelt werden. Zur Heilung trägt bei: Stimmschonung, Inhalationen, Rachenspülungen, Stärkung des Immunsystems, warme Halswickel, nicht zu heißes oder zu kaltes Essen und die homöopathische Behandlung.

### Wichtige Mittel bei Kehlkopfentzündung

**Aconit, Belladonna und Phosphor** – (diese Mittel wurden bereits unter Heiserkeit beschrieben)

**Allium cepa (Zwiebel):** Folge von kaltem feuchten Wind, Schnupfen strömt aus Nase und Augen, Kitzeln im Kehlkopf, Heiserkeit, Brennen in Mund und Rachen.

**Gelsemium (wilde, gelbe Jasminart):** zittern, Schwäche von Geist und Muskeln (Schwächemittel ersten Ranges), Reizbarkeit, Influenza, Schmerz vom Rachen zum Ohr, Gefühl eines Kloßes im Hals, Zugeschnürtsein in der Kehle.

**Hepar sulfuris (Kalkschwefelleber, Calciumsulfid):** nicht zu Beginn einer Erkältung anwenden, stechende, splitterartige Schmerzen, drohende Eiterung, Folge von kalter trockener Luft, Kälte, Empfindlichkeit gegen alle Eindrücke.

# Brust

## Brustdrüsenschwellung

In der ersten Lebenswoche tritt bei vielen Babys physiologisch eine Brustdrüsenschwellung auf. Er bedarf keinerlei Behandlung. Sie ist nach sieben bis zehn Tagen wieder vorbei. Bei manchen Babys kann man die Ausscheidung weißer Flüssigkeit beobachten – die so genannte »Hexenmilch«. Sollte das Neugeborene unter dieser Schwellung leiden, so ist auf jeden Fall an erster Stelle an Arnica (Bergwohlverleih) zu denken.

### Wichtige Mittel bei Brustdrüsenschwellung

Arnica (Bergwohlverleih), Aconit (Sturmhut), Belladonna (Tollkirsche), Bryonia (weiße Zaunrübe), Calcium carbonicum (Austernschalenkalk), Chamomilla (Kamille), Hepar sulfuris (Calciumsulfid), Silicea (Kieselsäure).

# Atemwege

## Husten

Der Husten ist eine Schutzfunktion des Körpers. Eingedrungene Partikel oder Erreger werden von Schleim umhüllt und durch das Husten aus den Bronchien befördert. Husten tritt bei Babys und Kindern genauso wie Schnupfen sehr häufig auf. Oft ist er erfreulicherweise harmlos und klingt auch ohne große Behandlung nach ein paar Tagen von selbst ab. Husten kann aber auch ein Symptom einer schweren Erkrankung sein, beispielsweise von Bronchitis, Pneumonie (Lungenentzündung) oder Keuchhusten. Oft bleibt der Husten nach einer schwerwiegenden Erkrankung wochenlang bestehen. Häufig beginnt eine Erkältung mit einem trockenen Husten. Der Hustenreiz entsteht dabei durch eine Entzündung in den Atemwegen, vor allem in der Luftröhre und den Bronchien. Auch Schadstoffe, beispielsweise Zigarettenrauch, Reizgase, oder Allergieauslöser, wie Pollen, Pilzsporen, Tierhaare, können die entzündliche Reaktion hervorrufen und dann zum Symptom des trockenen Reizhustens führen. In manchen Fällen kann der trockene Husten auch als Vorbote einer Lungenentzündung auftreten. Dann sind die Hustenattacken meist aber sehr viel heftiger und anhaltender als bei einer gewöhnlichen Erkältung. Chronische Atemwegserkrankungen, wie beispielsweise Asthma bronchiale, werden ebenfalls von einem trockenen Husten begleitet. Oft hält dann der Husten in Form eines andauernden Hüstelns oder immer wieder auftretenden Hustenanfällen über Wochen oder Monate an. Nach der Anfangsphase eines akuten grippalen Infektes oder einer Bronchitis wird der trockene Husten ohne Auswurf häufig von Husten mit starker Verschleimung abgelöst. Die Entzündung in den Atemwegen ist dann voll im Gang. Die Schleimhaut von Luftröhre und Bronchien produziert große Mengen an Sekret. Dieser Husten ist eine Art Abwehrreaktion des Körpers, bei der der Schleim aus den Atemwegen hinauskatapultiert wird. Der schleimige Husten hört sich ganz anders an. Er »sitzt lockerer«, manchmal ist ein leicht rasselndes Geräusch über dem Brustkorb zu hören. Das ausgehustete Sekret kann wässrig, schleimig oder zäh sein, glasklar oder bei einer bakteriellen Entzündung auch gelblich oder grün aussehen. Allergisch bedingter Husten kann auch mit starker Schleimbildung einhergehen.

### Hustenarten in einer Übersicht

- Trockener Husten: rau, fest sitzend, oberflächliches andauerndes Hüsteln, bellende Hustenanfälle ohne Auswurf
- Husten mit Verschleimung: locker, mit schleimigem Auswurf, Rasselgeräusche über dem Brustkorb
- Krupp-Husten: bellend, fast ausschließlich in der Nacht, pfeifende Einatmung, gelegentlich Atemnot
- Keuchhusten: Stakkato-Husten mit juckender Einatmung, häufig Atemnot, Verschleimung, Erbrechen

## Unterstützende Maßnahmen

· Feuchte Raumluft, Inhalieren mit Rosmarin, Thymian und Salz. Die Wohnung sollte nicht überheizt sein. Eine Raumtemperatur von circa 20 °Celsius ist ideal. Häufiges Lüften ist wichtig.

· Für einen ruhigen Schlaf hilft es, mit erhöhtem Oberkörper zu liegen.

· Spezieller Hustentee bringt schnell Erleichterung: Salbei, Spitzwegerich und Huflattich zu gleichen Teilen mischen, insgesamt 100 Gramm. Zwei Teelöffel der Mischung mit einem Viertelliter kochendem Wasser übergießen. Der Tee sollte zehn Minuten zugedeckt ziehen. Sobald er etwas abgekühlt ist, etwas Zitronensaft und Honig unterrühren. Säuglinge und Kleinkinder erhalten davon drei- bis viermal täglich ein bis zwei Esslöffel. Ältere Kinder trinken drei- bis viermal täglich eine Tasse. Es können auch fertige Hustenteemischungen für Kinder aus der Apotheke verwendet werden.

· Eine Mischung aus dem Saft einer halben Zitrone, gemischt mit einer halben Tasse lauwarmem Wasser und ein bis zwei Teelöffel Honig nimmt den Hustenreiz. Diese Mischung darf erst bei Kindern über einem Jahr verwendet werden!

· Bei Reizhusten hilft das Aufstellen einer Aromalampe mit dem ätherischen Öl Rosmarin oder Thymian. Bei bellendem und trockenem Husten verwendet man Cajeput.

· Ein Schmalzwickel wirkt bei Husten wahre Wunder. Es wird ein Baumwolltuch in der Mitte mit raumtemperiertem Schweineschmalz bestrichen. Die nicht bestrichenen Tuchränder werden über den Schmalzaufstrich geschlagen. Dann kommt das so gefaltete Tuch auf die Brust des kleinen Patienten. Darüber legt man ein Wolltuch oder zieht ein Wollunterhemd darüber. Der Wickel bleibt über Nacht liegen. Schmalz löst den Schleim und fördert die Heilung der Bronchien.

· Bei trockenem Husten können folgende Pflanzen die Heilung fördern: Spitzwegerich, Eibisch, Sonnentau oder auch isländisches Moos. Diese Pflanzen können in Form von Tropfen oder Säften verabreicht werden.

· Bei schleimigem Husten können folgende Pflanzen die Heilung fördern: Efeu, Thymian und Fenchel. Ein Zusatz von Süßholz unterstützt die Wirkung dieser Heilpflanzen. Auch diese werden in Form von Tropfen oder Säften verabreicht.

Alle unterstützenden Maßnahmen müssen bei einer homöopathischen Behandlung mit dem Therapeuten abgesprochen werden. Manche ätherischen Öle und Pflanzen können die Heilwirkung eines homöopathischen Mittels stören.

> **Beispiel:** Eine Mutter kommt mit ihrer achtjährigen Tochter in die Praxis. Sie hat einen würgenden Husten. Häufig geht beim Husten etwas Stuhl ab. Das Mädchen berichtet über eine Art Enge in der Brust, die beim Husten deutlicher wird. Auf die Frage, warum sie husten muss, sagt sie, da ist ein Kitzeln im Hals oder da wo die Luft herkommt. Außerdem spürt sie auch dort Schmerzen beim Husten. Durch den Schnupfen ist einmal das rechte und einmal das linke Nasenloch verstopft. Die sonst sehr unselbstständige Tochter braucht ständig Gesellschaft.

> **Hier ist Phosphor das richtige Heilmittel.**

### Repertorisation mit MacRepertory 7.2 Pro

|  | Spong. | Phos. | Sulph. | Hep. | Ph-ac. | Calc. | Kali-c. | Rumx. | Puls. | Bell. | Lyc. | Phyt. | Caust. |
|---|---|---|---|---|---|---|---|---|---|---|---|---|---|
| Total | 12 | 27 | 17 | 12 | 10 | 11 | 10 | 8 | 17 | 16 | 12 | 6 | 10 |
| Rubrics | 7 | 10 | 9 | 7 | 7 | 8 | 6 | 6 | 8 | 8 | 7 | 4 | 6 |
| Families |  |  |  |  |  |  |  |  |  |  |  |  |  |
| Brust; EINSCHNÜRUNG, Spannung, Engegefühl; Husten; agg. |  |  |  |  |  |  |  |  |  |  |  |  |  |
| Husten; KITZELN, durch; Kehlkopf, im |  |  |  |  |  |  |  |  |  |  |  |  |  |
| Rektum; UNFREIWILLIGE Stuhlentleerung; Husten; beim |  |  |  |  |  |  |  |  |  |  |  |  |  |
| Magen; WÜRGEN; Husten; mit |  |  |  |  |  |  |  |  |  |  |  |  |  |
| Larynx & Trachea; SCHMERZEN; Allgemein; Trachea; Husten; beim |  |  |  |  |  |  |  |  |  |  |  |  |  |
| Kopfschmerzen; ALLGEMEIN; Husten; agg. |  |  |  |  |  |  |  |  |  |  |  |  |  |
| Kopfschmerzen; BERSTEN; Husten; beim |  |  |  |  |  |  |  |  |  |  |  |  |  |
| Nase; VERSTOPFUNG; allgemein; abwechselnde Seiten |  |  |  |  |  |  |  |  |  |  |  |  |  |
| Nase; SCHNUPFEN; allgemein; Husten; mit |  |  |  |  |  |  |  |  |  |  |  |  |  |
| Gemüt; GESELLSCHAFT, Gemeinschaft, Geselligkeit; Verlangen nach; allein, agg. wenn |  |  |  |  |  |  |  |  |  |  |  |  |  |

links, zeilenweise: die Symptome; oben, spaltenweise: die Mittel;
dunkelrot: vierwertig, lila: dreiwertig, dunkelblau: zweiwertig, hellblau: einwertig

## Bronchitis

Die akute Bronchitis ist eine Entzündung der Bronchialschleimhaut, die durch Viren oder Bakterien ausgelöst wird. Die einfachste Verlaufsform ist begleitet von Schnupfen, Husten und eventuell Fieber. Weitere Symptome sind Kopf- und Gliederschmerzen, Halsbrennen, Reizung der Augenbindehaut, Heiserkeit, Schmerzen und Brennen hinter dem Brustbein beim Husten, anfangs trockener Reizhusten mit zähem spärlichem Auswurf, später ein produktiver Husten. Beim Abhören werden trockene Rasselgeräusche gehört. Die unterstützenden Maßnahmen sind unter Husten beschrieben.

## Krupp-Husten

Der Krupp-Husten wurde früher Pseudokrupp genannt, um ihn von einem echten Krupp zu unterscheiden, der bei der Diphtherie auftritt und bei uns praktisch nicht mehr vorkommt. Krupp-Husten tritt vor allem im Herbst und in den Wintermonaten auf. Er tritt gehäuft bei Säuglingen und Kleinkindern und da vor allem bei Knaben auf. Ganz plötzlich setzt am Abend (vor Mitternacht) oder nachts (nach Mitternacht) ein typisch bellender Husten mit einer pfeifenden Einatmung ein. Das Kind, sofern es alt genug dafür ist, setzt sich auf oder läuft zu den Eltern ans Bett. Die Eltern hören außer dem bellenden Husten ein deutliches Luftstromgeräusch (Stridor) beim Einatmen, das Kind ringt nach Luft. In schweren Fällen kann es zu Atemnot kommen. Das Kind hat einen ängstlichen Gesichtsausdruck, ein blasses Gesicht mit entfärbten Lippen. Typisch ist auch eine heisere Stimme. Meist besteht kein oder nur mäßiges Fieber. Ursache ist häufig eine virale Entzündung der Schleimhaut des Kehlkopfes und der Stimmbänder. Die Schleimhaut am Kehlkopfeingang, im Kehlkopf und im oberen Bereich der Luftröhre schwillt an. Er tritt gehäuft bei einer Veranlagung der Kinder bei passenden Wetterlagen, wie Nebel und Smog, sowie bei Luftverschmutzung auf.

### Was ist zu tun?

· Ruhe bewahren steht an erster Stelle. Natürlich sind die Eltern sehr ängstlich, dies überträgt sich aber ganz schnell auf das Kind und führt zu einer Verschlechterung des Zustandes.

· Die Eltern gehen mit dem Kind an das weit geöffnete Fenster und lassen es einige Minuten die kühle Luft einatmen, durch die kühle Luft fällt das Atmen leichter.

· Im Anschluss daran gehen die Eltern mit dem Kind ins Bad. Dort lässt man mit der Handbrause heißes Wasser in die Badewanne oder Duschwanne fließen. Der aufsteigende Wasserdampf erleichtert das Atmen.

· In den meisten Fällen wird durch diese Maßnahmen der Krupp-Husten aufhören. Wird der Zustand nur kurz besser und wieder schlechter oder gibt es keinerlei Verbesserung, so muss unbedingt der Notarzt gerufen werden.

**Homöopathische Erste Hilfe bei Krupp-Husten**

**Wichtig! Eine homöopathische Behandlung ersetzt keinesfalls den Notarzt! Gelingt es nicht, das Kind mit homöopathischen Mitteln bald zu beruhigen und den Zustand zu verbessern, müssen allopathische Medikamente zum Einsatz kommen.**

### Wichtige Mittel bei Krupp-Husten

**Aconit (Sturmhut):** Der Husten beginnt mit großer Heftigkeit vor Mitternacht. Das Kind bekommt einmalig zwei Globuli Aconit C30 in den Mund. Sehr schnell wird sich das Kind beruhigen oder sogar einschlafen. Gegen Morgen oder kurz vor Mitternacht ein erneuter Hustenanfall. Nun bekommt das Kind einmalig zwei Globuli Hepar sulfuris C30. Der Zustand verbessert sich und eventuell schläft das Kind gleich ein.

**Spongia (Meerschwamm):** Der Husten tritt in der Regel nach Mitternacht auf. Das Kind erwacht angstvoll und setzt sich im Bett auf. Der Husten hört sich trocken, bellend an, und die Stimme ist heiser. Es kann sich ein Keuchen beim Husten zeigen. Das Kind bekommt einmalig zwei Globuli Songia C 30 und wird sich dadurch beruhigen und schläft ein. Gegen Morgen eine neue Hustenattacke, das Kind bekommt einmalig zwei Globuli Hepar sulfuris.

**Hepar sulfuris (Kalkschwefelleber):** Das Kind hat in den frühen Morgenstunden einen erstickenden Husten. Es setzt sich im Bett auf und beugt den Kopf nach hinten. Das Kind bekommt einmalig zwei Globuli Hepar sulfuris und wird sich schnell beruhigen. Hepar sulfuris zeigt eine Verschlechterung am Abend oder gegen Morgen.

# Bauch

## Bauchschmerzen – Verdauungsstörung

Die Ursachen sind sehr vielfältig. Angefangen von Verstopfung, Blähungen, Magen-Darm-Infekt, Entzündung der Harnwege, Würmer, Blinddarmentzündung bis hin zu Nervosität, Kummer und Angst. Kleinere Kinder können in der Regel noch nicht genau sagen, wo es ihnen weh tut. Sie zeigen meist auf den Nabel, auch wenn der Schmerz in einem ganz anderen Bereich ist. Der Schmerz kann nur wenige Minuten oder auch Stunden andauern. Er kann immer wieder zur gleichen Zeit auftreten oder ist ein einmaliges Geschehen. Die Kinder weinen und krümmen sich. Sie bekommen ein blasses Gesicht, und häufig ist das Ganze von kaltem Schweiß begleitet. Die Schmerzen treten häufig plötzlich auf und zeigen meist keinen Zusammenhang mit einer eingenommen Mahlzeit oder dem Stuhlgang. Ist die Schmerzattacke vorbei, so erholen sich die meisten Kinder sehr rasch. Bauchschmerzen müssen in jedem Fall von einem Therapeuten abgeklärt werden.

### Was ist zu tun?

- Es gibt Kinder, die keine Zeit haben, um auf die Toilette zu gehen und bekommen deshalb Bauchschmerzen. Hier hilft es, sie regelmäßig auf die Toilette zu schicken.

- Die Bauchmassage hilft Kindern vor allem bei Blähungen, schmerzhafter Verstopfung oder allgemein bei Bauchschmerzen. Der nackte Bauch wird im Uhrzeigersinn mit leichtem Druck um den Nabel herum massiert. Angestaute Luft wird so Richtung Darmausgang transportiert. Nach der Massage wird ein angewärmtes Tuch oder eine Wärmflasche zur Verstärkung der Wirkung auf den Bauch gelegt. Die Massage sollte fünf bis zehn Minuten dauern und danach sollte das Kind noch eine Viertelstunde ruhen.

- Kamillentee wirkt entspannend und wärmend. Drei bis vier Tassen über den Tag verteilt können zu einer Entspannung im Bauchraum führen.

- Sehr hilfreich sind auch feuchtwarme Umschläge, zum Beispiel ein Bauchwickel mit Schafgarbentee.

### Mögliche homöopathische Heilmittel bei Bauchschmerzen

**Arsenicum album (Arsen):** starke brennende Schmerzen, die durch Wärme verbessert werden. Der Bauch ist aufgetrieben und schmerzt bei Berührung. Die Kinder zeigen eine ängstliche Unruhe. Häufig finden wir Übelkeit und Erbrechen.

**Ipecacuanha (Brechwurzel):** krampfende Bauchschmerzen, die zu Übelkeit führen. Die Kinder beklagen sich über schneidende Schmerzen und eine Art Umklammerungsgefühl. Besonders wird über Beschwerden im Bereich des Nabels geklagt. Die Kinder liegen steif ausgestreckt da.

**Rheum (Rhabarber):** kolikartiger Schmerz um den Nabel. Durch Aufdecken können diese Schmerzen ausgelöst werden. Starke Blähungen. Die Schmerzen werden durch Bewegung und nach dem Essen verschlechtert. Dieses Mittel wird häufig bei Durchfall und in der Zahnungszeit verwendet. Das ganze Kind riecht sauer.

## Blähungen – Dreimonatskoliken

Blähungen zeigen sich vor allem am Nachmittag und Abend. Die Babys schreien, ziehen die Beine an oder strecken die Beine aus und gehen in eine nach hinten überstreckte Haltung. Der Bauch kann steinhart oder weich sein. Bei manchen Kindern hört man gluckernde Geräusche. Die Ursache dafür ist ein noch nicht vollständig ausgebildetes Verdauungssystem. Die Darmfunktionen, die für die Aufnahme der Nahrungsstoffe nötig sind, entwickeln sich erst Schritt für Schritt. Dies führt zu schmerzhaften Verkrampfungen und Blähungen im Darm. Als eine weitere Ursache vermutet man das Luftschlucken beim Trinken der Säuglinge oder eine Allergie auf bestimmte Nahrungsbestandteile. Manche Kinder reagieren auch auf Stress mit Bauchschmerzen. Buben sind von den Blähungen stärker betroffen als Mädchen.

### Was ist zu tun?

Durch Tragen und Schaukeln und eine ruhige familiäre Umgebung wird das weinende Baby beruhigt. Stillt die Mutter, so sollte sie blähende Speisen wie Kohl, Zwiebeln, Knoblauch und Hülsenfrüchte vermeiden. Manchmal ist auch die von der Mutter genossene Kuhmilch der Auslöser für die Bauchschmerzen. Mit Flasche gefütterte Kinder sollten die Milch nicht zu hastig trinken können. Hier hilft der geeignete Sauger. Es hilft, zwischendurch eine kleine Pause beim Trinken aus der Flasche einzulegen und das Baby aufstoßen zu lassen. Bei der Zubereitung der Flaschenmilch muss starke Schaumbildung vermieden werden. Denn auch diese kleinen Luftblasen können zu Bauchschmerzen führen. Eine leichte Massage des Bäuchleins bewirkt, dass die Winde leichter abgehen. Mit warmen Händen wird im Uhrzeigersinn, mit leichtem Druck, der Bauch rund um den Nabel massiert. Katzenminzentee (Nepeta cataria) und Fenchel-/Anis-/

Kümmeltee hilft bei Blähungen. Die Babys sollten keinesfalls flaschenweise entblähende Tees erhalten. Denn ein Zuviel an diesen Kräutern löst Blähungen aus. Eine andere Möglichkeit ist, dass die stillende Mutter drei Tassen des entblähenden Tee trinkt, die Wirkstoffe aus dem Tee gehen über die Muttermilch an das Baby. Wärme in jeder Form tut einem schmerzenden Bauch gut. Am einfachsten sind feuchtwarme Auflagen mit einem kleinen Lappen. Oder man verwendet ein angewärmtes Kirschkernkissen oder eine Wärmflasche (Vorsicht, Verbrühungsgefahr!). Dreimonatskoliken sind sehr gut mit homöopathischen Mitteln zu behandeln.

**Beispiel:** Ein drei Monate alter Säugling hat Blähungen mit Schmerzen. Er ist sehr launisch, und nur das Tragen beruhigt ihn etwas. Außerdem hat er einen grünlichen Durchfall. Er scheint zu zahnen, denn er sabbert und steckt die Finger in den Mund. Außerdem ist eine Wange rot und die andere blass.

**In diesem Fall ist das richtige Heilmittel Chamomilla (Kamille).**

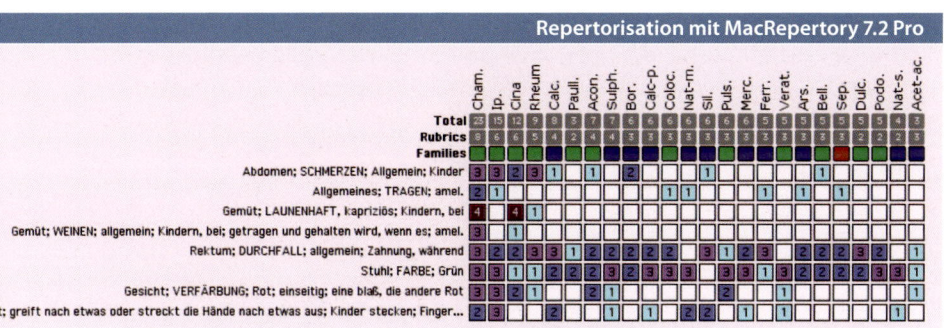

links, zeilenweise: die Symptome; oben, spaltenweise: die Mittel;
dunkelrot: vierwertig, lila: dreiwertig, dunkelblau: zweiwertig, hellblau: einwertig

## Nabelbruch

Der Nabelbruch ist aus homöopathischer Sicht ein konstitutionelles (in der Konstitution wurzelnd, etwa so viel wie chronisch) Problem und kann mit einer konstitutionellen homöopathischen Therapie in der Regel erfolgreich behandelt werden. Er tritt häufig bei Kindern mit Bindegewebsschwäche auf. Es findet sich eine kirschgroße Vorwölbung im Bereich des Nabels, die sich durch die Bruchpforte nach außen drängt. Ein leichter Nabelbruch bildet sich bei den meisten Kindern im ersten Lebensjahr selbstständig zurück. Die Behandlung mit Nabelpflastern ist umstritten. Im weiteren Alter, bei häufigem Einklemmen des Bruchs und nicht erfolgreicher homöopathischer Behandlung sollte über eine Operation nachgedacht werden.

> **Beispiel:** Die Mutter kommt sehr besorgt in die Praxis. Ihr Sohn hat seit der Geburt einen leichten Nabelbruch, und sie macht sich Sorgen, dass durch den zurzeit bestehenden Schnupfen und das ständige Schreien sich der Nabelbruch verschlechtert. Der Nabel steht etwas hervor, und dies wird durch das Schreien deutlicher. Sie berichtet über den Heißhunger ihres Sohnes und dass er trotz der großen Nahrungszufuhr nicht zunimmt. Die Nase ist verstopft und fließt deutlich.
>
> **Hier ist das passende Heilmittel Nux vomica (Brechnuss).**

### Repertorisation mit MacRepertory 7.2 Pro

| Symptom | Nux-v. | Sulph. | Lyc. | Calc. | Samb. | M-arct. | Bar-c. | Verat. | Cina | Sil. | Bar-I. | Amph. | Calc-p. | Aur. | Nat-m. | Cham. | Abrot. | Chin. | Dulc. | Caust. | Iod. | Sul-I. | Sanic. | Stict. | Merc-I-r. | Hep. | Merc-I-f. | Psor. |
|---|---|---|---|---|---|---|---|---|---|---|---|---|---|---|---|---|---|---|---|---|---|---|---|---|---|---|---|---|
| Total | 16 | 8 | 7 | 7 | 4 | 5 | 4 | 4 | 5 | 4 | 2 | 1 | 3 | 3 | 4 | 3 | 2 | 2 | 2 | 2 | 2 | 1 | 2 | 1 | 2 | 1 | 2 | 1 |
| Rubrics | 7 | 5 | 4 | 3 | 2 | 2 | 3 | 1 | 2 | 1 | 2 | 1 | 1 | 2 | 2 | 2 | 2 | 1 | 1 | 1 | 1 | 1 | 1 | 1 | | | | |
| Families | | | | | | | | | | | | | | | | | | | | | | | | | | | | |
| Abdomen; HERVORTRETEN; allgemein; Nabel | 1 | 1 | 1 | 1 | | 1 | | 1 | | | | 1 | | 1 | | | 1 | | | | 1 | | | | | | | |
| Abdomen; HERVORTRETEN; allgemein; Nabel: Schreien, vom | 2 | | | | | | 2 | | 2 | | | | | | | | | | | | | | | | | | | |
| Abdomen; HERNIE; allgemein; Nabel; Kindern, bei | 3 | 2 | | | | | | | | | | | 1 | | 1 | | | | | | | | | | | | | |
| Nase; SCHNUPFEN; allgemein; Kindern, bei; Laufnase, mit | 2 | 1 | | | | 2 | | | | | | | | | | 2 | | | 1 | | | | | | 1 | 1 | 2 | 1 |
| Nase; VERSTOPFUNG; allgemein; Kinder; Säuglingen, bei | 4 | | 3 | | | | | | | | | | | | 2 | | | | | | | | | | | | | |
| Abdomen; VERGRÖSERT; Kinder | 2 | 2 | | 1 | | 3 | | | 1 | 3 | | | | | 1 | | | | 1 | | 1 | | 2 | | | | | |
| Allgemeines; ABMAGERUNG; allgemein; Appetit; Heißhunger, mit; Kindern, bei | 2 | 2 | 2 | 3 | | | | 2 | | 2 | 2 | | 2 | | 2 | | 3 | | | 2 | 2 | 2 | | 3 | 1 | | | |

links, zeilenweise: die Symptome; oben, spaltenweise: die Mittel;
dunkelrot: vierwertig, lila: dreiwertig, dunkelblau: zweiwertig, hellblau: einwertig

# Magen

## Übelkeit und Erbrechen

Übelkeit und Erbrechen treten im Kindesalter häufig auf. Erbrechen ist insbesondere bei Säuglingen, aber auch Kindern in den ersten sechs Lebensjahren ernst zu nehmen. Sie können durch häufiges Erbrechen innerhalb weniger Stunden so viel Flüssigkeit verlieren, dass sie in einen lebensbedrohlichen Zustand geraten. Häufigste Ursachen sind: Magen-Darm-Infekt, verdorbene Lebensmittel, Vergiftung, Sturz, Kreislaufstörung, zu lange Sonneneinstrahlung, unzureichende Hygiene und so weiter. Eine ausreichende Diagnostik ist unbedingt erforderlich.

### Was ist zu tun?

- Babys, die noch gestillt werden, können, sofern sie wollen, weiter gestillt werden. Eine spezielle Diät ist nicht nötig.

- Babys, die mit Säuglingsnahrung gefüttert werden, erhalten Heilnahrung. Vielleicht ist es auch ratsam, einige Stunden nur Tee zu füttern.

- Die verloren gegangenen Mineralstoffe werden durch einen speziellen Tee (Oralpädon) ersetzt. Er sollte löffelweise verabreicht werden.

- Kindern ab drei Jahren hilft Coca-Cola bei Übelkeit. Das Getränk sollte raumtemperiert sein und die Kohlensäure mit einem Löffel heraus gerührt werden. Die Kinder bekommen kleine Schlucke zu trinken.

- Hinlegen hilft vielen Kindern, die Übelkeit besser zu überstehen.

- Manchmal haben Kinder ganz eigentümliche Gelüste während Übelkeit und Erbrechen. Auch hier gibt es keine Einschränkung. Kinder wissen meist ganz genau, was für sie gut ist. Hat ein Kind aber keine eigenen Wünsche, so kann man Salzbrezeln, Zwieback, geriebenen Apfel und zerdrückte Banane anbieten. Je fettärmer das Essen ist, desto leichter wird es verdaut.

## Mögliche Heilmittel bei Übelkeit und Erbrechen

Die klassische Homöopathie hält eine Vielzahl an Heilmitteln für die Behandlung von Übelkeit und Erbrechen bereit. Hier ein paar Beispiele:

**Arsenicum album (Arsen):** Erbrechen von Galle, grünem Schleim, Folgen von wässrigen Früchten, Folgen von verdorbener Nahrung, Erbrechen wird von Ruhelosigkeit und Ängstlichkeit begleitet, großer Durst, aber trinkt in kleinen Schlucken.

**Phosphor (gelber Phosphor):** Wasser wird sofort nachdem es sich im Magen erwärmt hat erbrochen, Folgen von zu viel Salz, Aufstoßen von unverdauter Nahrung, die Nahrung wird komplett erbrochen.

**Pulsatilla (Küchenschelle):** Erbrechen von Nahrung, die lange zuvor gegessen wurde, Schmerzen im Magen eine Stunde nach dem Essen, das Gefühl, einen Stein im Magen zu haben, Erbrechen nach Eiscreme, Durstlosigkeit.

**Valeriana (großer Baldrian):** Erbrechen bei Säuglingen durch den Zorn der Mutter, der Zorn beeinträchtigt die Muttermilch; das Kind erbricht geronnene Milch in großen Klumpen nach dem Stillen oder der Flasche.

## Tabelle zur Unterscheidung der drei wichtigsten Heilmittel zur Behandlung von Bauchschmerzen und Magenverstimmung, Erbrechen und Durchfall

| Krankheit | Ars. alb | Nux v. | Cham. |
|---|---|---|---|
| Bauch-schmerzen, Magen-verstimmung | • brennende Schmerzen im Magen<br>• Sodbrennen, lang anhaltendes Aufstoßen<br>• der Bauch ist geschwollen und schmerzt<br>• Schwäche, Müdigkeit, Kälte<br>• Durst auf kalte Getränke, die in kleinen Schlucken getrunken werden<br>• weiß belegte Zunge | • Magenverstimmung<br>• saures Aufstoßen<br>• Magenregion druckempfindlich<br>• die Blähungen können nach oben drücken und Herzklopfen und Atemnot hervorrufen<br>• Blähungen viele Stunden nach Essen | • fauliges Aufstoßen<br>• Blähungskoliken<br>• Dreimonatskoliken<br>• Magendrücken, als ob ein Stein drückt<br>• aufgetriebener Bauch<br>• Gallenkolik<br>• Schmerzen nach Ärger und Verdruss<br>• Zahnung, Zorn, Berührung |
| | Verbesserung: Hitze, warme Getränke, Hochlagern des Kopfes | Verbesserung: Ruhe, starker Druck, Wärme | Verbesserung: Getragenwerden, Schwitzen |
| | Verschlechterung: nach Mitternacht, kaltes Essen oder kalte Getränke, rechte Seite | Verschlechterung: nach Essen, Kälte, Gewürze, Stimulantien, morgens | Verschlechterung: Wärmeanwendungen, nachts, bei Wind |

| Krankheit | Ars. alb | Nux v. | Cham. |
|---|---|---|---|
| Erbrechen | • brennende Schmerzen im Magen<br>• Sodbrennen, lang anhaltendes Aufstoßen<br>• der Bauch ist geschwollen und schmerzt<br>• Schwäche, Müdigkeit, Kälte<br>• Durst auf kalte Getränke, die in kleinen Schlucken getrunken werden<br>• weiß belegte Zunge | • Übelkeit und Erbrechen mit Würgen und Aufstoßen<br>• möchte erbrechen, kann aber nicht<br>• begleitet von Übelkeit und Kopfschmerzen<br>• saures Aufstoßen<br>• der Säugling ist unruhig und schreckhaft, trinkt hastig, die Beschwerden werden dadurch schlechter | • Übelkeit und Erbrechen nach Ärger und Verdruss<br>• Übelkeit nach Kaffee<br>• galliges Erbrechen<br>• saures Aufstoßen |
|  | Verbesserung: Hitze, warme Getränke, Hochlagern des Kopfes | Verbesserung: Ruhe, starker Druck, Wärme | Verbesserung: Getragenwerden, Schwitzen |
|  | Verschlechterung: nach Mitternacht, kaltes Essen oder kalte Getränke, rechte Seite | Verschlechterung: nach Essen, Kälte, Gewürze, Stimulantien, morgens | Verschlechterung: Wärmeanwendungen, nachts, bei Wind |
| Durchfall | • wässrig, zum Teil mit lauten Darmgeräuschen<br>• Folgen von Erbrechen (siehe oben)<br>• Stuhlgang stinkend mit großer Erschöpfung<br>• Wundheit am Anus<br>• brennende Schmerzen | • meist Verstopfung mit häufig vergeblichem Stuhldrang<br>• Schmerzen, als würde Durchfall einsetzen<br>• nach alkoholischen Getränken<br>• nach Laxantien<br>• nach Völlerei<br>• Verstopfung abwechselnd mit Durchfall<br>• Gefühl, in Ohnmacht zu fallen nach oder bei Durchfall | • Durchfall bei Zahnung<br>• grüne wäßrige schleimige Stühle<br>• gehackter weißer oder gelber Schleim<br>• wie gehackte Eier oder Spinat<br>• Wundheit am Anus |
|  | Verbesserung: Hitze, warme Getränke, Hochlagern des Kopfes | Verbesserung: Ruhe, starker Druck, Wärme | Verbesserung: Getragenwerden, Schwitzen |
|  | Verschlechterung: nach Mitternacht, kaltes Essen oder kalte Getränke, rechte Seite | Verschlechterung: nach Essen, Kälte, Gewürze, Stimulantien, morgens | Verschlechterung: Wärmeanwendungen, nachts, bei Wind |

# Darm

## Durchfall

Bei Säuglingen und Kleinkindern ist Durchfall eine ernstzunehmende Erkrankung. Wie schon beim Erbrechen kann ein kleines Kind in kurzer Zeit lebensbedrohlich viel Flüssigkeit verlieren. Durchfallerkrankungen haben ganz unterschiedliche Verlaufsformen, von der einfachen Befindlichkeitsstörung bis zum bedrohlichen Zustand, der unter Umständen eine Behandlung im Krankenhaus notwendig macht. Häufig ist Durchfall von Übelkeit, Erbrechen, Fieber und Bauchschmerzen begleitet. Im Vordergrund der Behandlung sollte stehen, die verlorene Flüssigkeit und fehlenden Mineralstoffe zu ersetzen.

### Was ist zu tun?

- Die fehlenden Mineralstoffe werden durch Elektrolytlösungen ausgeglichen. In den ersten sechs Stunden der Erkrankung sollte die Elektrolytlösung in kleinen Portionen getrunken werden.

- Das gestillte Baby kann weiterhin Muttermilch erhalten. Muttermilch stellt das Gleichgewicht im Darm relativ rasch wieder her.

- Babys, die bereits abgestillt sind, erhalten nach einer mehrstündigen Teepause Heilnahrung und leicht verdauliche, fettarme Ernährung.

- Bei Kleinkindern und Kindern beginnt man die Behandlung zunächst mit einer Teepause von acht Stunden. Der Magen-Darm-Trakt wird durch die Teepause beruhigt. Anschließend beginnt man mit einer Aufbaudiät. Geriebener Apfel, geschlagene Banane, Wasserkarotten, Reisschleim, Heilnahrung und Zwieback gehören zunächst zu den bevorzugten Lebensmitteln. Wird der Stuhlgang langsam fester, so kann man dem Kind altbackene Brezen, Karotten- oder Karottekartoffelbrei, Halbmilch und Suppe aus Brühwürfeln mit kleinen Nudeln anbieten. Der Übergang zu normaler Kost sollte nur langsam erfolgen. Es ist ratsam, mit Weißbrot, Reis, Knäckebrot, Nudeln und magerem Fleisch zu beginnen. Verboten sind Fette in jeder Form wie Butter, Margarine, Milch, aber auch Vollkornprodukte, blähendes Gemüse und zuckerhaltige Speisen.

## Zeichen von Austrocknung – Warnhinweis

**Das Kind wirkt blass, schwach und müde. Es hat dunkle Ränder unter den Augen. Die Augen wirken haloniert (tiefer liegend). Die Mundschleimhaut ist trocken. Der Atem riecht süßlich. Die Haut verliert an Elastizität und wird faltig. Angehobene Haut bleibt für einen kurzen Moment stehen, bevor sie sich wieder flach an den Körper schmiegt. Bei Säuglingen ist die Fontanelle deutlich eingesunken.**

**Beispiel:** Ein kleiner Junge hat Durchfall. Der Stuhlgang riecht faulig. Seit dem Durchfall wirkt der Junge ängstlich und ruhelos. Er hat keinen Appetit, aber Durst. Er bemüht sich zu essen, doch gleich nach dem Essen bekommt er wieder Durchfall. Die Mutter sagt, dass er deutlich geschwächt ist und auch schon Gewicht verloren hat.

**Das passende Heilmittel ist hier Arsenicum album (Arsen).**

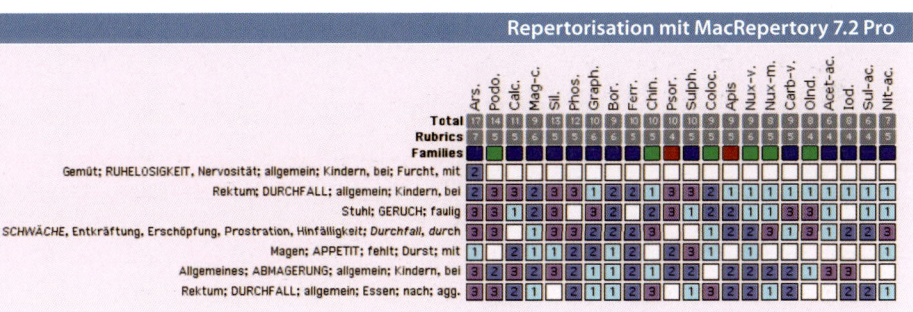

links, zeilenweise: die Symptome; oben, spaltenweise: die Mittel;
dunkelrot: vierwertig, lila: dreiwertig, dunkelblau: zweiwertig, hellblau: einwertig

## Verstopfung

Wird der Darm beim Stuhlgang nicht vollständig entleert, sammelt sich im Laufe der Zeit immer mehr Stuhl im Dickdarm an. Akute Verstopfung tritt häufig bei Fieber auf. Chronisch ist eine Verstopfung, wenn sie länger als zwei Monate anhält. Die Ursachen sind vielfältiger Natur. Mögliche Ursachen für Verstopfung bei Kindern sind: Nahrungsumstellung im Säuglingsalter, zu wenig Flüssigkeit und Ballaststoffe, Änderungen im normalen Tagesablauf, Probleme beim Sauberwerden, zu wenig körperliche Bewegung, familiäre Spannungen, die Geburt eines Geschwisterchens, Berufstätigkeit der Mutter, Einschulung, Analfissur, Nahrungsmittelunverträglichkeit et cetera. Diese Liste erhebt nicht den Anspruch auf Vollständigkeit. Häufig ist auch kein wirklicher Grund zu erkennen. Viele Eltern haben oft auch falsche Vorstellungen, wie häufig ein Kind Stuhlgang haben sollte. Die Häufigkeit des Stuhlgangs ist abhängig von Ernährung, Wachstum und Stoffwechsel des Kindes. Häufig beginnt die Verstopfung mit Bauchschmerzen und leichter Übelkeit. Das Kind wirkt unleidlich, es jammert und will nicht auf die Toilette gehen. Denn es weiß, wenn es auf die Toilette geht und drückt, kommt nichts oder nur kleine harte Knödelchen. Der Druck auf den Anus verstärkt sich, und die Schmerzen nehmen zu. Dies versucht es zu umgehen. Von Tag zu Tag sammelt sich immer mehr Stuhlgang an. Wird dann doch einmal harter Stuhlgang entleert, so kann es zu schmerzhaften Einrissen am After kommen. Tastet man den Bauch ab, so kann man deutliche Stuhlwalzen fühlen. Bei einer chronischen Verstopfung ist eine ausführliche Diagnostik unumgänglich. Ein Säugling verweigert die Nahrung, wenn die Verstopfung ein paar Tage anhält.

### Was ist zu tun?

**Bei leichteren Formen von Verstopfung können folgende Maßnahmen hilfreich sein:**

- Manchmal hilft schon die Umstellung der Kost, bei jungen Säuglingen von der Milchnahrung auf eine Anfangsnahrung.

- Milchzucker, der in die Flasche oder den Brei eingerührt wird, verhilft zu weicherem Stuhlgang.

- Stuhlauflockernde Säfte bei Babys über acht Wochen in das Fläschchen gegeben oder per Teelöffel verabreicht. Gemuste Birne wirkt stuhlauflockernd.

- Kinder über einem Jahr können am Morgen nüchtern ein Glas frisch gepressten Orangensaft trinken. Generell sollte ausreichend Wasser getrunken werden.

- Eingeweichte Dörrpflaumen werden am Morgen mit der Flüssigkeit gegessen.

- Süßigkeiten für einige Tage vom Speiseplan streichen, auch wenn es noch so schwer fällt.

- Ein Einlauf mit Kamillentee wirkt wahre Wunder. Man benötigt ein Gummiklistier. Dieses wird mit lauwarmem Kamillentee und einer Prise Salz gefüllt. 60 bis 80 Milliliter bei Babys, etwa 200 Milliliter bei Kleinkindern und bis zu 400 Milliliter bei Schulkindern. Die Spitze des Klistiers wird eingecremt, so ist das Einführen angenehmer. Die Spitze des Klistiers wird circa einen Zentimeter tief in den After eingeführt. Die Flüssigkeit wird nun langsam in den Darm gedrückt. Anschließend wird das Klistier mit zusammengedrücktem Gummiballon aus dem Darm gezogen. Die Pobacken werden nun für kurze Zeit zusammengedrückt. Danach wird der Stuhl entleert. Ein Einlauf sollte nicht täglich erfolgen. Der Darm gewöhnt sich sonst an diese Hilfe, und eine normale Stuhlentleerung wird schwieriger. Anstatt eines Einlaufs können Miniklistiere hilfreich sein.

- Ist der Grund für die Verstopfung ein kleiner Riss am After, so sollte der After vor der Entleerung eingecremt werden. Calendulacreme oder Hamameliscreme sind hilfreich und heilen die verletzte Haut.

- Auch warme Bauchwickel und eine Bauchmassage helfen bei Verstopfung.

## Wichtige Mittel bei Verstopfung

(fett gedruckt: dreiwertig, kursiv gedruckt: zweiwertig, gerade gedruckt: einwertig)

**Verstopfung bei Kindern im Allgemeinen: Calc., Nux-v.,** *aesc., alumn., ant-c., apis, bac., bry., cham., coll., graph., hep., hydr., iris, kali-acet., kreos., mag-m., nat-m., nat-p., op., plat., plb., podo., sep., sil., zinc.*

**Verstopfung bei Kindern, die mit Flasche ernährt werden:** *podo,* alum, nux-v., op.

**Verstopfung, hartnäckig bei Kindern: Alum.**

**Verstopfung bei Neugeborenen: Op.,** *bac., croc., nux-v., sulph., zinc.*

**Verstopfung bei Säuglingen: Alum., Op.,** *apis, bry., nux-v., verat.,* stann.

### Die dreiwertigen Mittel in der Übersicht

**Alumina (Tonerde):** Ein wichtiges Mittel bei Verstopfung bei Kindern und alten Menschen. Ebenso bei Frauen mit sitzender Lebensweise. Der Stuhlgang ist hart und trocken. Es fehlt der Drang, auf die Toilette zu gehen oder lange vor dem Stuhlgang ein schmerzhafter Drang. Das Rektum ist wund und entzündet. Der Anus blutet und juckt. Sogar sehr weicher Stuhl kann schlecht entleert werden. Es ist starkes Pressen nötig. Der Stuhlgang klebt am After und lässt sich schlecht aus Stoffwindeln auswaschen.

**Calcium carbonicum (Austernschalenkalk):** Das Kind fühlt sich sehr wohl mit der Verstopfung. Der Stuhlgang ist groß und hart oder wässrig. Er riecht sauer. Die Farbe des Stuhlgangs ist sehr hell, weiß oder gelblich. Der Stuhlgang ist zunächst hart und dann pastenartig bis flüssig. Calcium ist ein wichtiges Mittel gegen Verstopfung und Durchfall bei Kindern. Bei der Behandlung mit Calcium muss auf die calciumtypischen Merkmale geachtet werden (siehe dazu auch Seiten 140–145).

**Nux vomica (Brechnuss):** Verstopfung mit häufigem erfolglosem Drang. Der Stuhlgang wird unvollständig entleert. Es bleibt das Gefühl, als ob ein Teil zurück bleibe. Häufige Entleerung von sehr kleinen Mengen. Verstopfung und Durchfall abwechselnd. Die Kinder sind schlaf- und ruhelos. Ein wichtiges Mittel bei Verstopfung, wenn die stillende Mutter Genussmittel oder Medikamente zu sich nimmt. Die Kinder sind häufig sehr schlank und vom Wesen sehr unausgeglichen.

**Opium (Saft des Schlafmohns):** hartnäckige Verstopfung. Runde, harte, sehr dunkle bis schwarze Kugeln. Der Stuhlgang weicht zurück. Es besteht ein heftiger Schmerz im Rektum. Während des Stuhldranges und der Entleerung kolikartige Bauchschmerzen. Inaktivität oder Trägheit des Rektums. Ein wichtiges Mittel bei Verstopfung als Folge von Schreck.

## Würmer

Kleine Kinder nehmen vieles in den Mund und sind auch nicht gerade Weltmeister im Händewaschen. Schnell gelangt ein Wurm oder dessen Eier unter die Fingernägel des Kindes und von dort in den Mund. Dies soll nun nicht bedeuten, dass Kinder nicht mehr alles in den Mund nehmen dürfen und zum Händewaschen gezwungen werden sollen. Nein, je mehr der Körper sich mit Schmutz auseinandersetzt, desto gesünder sind die Kinder. Denn durch ein Zuviel an Hygiene wird das Immunsystem nicht ausreichend trainiert.

Wurmeier gelangen über den Mund in den Darm und entwickeln sich dort innerhalb kurzer Zeit zu Würmern. Weibliche Madenwürmer (Oxyuren) verlassen nachts den Darm und legen ihre Eier in den Analfalten ab. Anschließend sterben sie. Die männlichen Würmer verbleiben im Darm. Die erneute Infektion mit Würmern geschieht zum Beispiel wieder über Eier, die sich unter den Fingernägeln, in der Bekleidung oder der Bettwäsche befindet.

### Die häufigsten Wurmarten

·   Spulwürmer sehen aus wie kräftige Regenwürmer, sind weiß und haben eine Länge von 20 bis 35 Zentimetern. Sie lassen sich im Dünndarm nieder. Beschwerden treten erst bei starkem Befall auf. Dies äußert sich dann in Bauchschmerzen, Übelkeit, Unterernährung und häufig auch mit einer Anämie (Blutarmut).

·   Madenwürmer (Oxyuren), auch Fadenwürmer genannt, ragen aus dem Stuhlgang wie abgeschnittene, weiße Fadenstücke und bewegen sich meist sehr lebhaft. Sie haben eine Länge von 5 bis 15 Millimetern. Sie sind sehr widerstandsfähig und können mehrere Wochen in Möbeln, Kleidern oder Spielsachen von Kindern überleben. Sie sind die häufigst vorkommenden Parasiten.

·   Bandwürmer können im Darm eine Länge von einem Meter erreichen. Im Stuhlgang findet man nur Glieder mit einer Länge von fünf bis zehn Millimetern, die wie Nudelstücke aussehen. Man unterscheidet Fuchs-, Fisch- und Hundebandwurm. Sie haben einen Kopf mit Saugnäpfen und Haken, mit denen sie sich an der Darmwand festklammern. Sie können zu Bauchschmerzen, Durchfall und Gewichtsverlust führen. Der Fuchsbandwurm kann die Leber befallen und zu einer Gelbsucht führen. Später kann die Leber völlig zerstört werden. Beim Hundebandwurm kann die Lunge geschädigt werden, es kommt zu Reizhusten.

## Anzeichen einer Wurminfektion

**Sehr ausgeprägte Anzeichen für einen Wurmbefall gibt es nicht. Folgende Symptome können ein Hinweis auf einen Wurmbefall sein:**

· Häufiger Juckreiz am After. Meist in der Nacht sehr ausgeprägt.

· Augenringe und auffallende Blässe.

· Übelkeit, Erbrechen, Appetitlosigkeit, Gewichtsverlust und immer wieder auftretende Bauchschmerzen.

· Schlafstörungen und Müdigkeit am Tag.

· Konzentrationsstörung.

· Häufig schlechte Laune und Reizbarkeit.

## Was ist zu tun?

**Würmer sollten in jedem Fall behandelt werden. Familienmitglieder sollten auf ähnliche Symptome achten.**

· Parasitentötende Medikamente helfen gegen Wurmbefall, haben aber meist deutliche Nebenwirkungen. Anstatt dieser Behandlung ist eine Behandlung mit klassischer Homöopathie möglich und meist erfolgreich.

· Zusätzlich sollte auf kurze Fingernägel, tägliches Duschen und Händewaschen, vor allem nach dem Stuhlgang geachtet werden. Die Handtücher und Waschlappen sollten täglich gewechselt werden. Auch der Schlafanzug und die Bettwäsche sollten täglich gewechselt werden. Die Wäsche sollte separat gesammelt werden und muss gekocht werden.

· Die Behandlung kann durch das Essen von roh geraspelten Möhren, mehrfach am Tag, unterstützt werden.

## Wichtige Mittel bei Wurmbefall

**Cina (Korblütler):** Ein wichtiges Kindermittel. Diese Kinder haben häufig Darmreizungen und eine Neigung zu Würmern. Der Appetit wechselt, sie knirschen oft mit den Zähnen, die Haut ist berührungsempfindlich, und sie haben häufig schlechte Laune. Sie wissen nicht, was sie wollen.

**Spigelia (Wurmkraut):** Es besteht ein Jucken und Krabbeln am After. Die Kinder haben bläuliche Ringe um die Augen und Koliken in der Nabelgegend.

**Sulphur (Schwefel):** Die Kinder sehen älter aus als sie sind. Sie sind gut genährt oder mager. Sie schlafen schlecht – Katzenschlaf. Sie neigen zu Kopfschmerzen bei Wurmbefall. Es ist ihnen übel, und sie haben wenig Appetit. Durch die Würmer kann es zu Krämpfen im Rektum kommen.

**Calcium carbonicum (Austernschalenkalk):** Kinder mit wenig Eigeninitiative. Die Entwicklung ist verzögert. Sie schwitzen viel am Kopf. Sie sind entweder dick oder mager (besonders am Hals), und der Bauch schaut deutlich hervor. Sie spüren ein Krabbeln am After. Sie sind in dieser Zeit heißhungrig und haben eine Neigung zum Erbrechen. Häufig klagen sie auch über Kopfschmerzen, wenn sie Würmer haben.

# Blase

## Blasenentzündung

Eine Blasenentzündung im Kindesalter hat oft keine charakteristischen Krankheitszeichen. Die Kinder klagen über Bauchschmerzen, sind blass, haben keinen Appetit und wirken sehr müde. Es muss nicht unbedingt Fieber zu finden sein. In jedem Fall sollte dann der Urin untersucht werden. Am besten einen Urin am Abend (nach viel Bewegung) und einen am Morgen (Nachtruhe) untersuchen.

### Wichtige Mittel bei Blasenentzündung

**Cantharis (spanische Fliege):** stechende, brennende Schmerzen mit Krämpfen im Blasenbereich. Häufiger Harndrang mit geringer Menge. Das Kind schreit vor, während und nach dem Wasserlassen.

**Dulcamara (Bittersüß):** Blasenkatarrh bei Erkältung. Der Urin zeigt ein dickes, schleimiges, manchmal auch eitriges Sediment. Häufiger Harndrang. Der Urin riecht übel.

**Sarsaparilla (Süssholz):** unerträgliche Schmerzen am Ende des Wasserlassens. Blutiger Urin. Heller, klarer Urin, der die Umgebung reizt. Wenig Urin oder auch reichliche Ausscheidung. Der Urin wirkt flockig. Es setzt sich weißer Sand ab. Die Kinder weinen vor und bei dem Wasserlassen. Es kann eine sandige Schicht in der Windel zu sehen sein.

## Harnverhalt

Ein Harnverhalt ist bei kleinen Kindern sehr schwer zu erkennen. Die Kinder scheiden deutlich weniger Urin als normalerweise aus oder es wird gar kein Harn mehr ausgeschieden. Sie haben starke Schmerzen, sind ruhelos und weinen viel.

### Wichtige Mittel bei Harnverhalt

**Aconit (Sturmhut):** Ein wichtiges Mittel, wenn das Neugeborene in den ersten Tagen keinen Urin ausscheidet. Die Kinder sind ruhelos und weinen viel.

**Arnica (Bergwohlverleih):** Ein wichtiges Mittel bei Harnverhalt nach Fall, Schlag oder Stoß. Vergeblicher Harndrang. Die Kinder spüren ein Drücken in der Blase.

**Belladonna (Tollkirsche):** Es wird nur ein Tropfen Urin ausgeschieden. Unter größten Beschwerden kann diese kleine Menge ausgeschieden werden. Plötzliches Schreien und Stöhnen bei der versuchten Entleerung.

**Nux vomica (Brechnuss):** der Harnverhalt bei einer Verstopfung. Die Kinder spüren ein Brennen beim Versuch, eine minimale Menge zu entleeren.

**Pulsatilla (Küchenschelle):** wenn Aconit und Nux vomica bei einem Harnverhalt nicht genutzt haben. Es besteht ein häufiger, fast vergeblicher Harndrang mit schneidenden Schmerzen.

## Bettnässen

Bettnässen bei Kindern kann vielerlei Ursachen haben: Eifersucht auf das soeben geborene Geschwisterchen, Kummer im Allgemeinen, im Rahmen einer Erkältung und organische Ursachen. Nach der Ursache sollte in jedem Fall gesucht werden.

**Beispiel:** Ein kleines Mädchen schreit nachts plötzlich auf. Meist ist dies vor Mitternacht. Sie meint, in ihrem Zimmer ist etwas Unheimliches, und dies macht ihr Angst. Tagsüber ist das Mädchen häufig schlecht gelaunt und gereizt. Sie schreit, wenn sie ihren Willen nicht bekommt. Sie klagt häufig über Bauchschmerzen. Die Mutter vermutet Würmer. Nachts kommt es immer wieder zum Einnässen. Die Mutter macht sich Sorgen, weil die Tochter sehr viel isst und dabei abnimmt.

**Das hier passende Heilmittel ist Cina (Korbblütler).**

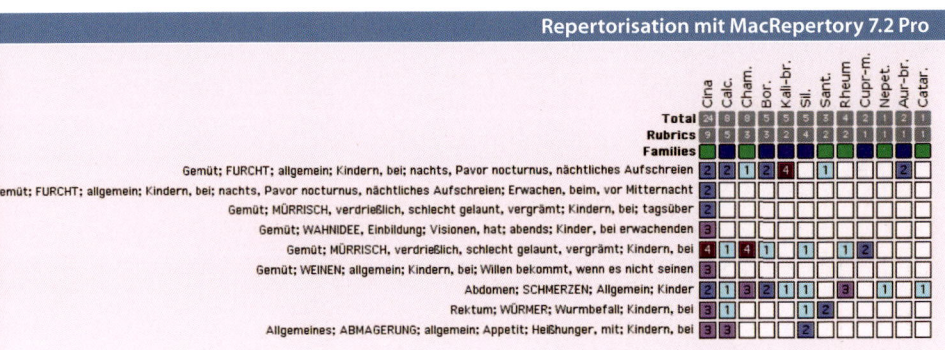

**Repertorisation mit MacRepertory 7.2 Pro**

| | Cina | Calc. | Cham. | Bor. | Kali-br. | Sil. | Sant. | Rheum | Cupr-m. | Nepet. | Aur-br. | Catar. |
|---|---|---|---|---|---|---|---|---|---|---|---|---|
| **Total** | 24 | 8 | 8 | 5 | 5 | 5 | 3 | 4 | 2 | 1 | 2 | 1 |
| **Rubrics** | 9 | 5 | 3 | 3 | 2 | 4 | 2 | 2 | 1 | 1 | 1 | 1 |
| **Families** | | | | | | | | | | | | |
| Gemüt; FURCHT; allgemein; Kindern, bei; nachts, Pavor nocturnus, nächtliches Aufschreien | 2 | 2 | 1 | 2 | 4 | | 1 | | | | 2 | |
| Gemüt; FURCHT; allgemein; Kindern, bei; nachts, Pavor nocturnus, nächtliches Aufschreien; Erwachen, beim, vor Mitternacht | 2 | | | | | | | | | | | |
| Gemüt; MÜRRISCH, verdrießlich, schlecht gelaunt, vergrämt; Kindern, bei; tagsüber | 2 | | | | | | | | | | | |
| Gemüt; WAHNIDEE, Einbildung; Visionen, hat; abends; Kinder, bei erwachenden | 3 | | | | | | | | | | | |
| Gemüt; MÜRRISCH, verdrießlich, schlecht gelaunt, vergrämt; Kindern, bei | 4 | 1 | 4 | 1 | | 1 | | | 1 | 2 | | |
| Gemüt; WEINEN; allgemein; Kindern, bei; Willen bekommt, wenn es nicht seinen | 3 | | | | | | | | | | | |
| Abdomen; SCHMERZEN; Allgemein; Kinder | 2 | 1 | 3 | 2 | 1 | 1 | | | 3 | 1 | | 1 |
| Rektum; WÜRMER; Wurmbefall; Kindern, bei | 3 | 1 | | | | | | | 1 | 2 | | |
| Allgemeines; ABMAGERUNG; allgemein; Appetit; Heißhunger, mit; Kindern, bei | 3 | 3 | | | | | 2 | | | | | |

links, zeilenweise: die Symptome; oben, spaltenweise: die Mittel;
dunkelrot: vierwertig, lila: dreiwertig, dunkelblau: zweiwertig, hellblau: einwertig

# Extremitäten – Bewegungsapparat

## Nagelbettentzündung

Das Neugeborene kommt mit relativ langen, aber weichen Fingernägeln zur Welt. Das Einkürzen der Nägel in den ersten zwei bis vier Wochen übernimmt das Baby selbst. Wenn es mit seinen Nägeln über die Bettdecke streift, werden Teile der noch sehr weichen Nägel abgeschabt. In dieser Zeit kommt es gern einmal zu einer Nagelbettentzündung. Man sieht dann zunächst einen kleinen roten Fleck in der den Nagel umgebenden Haut. Wird diese Stelle dann sofort mehrmals mit Muttermilch eingerieben, heilt diese kleine Entzündung sehr rasch. Bei älteren Kindern kann es auch immer wieder einmal zu einer Entzündung oder Eiterung des Nagebettes kommen.

### Wichtige Mittel bei Nagelbettentzündung

**Apis (Honigbiene):** Schwellung, Röte und Hitze des betroffenen Fingers. Stechende Schmerzen, die geringste Berührung und Wärme wird nicht vertragen. Bei beginnender Nagelbettentzündung ein gut wirkendes Mittel.

**Hepar sulfuris (Kalkschwefelleber-Calciumsulfid):** Eiterungsneigung ist ein Leitsymptom dieses Mittels. Nagelbettentzündung mit starken Schmerzen und Eiterung. Die leichteste Berührung schmerzt. Wärme lindert die Beschwerden.

**Ledum (Sumpfporst):** Ein wichtiges Mittel bei Stichwunden. Nagelbettentzündung, entstanden nach Nagelpflege mit Stichverletzung. Der Bereich fühlt sich kalt an. Besserung der Beschwerden durch kalte Anwendungen. Deutliche Verschlechterung des Schmerzes durch die Bettwärme.

**Silicea (Kieselsäure):** Ein wichtiges Mittel bei eingewachsenen Zehennägeln und dadurch entstandenen Nagelbettentzündungen. Schmerzhafte Nagelbetteiterung nach Verletzung.

## Rachitis

Rachitis ist eine Erkrankung des wachsenden Knochens. Die häufige Calciummangelrachitis wird meist durch eine erworbene Vitamin-D-Stoffwechselstörung oder eine mangelnde Calciumaufnahme mit der Nahrung hervorgerufen. Zu den Symptomen gehören neben Wachstumsstörungen mit Verformungen der Knochen insbesondere Auftreibungen der Knorpel-Knochen-Grenzen an den Wachstumsfugen. Die Behandlung der Rachitis gehört immer in die Hände eines erfahrenen Homöopathen.

### Wichtige Mittel bei Rachitis

(fett gedruckt: dreiwertig, kursiv gedruckt: zweiwertig, gerade gedruckt: einwertig)

**Asaf., Calc., Merc., Phos., Sil.**, ars., bell., calc-p., ferr., ferr-i., guai., hep., ip., kali-i., lyc., nit-ac., ol-j., ph-ac., psor., puls., rhus-t., sep., staph., sulph., tub.

# Haut

## Neugeborenengelbsucht (Ikterus neonatorum)

Fast jedes zweite Neugeborene entwickelt eine sichtbare Gelbsucht (Ikterus). Ursachen für diesen physiologischen Ikterus ist eine vermehrte Produktion von Bilirubin (Gallenfarbstoff) durch den Abbau kindlicher (fetaler) roter Blutkörperchen (Erythrozyten) und die noch verminderte Stoffwechsellage der Leber. Bilirubin färbt die Haut und die Augen gelborange in Abhängigkeit vom im Blut gemessenen Bilirubinwert. Der Höhepunkt des Ikterus ist in der Regel am dritten Lebenstag erreicht. Die Kinder sind in dieser Zeit sehr müde und antriebslos. Stillt eine Frau ihr Kind weniger als achtmal in 24 Stunden oder bestehen lange Stillpausen, so kann durch eine verminderte Bilirubinausscheidung eine Erhöhung des Wertes entstehen.

### Prophylaxe und Therapie

Die Mutter sollte ihr Baby in den ersten Tagen mindestens acht- bis zehnmal in 24 Stunden stillen. Dadurch ist es dem Baby möglich, einen Teil des anfallenden Bilirubins mit dem Stuhlgang auszuscheiden. Tee oder Wasser hat praktisch keinen Einfluss auf die Ausscheidung von Bilirubin. Eine Tasse Katzenminzentee (Nepeta cataria), vor jeder Stillmahlzeit getrunken, ist hilfreich bei der Behandlung des Ikterus.

Übersteigt der Bilirubinwert eine gewisse Höhe (abhängig vom Gewicht und Alter des Kindes), wird der Ikterus mit Phototherapie behandelt. Hierzu liegt das Baby unbekleidet in einem Inkubator und wird mit blauem Licht mit einer Wellenlänge von 460 Nanometern bestrahlt. Zum Schutz der Augen trägt das Baby eine Art Sonnenbrille.

### Wichtige Mittel bei Neugeborenengelbsucht

China (Chinabaum), Phosphor (gelber Phosphor), Natrium sulfuricum (Glaubersalz), Sulfur (Schwefel), Arnica (Bergwohlverleih), Nux vomica (Brechnuss), Opium (getrockneter Milchsaft des Schlafmohns), Lycopodium (Bärlapp), Cardius Marianus (Mariendistel), Chelidonium (Schöllkraut) und Thyreoidinum (getrocknete Schafschilddrüse).

**Die Behandlung mit diesen Mitteln sollte immer durch eine erfahrene Hebamme oder einen Therapeuten erfolgen.**

## Windelausschlag (Windeldermatitis)

Babyhaut ist viel dünner und viel empfindlicher als die Haut eines Erwachsenen. Wenn sich unter der luftundurchlässigen Einmalwindel Wärme und Feuchtigkeit stauen und die Abbaustoffe aus Urin und Stuhl die Haut angreifen, entstehen schnell Rötungen, Flecken und vielleicht sogar Bläschen. Einige Kinder neigen in der Zahnungszeit zu einem wunden Popo. Ebenso kann die Ernährung der stillenden Mutter bei einem empfindlichen Kind zu einem Windelausschlag führen. So lange die Haut nur ein wenig rot ist, wird das Baby noch ganz friedlich sein. Sobald aber eine deutliche Rötung, Blasenbildung oder vielleicht sogar offene Stellen der Haut zu sehen sind, schreit das Kind und will ungern am Popo angefasst und gewickelt werden. Jetzt ist es wichtig, die Haut nur ganz vorsichtig mit Wasser abzutupfen und Reiben oder Rubbeln zu vermeiden.

### Was ist zu tun?

- So oft es möglich ist, sollte das Baby frei strampeln dürfen. So heilt die Haut am schnellsten.

- Wichtig ist der häufige Windelwechsel.

- Die Anwendung von konventionellen feuchten Reinigungstüchern ist zu vermeiden, sie reizen die angegriffene Haut zu sehr. Besser sind feuchte Reinigungstücher in Bio-Qualität.

- Zur Pflege der Haut sollten Cremes und Lotionen auf natürlicher Basis verwendet werden.

- Cremes, die Zink enthalten, sollten in jedem Fall vermieden werden. Durch die tägliche Anwendung von Zink wird die Haut trocken und wund.

### Weitere Hilfen bei wunder Haut

- Muttermilch enthält entzündungshemmende und heilende Substanzen und kann durch regelmäßiges Auftragen auf die wunde Haut zur Heilung führen.

- Einlagen aus Bouretteseide, die in die Windel eingelegt werden, heilen die Haut. Die Haut darf zusätzlich nicht mit Creme eingecremt werden, dies würde die Wirkung der Bouretteseide blockieren.

- Bachblüten-Rescue-Creme lässt alles heilen, was schlecht heilen will.

- Das Abtupfen mit verdünnter Calendulaessenz (Ringelblume) 1 : 10 fördert die Heilung. Es wird ein Teelöffel Essenz mit zehn Teilen Wasser verdünnt und die Haut beim Wickeln damit abgetupft.

- Das Auftragen von reinem Johanniskrautöl lässt die Haut schnell heilen.

- Eventuell ist es nötig, von Einmalwindeln auf Stoffwindeln mit atmungsaktiven Überhöschen umzustellen.

## Windelsoor

Der Soor ist eine Erkrankung der Haut und/oder Schleimhaut. Die Pilzsporen (meist Candida albicans) befinden sich in der Raumluft oder der Nahrung, werden über den Mund aufgenommen und verursachen aufgrund mangelnder Abwehrkräfte eine Infektion von unterschiedlicher Stärke. Einige Neugeborene infizieren sich bei der Geburt durch die Vaginalmykose (Pilzbefall der Scheide) der Mutter oder beim Stillen über die Haut der Mutter. Der zunehmende Gebrauch von Antibiotika, Kortikosteroiden (Cortison), Kontrazeptiva (Verhütungsmittel) und anderen Medikamenten hat die Anzahl der Pilzinfektionen auf Haut und Schleimhäuten deutlich zunehmen lassen. Häufig geht dem Windelsoor ein Befall der Mundschleimhaut voraus. Eine Pilzinfektion kann auch ein Hinweis auf eine gestörte Darmflora sein. In der physiologischen Darmschleimhaut findet man Pilze verschiedenster Gattung in geringer Zahl, die bei intakter Darmflora nicht zu einer Infektion führen. Treffen Pilzzellen aber auf ein vorgeschädigtes Terrain, dann können sich die Pilze und andere Keime vermehren. Am Po finden sich auf geröteter und gereizter Haut weißliche, nicht wegwischbare Flecken. Die Kinder jammern und wollen nicht gewickelt werden. Die konventionelle Therapie besteht in der Verabreichung von Antimykotika (Pilzsalben). Eine Alternative stellt die Behandlung mit pflanzlichen Präparaten oder Homöopathika dar. Hier ist die Behandlung durch einen erfahrenen Homöopathen nötig.

### Was ist zu tun?

· Auf jeden Fall ist es wichtig, die Kinder häufiger als sonst zu wickeln.

· Stoffwindeln müssen ausgekocht werden, um die Pilzsporen abzutöten.

· Bouretteseideneinlagen können zur Heilung in die Windel gelegt werden. In Bouretteseide können keine Pilze wachsen. Diese Einlagen müssen nicht ausgekocht werden.

· Das Einreiben mit einem Gemisch aus Teebaumöl in Creme oder Öl hilft bei der Heilung. Es werden vier Tropfen Teebaumöl (Melaleuka alternifolia) mit 50 Millilitern Creme oder 50 Millilitern Sesamöl vermischt und bei jedem Wickeln auf der Haut verteilt. In diesem Fall ist das Einlegen der Bouretteseideneinlage überflüssig.

## Neurodermitis

Eine zu Hautausschlägen neigende Haut ist eine vererbte Erkrankung, sie wird auch endogenes Ekzem oder atopische Dermatitis genannt. Manchmal erkranken bereits Neugeborene. Die Neurodermitis begleitet die Menschen dann in unterschiedlicher Ausprägung ein ganzes Leben. Beschwerdefreie Zeiträume werden unterbrochen durch Krankheitsausbrüche verschiedenen Schweregrads. Der Ausbruch der Erkrankung bedarf eines Auslösers. Das beginnt beim Stillen oder Nichtstillen beziehungsweise dem Abstillen, über das Immunsystem mit oft heftigen Darmdysbiosen (Ungleichgewicht der Darmflora), über hormonelle und natürlich psychosomatische Faktoren. Es zeigt sich eine trockene Haut an verschiedenen Stellen des Körpers. Häufig ist zunächst die Wangenpartie gerötet und trocken. Manchmal beginnt die Haut dort zu nässen, und es bilden sich Krusten. Im Weiteren verteilt sich der Hautausschlag über den Kopf auf den restlichen Körper mit ganz bevorzugten Stellen wie Ellenbeugen, Handgelenke, Kniekehlen und vereinzelte kleine trockene oder auch nässende Stellen an verschiedenen Körperteilen. Der Juckreiz kann sehr quälend sein, die Haut brennt und spannt.

Die Diagnose wird anhand der typischen Krankheitszeichen gestellt. Außerdem sind manchmal Allergietestungen sinnvoll, um den Auslöser aufzudecken. Das können im Kleinkindesalter Nahrungsmittel, im späteren Leben eher Pollen von Bäumen und Gräsern oder auch Hausstaubmilben sein. Bei der Hälfte aller Babys verabschieden sich die Hauterscheinungen innerhalb der ersten zwei Jahre. Bei weiteren 20 Prozent der Kinder hören die Schübe mit der Pubertät auf (siehe auch die Ausführungen zum atopischen Ekzem, Seite 34).

### Behandlung

Jeder Krankheitsverlauf ist individuell und sollte auch so behandelt werden. In meiner Praxis habe ich sehr gute Erfolge mit dem individuell abgestimmten homöopathischen Konstitutionsmittel. Zusätzlich ist die richtige Hautpflege, Ernährung und die richtige Bekleidung ein wesentlicher Bestandteil der Behandlung.

> **Beispiel:** Ein kleiner Junge leidet an einem atopischen Ekzem am Kopf, hinter den Ohren, auf den Augenlidern und an den Extremitäten. Der Hautausschlag am Kopf ist krustig und schorfig. Der Junge ist nicht gerne alleine und weint oft. Je mehr die Mutter versucht, ihn zu trösten, desto mehr weint er. Er wurde zu früh geboren und sein Geburtsgewicht war niedrig. Die Muttermilch verträgt er nicht besonders gut. Er leidet unter Verstopfung, und die Haut verschlechtert sich durch das Stillen. Die Haut im Allgemeinen ist trocken und sieht blass aus. Er hat einen deutlichen Milchschorf auf dem Kopf.
>
> **Das hier passende homöopathische Heilmittel ist Sepia (Tintenbeutel des Tintenfischs).**

| | Sep. | Calc. | Psor. | Lach. | Ambr. | Carb-an. | Tarent. | Canth. | Spong. | Apis |
|---|---|---|---|---|---|---|---|---|---|---|
| **Total** | 29 | 23 | 16 | 10 | 9 | 7 | 6 | 6 | 4 | 5 |
| **Rubrics** | 12 | 10 | 7 | 8 | 6 | 5 | 6 | 5 | 4 | 4 |
| **Families** | | | | | | | | | | |
| Gemüt; BESCHWERDEN durch; Alleinsein | 2 | 1 | | 2 | | | 1 | | | |
| Gemüt; TROST, Zuspruch; agg. | 4 | 1 | | | | | 1 | | | |
| Allgemeines; MAGER | 1 | 2 | 1 | 1 | 3 | | | | | |
| Haut; LICHEN, Flechte; Vidal, Neurodermitis circumscripta | 1 | | | | | | | | | 1 |
| Extremitäten; HAUTAUSSCHLÄGE | 3 | 3 | 2 | 1 | 1 | 1 | 1 | 1 | 1 | 2 |
| Augen; HAUTAUSSCHLÄGE; schuppig, Lider | 3 | | | | | | | | | |
| Ohren; HAUTAUSSCHLÄGE; allgemein; hinter dem | 2 | 3 | 3 | 1 | | | 1 | | | |
| Gesicht; HAUTAUSSCHLÄGE; allgemein | 3 | 3 | 3 | 2 | 1 | 1 | 1 | 1 | 1 | 1 |
| Kopf; HAUTAUSSCHLÄGE; Krusten, Schorf | 2 | 2 | 3 | 1 | 1 | | 1 | 2 | 1 | |
| Kopf; HAUTAUSSCHLÄGE | 3 | 3 | 2 | 1 | 1 | 2 | 1 | 1 | 1 | 1 |
| Kopf; HAUTAUSSCHLÄGE; Milchschorf, Crusta lactea | 1 | 2 | 2 | | 2 | 2 | 2 | | | |
| Allgemeines; STILLEN; agg. | 3 | 3 | | 1 | | 1 | | | | |

**Repertorisation mit MacRepertory 7.2 Pro**

links, zeilenweise: die Symptome; oben, spaltenweise: die Mittel;
dunkelrot: vierwertig, lila: dreiwertig, dunkelblau: zweiwertig, hellblau: einwertig

## Hautpflege bei Neurodermitis

Die Hautpflege ist das A und O der Behandlung. Eine tägliche Hautpflege mit rückfettenden Ölbädern oder Feuchtigkeitsbädern (je nach Hautbeschaffenheit), Cremes und Lotionen ist zugleich Therapie der trockenen Haut und beugt neuen Schüben der Krankheit vor. Sie muss daher auch im beschwerdefreien Zeitraum erfolgen. Im Sommer und in akuten Zuständen wünscht sich die Haut leichte, wasserhaltige Cremes. Im Winter und in ruhenden Phasen möchte sie mit öl- und fetthaltigen Salben gepflegt werden. Mit so einer individuellen Hautpflege kann man Krankheitsschüben gut vorbeugen. Alle Pflegeprodukte sollten in jedem Fall farbstoff- und konservierungstofffrei sein und keinerlei Parfüm enthalten. Idealerweise sollten die Pflegeprodukte aus kontrolliert biologischen Stoffen bevorzugt werden.

Starker Juckreiz wird durch Schwarztee oder Stiefmütterchentee positiv beeinflusst. Ein Esslöffel Schwarz- oder Stiefmütterchentee wird mit einem Viertelliter kochendem Wasser übergossen, abgeseiht und anschließend wird die Haut mit dem abgekühlten Tee vorsichtig abgetupft. Als sehr angenehm wird von den meisten Kindern die Bachblüten-Notfallcreme empfunden. Sie pflegt und beruhigt die Haut.

Von cortisonhaltigen Cremes ist als Behandlung Abstand zu nehmen. Die Symptome verbessern sich rasch. Es handelt sich aber nicht um Heilung, sondern eine Unterdrückung des Hautausschlags, was weitreichende Folgen haben kann. Die Haut als äußerste Schicht ist als Ausscheidungsorgan zu sehen. Nehme ich der Haut diese Möglichkeit, muss sich der Körper andere Wege der Ausscheidung suchen. Patienten, bei denen Hautausschläge häufig unterdrückt wurden, zeigen oftmals asthmatische Tendenzen.

### Ernährung

Insbesondere für »Risiko-Säuglinge« ist es ratsam, sie möglichst sechs Monate, besser wären acht Monate, voll zu stillen. Die Ernährung mit kuhmilchhaltigen Lebensmitteln sollte im ersten Lebensjahr unterbleiben. Kann das Baby nicht gestillt werden, so sollte in jedem Fall hypoallergene Milch gefüttert werden. Da sie nicht ganz milcheiweißfrei ist, können auch bei dieser Milch Hautreaktionen auftreten. Ist dies der Fall, so muss auf 100 Prozent kuhmilchfreie Milch ausgewichen werden. Bei der Einführung der Beikost ist auf allergenarme Beikost zu achten. Es sollten bis zum Ende des ersten Lebensjahres nicht mehr als drei verschiedene Gemüse- (Kartoffel, Kürbis, Pastinake) und Obstsorten (Apfel, Birne, Banane) als Beikost eingeführt werden. Ganz verzichten sollte man auf Nüsse, Fisch, Ei, Zitrusfrüchte, Milch und Schokolade. Für den Getreidebrei bieten sich Reis, Mais, Hirse und Buchweizen an.

### Kleidung

Patienten mit Neurodermitis sollten Kleidung aus naturbelassener, unbehandelter Baumwolle tragen. Wolle oder synthetische Stoffe sowie enge und luftundurchlässige Kleidung müssen vermieden werden, sie führen zu starkem Schwitzen. Durch Schwitzen verstärkt sich bei den meisten Kindern der Juckreiz. Kleidung muss vor dem ersten Tragen mehrfach gewaschen werden. Die Kleidung sollte flache Nähte aufweisen, denn durch rauhe, scheuernde Nähte wird die Haut unnötig gereizt. Die Kleidung sollte luftig am Körper liegen. Im Sommer kann anstatt Baumwolle auf Seide ausgewichen werden. Jeder Kontakt mit Schurwolle (Achtung, auf die eigene Bekleidung achten – Kontakt beim Tragen des Kindes!) sollte vermieden werden.

# Fieber

## Fieber als Abwehrreaktion

Fieber an sich ist keine Krankheit, sondern Ausdruck einer Abwehrreaktion des Körpers. Das Immunsystem versucht, mit der Erhöhung der Körpertemperatur Krankheitserreger wie Bakterien und Viren zu bekämpfen und unschädlich zu machen. Fieber ist so im Grunde eine natürliche und sogar wünschenswerte Reaktion, und deshalb sollte es auch nicht immer sofort behandelt werden. Kinder bekommen relativ schnell hohes Fieber und können es im Vergleich zu Erwachsenen gut verkraften. Während sich ein Erwachsener bei bereits leichtem Fieber müde und geschwächt fühlt, hält die Kinder häufig nichts im Bett. Sie werden nur etwas schneller müde und machen häufiger eine kleine Pause. Ich habe aber auch schon Kinder erlebt, die durch Fieber richtig aufgedreht waren.

Fieber verunsichert Eltern sehr schnell. Die am häufigsten gestellte Frage ist: Ab welcher Temperaturerhöhung müssen wir etwas gegen das Fieber tun? Nicht die Höhe des Fiebers ist ausschlaggebend, sondern der Zustand des Kindes. Ein Kind mit 39,5 °Celsius Körpertemperatur, das lustig ist und einen guten Allgemeineindruck macht, muss zunächst nicht behandelt werden. Ein Kind mit 38 °Celsius Körpertemperatur, das freiwillig im Bett liegt, nicht isst und trinkt und wie im Delir wirkt, sollte behandelt werden.

### Normale Körpertemperatur bis Fieber

- Die normale Körpertemperatur liegt zwischen 36,8 und 37,4 °Celsius.
- Bei 37,5 bis 37,9 °Celsius spricht man von erhöhter Körpertemperatur, ab 38 °Celsius beginnt das Fieber.
- Und erst ab 40 °Celsius spricht man von hohem Fieber.

Kinder haben generell eine höhere Körpertemperatur als Erwachsene und reagieren auch schnell durch Toben oder zu wenig Flüssigkeit mit Erhöhung der Körpertemperatur. Säuglinge im ersten Vierteljahr sollten bei Fieber immer dem Arzt oder Therapeuten vorgestellt werden.

## Symptome im Fieberanstieg

· Die Kinder klagen über Kopfschmerzen, Übelkeit und übergeben sich ganz leicht.

· Manche Kinder essen und trinken wie immer, andere haben weder Durst noch Appetit.

· Sie sind quengeliger als sonst.

· Puls und Atmung sind beschleunigt. Beim Puls hat man eine Beschleunigung von bis zu zehn Schlägen pro Grad der Temperaturerhöhung.

· Die Haut an den Extremitäten fühlt sich häufig kühl an, obwohl die Temperatur schon deutlich erhöht ist.

· Manche Kinder frieren, andere schwitzen, die nächsten merken von all dem nichts.

## Unterstützende Maßnahmen im Fieberanstieg

**Eine Beschleunigung des Fieberanstiegs kann das Krankheitsgefühl des Kindes verkürzen.**

· Das Kind wird warm angezogen und gut zugedeckt. Es bekommt warmen Tee zu trinken. Ans Fußende des Bettes wird eine mit warmem Wasser gefüllte Wärmflasche oder ein angewärmtes Kirschkernkissen gelegt.

· Eine weitere gute Hilfe im Fieberanstieg sind Pulswickel mit Arnikaessenz oder Zitronensaft. Man gibt einen Esslöffel Essenz oder Zitronensaft in einen Viertelliter heißes Wasser. Zwei Stofftaschentücher werden einzeln aufgerollt und ins Wasser getaucht. Anschließend gut ausgewrungen und so warm wie möglich um die Handgelenke gewickelt. Darüber kommen etwas größere, trockene Tücher, vorzugsweise aus Wolle. Die Wickel bleiben für zehn Minuten liegen und sollten nicht häufiger als dreimal angewandt werden.

## Anzeichen für das Ende des Fieberanstiegs

· Manchmal beendet ein Schweißausbruch den Fieberanstieg.

· Die Extremitäten sind nun schön warm.

## Allgemeine fiebersenkende Maßnahmen

- Zunächst wird der warme Schlafanzug durch einen dünneren ersetzt. Die Socken, die das Kind im Fieberanstieg verlangte, werden ausgezogen. Und die dicke Zudecke gegen eine dünnere oder gar keine Zudecke ersetzt.

- Wird das Kind mit Einmalwindeln gewickelt, ist es ratsam, diese im hohen Fieber gegen eine Stoffwindel mit atmungsaktivem Überhöschen zu ersetzen. Denn durch die Plastikfolie der Einmalwindel herrscht in der Windel die gleiche Temperatur wie das Thermometer anzeigt. Die Temperatur würde nicht sinken können, da dieses Windelpaket einen Großteil des Abdomens bedeckt.

- Meist haben die Kinder mit hohem Fieber keinen Stuhlgang. Hier hilft ein Einlauf mit lauwarmem Kamillentee. Nach dem Einlauf sinkt die Körpertemperatur häufig um bis zu ein Grad. Außerdem wird dem Körper durch den Einlauf Flüssigkeit zugeführt. Bei Babys verwendet man 60 bis 80 Milliliter Kamillentee, bei Kleinkindern etwa 200 Milliliter, bei Schulkindern bis zu 400 Milliliter. Wird der Einlauf mehrmals täglich angewandt, so sollte dem Tee eine Prise Salz zugesetzt werden.

- Eine weitere Möglichkeit, die Temperatur zu senken, sind Wadenwickel. Wadenwickel dürfen nur bei warmen Extremitäten angelegt werden.

  **Sollte es während der Anwendung zu kalten Extremitäten kommen, werden die Wadenwickel abgebrochen. Beachtet man dies nicht, besteht die Gefahr des Kreislaufversagens.**

  Es wird niemals eiskaltes Wasser verwendet. Die Wassertemperatur sollte ungefähr ein bis zwei Grad unter der gemessenen Körpertemperatur liegen. Es werden aufgerollte Baumwolltücher ins lauwarme Wasser getaucht und anschließend gut ausgewrungen. Danach werden sie eng um die Waden des Kindes gelegt, darüber ein trockenes Baumwolltuch. Es darf keine Plastikfolie zum Umwickeln der Waden oder als Unterlage verwendet werden, die Verdunstung ist sonst behindert. Ein untergelegtes Handtuch kann die Matratze vor Feuchtigkeit schützen. Die Wickel werden nach zehn Minuten erneuert. Nach dreimaligem Wechsel sollte eine halbe Stunde Pause eingelegt werden.

- Fiebersenkende ätherische Öle sind: Melisse, Bergamotte und Minze. Sie werden einzeln in der Aromalampe verdampft. Es werden drei Tropfen eines ätherischen Öls mit einer Prise Salz und Wasser gemischt und verdampft.

## Homöopathische Behandlung von Fieber

Unter Laien wird fast jedes Kind mit Fieber mit Belladonna behandelt. Dies ist keinesfalls richtig. Denn das homöopathische Mittel für die Behandlung von Fieber (wie auch bei der Behandlung aller anderen Erkrankungen) ist abhängig von verschiedenen Parametern: Ursache, Zeit, Frost, Hitze, Schweiß, Appetit, Sinne, Zustand von Kopf bis Fuß, Schlaf, Allgemeines, Gemüt, Konstitution et cetera. Bei all diesen Dingen ist auch ausschlaggebend: was verbessert oder verschlechtert, Charakter des Fiebers oder des Frostes, Symptome während der verschiedenen Zustände und vieles mehr. Daraus ergibt sich ein individuell für das Kind ausgesuchtes Heilmittel. Im Prinzip kann fast jedes homöopathische Mittel für die Behandlung von Fieber verwendet werden. Die Auswahl muss sehr genau und individuell getroffen werden!

### So sieht das Belladonna-Fieber aus

Plötzlicher, rascher und heftiger Beginn eines Allgemeininfektes mit Fieber. Die Haut wirkt rot und schweißig. Der Puls ist hart, voll und schnell klopfend. Das Kind hat empfindliche Sinne. Das Gesicht wirkt rot beim Aufsetzen und im Liegen weiß, mit weiten Pupillen. Die Halsadern sind deutlich sichtbar, und man sieht ein Klopfen in den Adern. Die Haut strahlt eine sehr starke Hitze ab. Die Haut ist zu Beginn trocken, wird dann aber schweißig. Der Kopf ist heiß, die Extremitäten kühl. Das Kind neigt zum Fieberdelir. Es ist eine brennende Hitze. Aufdecken führt zum Frieren. Häufig ist das Fieber von Kopfschmerzen begleitet.

**Beispiel:** Ein kleiner Junge hat einen leichten Schnupfen und einen lockeren Husten. Plötzlich bekommt er hohes Fieber. Das Fieber ist begleitet von Kopfschmerzen, rotem Gesicht und Muskelschmerzen, während der friert. Auffallend: Die Pupillen sind weit. Er erschrickt leicht im Fieber und liegt im Bett mit Halluzinationen. Er schreit immer wieder, ohne ersichtlichen Grund.

**Das hier hilfreiche homöopathische Mittel ist Belladonna.**

## Repertorisation mit MacRepertory 7.2 Pro

| | Bell. | Ars. | Nux-v. | Verat. | Chin. | Cham. | Acon. | Calc. | Bry. | Puls. | Lyc. | Sulph. | Hep. | Sabad. | Rhus-t. | Op. | Merc. | Sep. | Caps. |
|---|---|---|---|---|---|---|---|---|---|---|---|---|---|---|---|---|---|---|---|
| Total | 26 | 15 | 15 | 12 | 13 | 9 | 11 | 9 | 11 | 12 | 11 | 12 | 9 | 7 | 11 | 9 | 10 | 10 | 7 |
| Rubrics | 10 | 9 | 8 | 7 | 7 | 5 | 7 | 5 | 7 | 7 | 7 | 7 | 6 | 5 | 5 | 6 | 5 | 6 | 5 |
| Families | | | | | | | | | | | | | | | | | | | |
| Gemüt; DELIRIUM; Fieber; bei | 3 | 2 | 2 | 3 | | 2 | 2 | 1 | 1 | 1 | 3 | 1 | 2 | 2 | 2 | 1 | 3 | 1 | | 1 |
| Gemüt; ERSCHRECKT, leicht; Fieber; im | 2 | | 1 | 3 | | | | 2 | 1 | | 2 | | 2 | | 1 | | 1 | | 1 | 1 |
| Gemüt; SCHREIEN, Kreischen; allgemein; Fieber, im | 3 | | | 1 | | 2 | 2 | | 1 | 1 | 2 | | | | | 2 | | | 1 | |
| Kopfschmerzen; ALLGEMEIN; Fieberhitze; bei | 3 | 2 | 2 | 1 | 3 | | 2 | 1 | 1 | 2 | 1 | 1 | 2 | 2 | 2 | | 1 | 1 | |
| Augen; PUPILLEN; erweitert, Mydriasis; Fieberhitze, bei | 3 | 1 | 1 | | 1 | | 1 | | | 1 | | | | | | 1 | | 1 | |
| Gesicht; VERFÄRBUNG; Rot; Fieber; während | 3 | 1 | 2 | 2 | 3 | 2 | 1 | 1 | 2 | 1 | 2 | 1 | 2 | | 3 | 1 | 1 | 3 | 1 |
| Fieber, Hitze; SCHAUDER; abwechselnd mit Fieberhitze | 3 | 1 | 2 | 1 | 2 | 1 | 2 | 1 | 2 | | 2 | 1 | 1 | 1 | | 3 | 2 | |
| Allgemeines; SCHMERZEN; Reißen; Muskeln; Fieberfrost, bei | 3 | 3 | 2 | 1 | 1 | | 1 | | 1 | 3 | 1 | | 3 | | 1 | 1 | 1 | |
| Nase; SCHNUPFEN; allgemein; Fieber, mit | 2 | 2 | 3 | | | 1 | 2 | | 3 | | 1 | 1 | 2 | 1 | 1 | | 3 | 1 | 1 |
| Husten; LOCKER; Fieber, während | 1 | 3 | | | 2 | | | 3 | 1 | 1 | 1 | 2 | | | | | | 1 | |

links, zeilenweise: die Symptome; oben, spaltenweise: die Mittel;
dunkelrot: vierwertig, lila: dreiwertig, dunkelblau: zweiwertig, hellblau: einwertig

## Dreitagefieber

Das Dreitagefieber gehört zu den typischen Kinderkrankheiten. Ausgelöst wird Dreitagefieber durch einen Virus, der über Tröpfcheninfektion in den Organismus gelangt. Es sind vorwiegend Kinder im Alter von sechs Monaten bis zu drei Jahren davon betroffen. Nach einer Inkubaktionszeit (Zeit vom Eindringen des Erregers bis zum Ausbruch der Erkrankung) von etwa 14 Tagen bekommt das Kind plötzlich hohes Fieber, manchmal bis 41 °Celsius. Das Fieber bleibt ziemlich genau drei Tage bestehen, andere Infektzeichen wie Schnupfen, Husten und Halsschmerzen sind nicht oder kaum vorhanden. Am vierten Tag fällt die Temperatur dann schlagartig ab. Gleichzeitig zeigt sich bei fast allen Kindern ein kleinfleckiger, blassroter Hautausschlag. Der Hautausschlag juckt nicht und ist nach wenigen Tagen verschwunden. Das Dreitagefieber hinterlässt eine lebenslange Immunität. Die Behandlung sollte wie im Kapitel »Fieber« beschrieben erfolgen.

## Fieberkrampf

Fieberkrämpfe, sofern sie überhaupt auftreten, treten gehäuft in den ersten drei Lebensjahren auf. Sehr oft ist ein Fieberkrampf nur ein einmaliges Ereignis, das bei älteren Kindern und bei Erwachsenen praktisch gar nicht mehr vorkommt. Ursache für einen Fieberkrampf ist eine sehr rasch ansteigende Temperatur.

Nach dem Fieberkrampf sind die Eltern sehr besorgt. Bekommt das Kind nun bei jedem Fieber einen Fieberkrampf? Kann es dadurch in seiner Entwicklung beeinträchtig werden? Ist es wirklich ein Fieberkrampf oder versteckt sich dahinter eine beginnende Epilepsie?

### Anzeichen für einen Fieberkrampf

Im Zusammenhang mit einer fieberhaften Grunderkrankung kann es plötzlich zu den Erscheinungen eines tonisch-klonischen (Verkrampfung der Muskulatur) Krampfanfalls kommen. Das Kind wirft den Kopf nach hinten, überstreckt Arme und Beine und macht sie ganz steif. Das Bewusstsein ist gestört. Die Augen werden verdreht, aus dem Mund fließt vermehrt Speichel, die Gesichtsfarbe verändert sich. Es treten Muskelzuckungen am ganzen Körper oder nur einzelnen Körperteilen auf. Eventuell erbricht das Kind.

**Was ist zu tun?**

- **Ruhe bewahren – Notarzt rufen.**
- **Die Kleidung des Kindes lockern.**
- **Das Kind wird entweder auf den Bauch oder auf die Seite gelegt, sodass es frei atmen kann und bei eventuellem Erbrechen nicht erstickt.**
- **Das Kind sollte nicht festgehalten werden. Es müssen alle Gegenstände, an denen sich das Kind verletzen könnte, weggeräumt werden.**
- **Erbricht sich das Kind, so muss der Mund gesäubert werden.**

Die Eltern müssen sich nach dem Auftreten eines Fieberkrampfes für den weiteren Behandlungsweg entscheiden. Sie sollten mit dem Therapeuten ihrer Wahl das weitere Vorgehen besprechen. Im Rahmen der homöopathischen Behandlung ist eine konstitutionelle Therapie anzustreben. Ziel dieser Behandlung ist eine Stabilisierung der Konstitution und Milderung der erhöhten Krampfbereitschaft. Tritt nach Beginn dieser Behandlung erneut ein Fieberkrampf auf, so gibt es eine Reihe akuter homöopathischer Mittel zur Behandlung, die als Krampfprophylaxe infrage kommen. Diese Mittel sollten mit dem behandelnden Therapeuten abgesprochen werden.

# Schlaf

## Schlaflosigkeit

Kinder leiden oftmals an Schlaflosigkeit. Die Kinder zeigen in der Nacht unterschiedlichste Szenarien, wie zum Beispiel: das Aufschrecken in der Nacht, Schreien in der Traumphase, erschrecktes Erwachen mit fürchterlicher Angst und vieles andere mehr. Schlaflosigkeit lässt sich homöopathisch gut behandeln. Sie sollte in der Regel durch eine gezielte Erstanamnese im Rahmen einer Konstitutionsbehandlung durch einen erfahrenen Homöopathen behandelt werden.

### Die wichtigsten Mittel für akut auftretende Schlaflosigkeit

**Aconit (Sturmhut):** ängstliche Träume, Schlaflosigkeit mit Unruhe und Umherwerfen, Auffahren im Schlaf, Albträume, nächtliches Toben; in der Regel setzen diese Beschwerden plötzlich und heftig ein. Die Kinder mögen nicht berührt werden. Schlaflosigkeit durch Schreck, Schlaflosigkeit während der Zahnung.

**Argentum nitricum (Silbernitrat):** schlaflos durch Fantasiegebilde, Träume von Schlangen, die Angst bereiten, Schläfrigkeit am Tag und Schlaflosigkeit in der Nacht, Gedanken verhindern den Schlaf, Schlaflosigkeit vor Mitternacht, Schlaflosigkeit mit Atembeschwerden, Schlaflosigkeit mit Kopfschmerzen und Schlaflosigkeit durch Aufregung.

**Arsenicum album (Arsen):** Der Schlaf ist gestört, ängstlich und unruhig. Muss beim Schlafen den Kopf erhöht auf einem Kissen liegen haben. Schläft mit den Händen über dem Kopf. Träume voll Sorge und Angst. Gedanken verhindern das Schlafen. Schlaflos vor und nach Mitternacht oder nach drei Uhr. Schlaflosigkeit durch Abgespanntheit oder körperlicher Anstrengung. Schlaflosigkeit nach dem Erwachen. Schlaflosigkeit im Fieber. Schlaflosigkeit mit Ruhelosigkeit der Extremitäten. Angst vor dem Alleinsein in der Nacht.

**Chamomilla (Kamille):** Benommenheit mit Stöhnen, Weinen und Wimmern im Schlaf. Ängstlich in der Nacht. Erschreckende Träume bei halb geöffneten Augen. Schlaflosigkeit während der Zahnung. Schläfrig und kann nicht schlafen. Reichliches Schwitzen mit Schlaflosigkeit. Schlaflosigkeit im Fieber. Schlaflosigkeit vor Mitternacht bis zwei Uhr. Das Kind möchte nicht in seinem Bett bleiben.

**Coffea (Kaffee):** Kinder sind reizbar. Sie können Gemütserregungen schlecht verkraften. Schlaflosigkeit vor oder nach Mitternacht. Das Kind will in der Nacht spielen. Erwacht mit Hochfahren. Der Schlaf ist durch Träume gestört. Schläft gut bis drei Uhr und dann folgt die Schlaflosigkeit oder der leicht zu störende Schlaf. Ruhelosigkeit. Fantasiegebilde in der Nacht verhindern den Schlaf. Schlaflosigkeit bei gestillten Kindern durch übermäßigen Kaffeegenuss der Mutter. Schwitzen mit Schlaflosigkeit. Schlaflosigkeit während der Zahnung.

**Ignatia (Igantiusbohne, die Kummerbohne):** Schlaflosigkeit durch Kummer. Schlaflosigkeit mit Krämpfen. Schlaflosigkeit durch Hunger. Herumwerfen im Bett mit Reden und Seufzen. Die Kinder schreien in der Nacht auf. Plötzliches Aufschrecken im Schlaf mit Wimmern und kläglichem Gesichtsausdruck. Schlaflosigkeit durch Schlafmangel.

**Kalium phosphoricum (Kaliumphosphat):** Schlaflosigkeit infolge von Überarbeitung. Tiefer Schlaf mit lebhaften, Angst machenden Träumen. Die Kinder schrecken in der Nacht auf. Albträume. Schlaflosigkeit nach geistiger Anstrengung, nach Erregung und nach Ärger. Schlafwandeln. Sehr viel gähnen. Morgens erwachen mit einem Schreck.

**Nux vomica (Brechnuss):** Der Schlaf ist nicht besonders tief, Erwachen gegen drei Uhr. Nach dem Erwachen ist es schwierig wieder einzuschlafen (Gedanken). Morgens nicht ausgeruht. Schlaflosigkeit bei gestillten Kindern, deren Mütter zu viel Stimulantien oder Medikamente zu sich nehmen. Schlaflosigkeit vor oder mit Krämpfen. Die Kinder wollen nachts spielen und schlafen erst wieder gegen sechs Uhr ein.

**Pulsatilla (Küchenschelle):** Die Kinder schlafen auf dem Rücken mit den Armen über dem Kopf. Sie können nicht links schlafen. Angsterfüllte Träume. Schlaflosigkeit durch Hirngespinste, durch Hitzegefühl, durch Dunkelheit, durch Gedanken und durch Fieberhitze. Die Extremitäten sind ruhelos. Sehr schläfrig, aber nicht fähig einzuschlafen.

**Rhus toxicodendron (Giftsumach):** schwerer tiefer Schlaf, wie benommen. Schlaflosigkeit vor Mitternacht. Hirngespinste verhindern den Schlaf. Schlaflosigkeit mit Schweiß.

**Stramonium (Stechapfel):** Schlaflosigkeit durch einen dunklen Raum, durch geringes Fieber, durch Ruhelosigkeit und im Delirium. Die Kinder wachen erschreckt auf und schreien. Kinder sind schläfrig, können aber nicht schlafen.

**Jalapa (Windengewächs):** Die Kinder schreien in der Nacht stundenlang aus unerklärlichen Gründen. Tagsüber sind sie ausgeglichen und ruhig.

**Phosphorus (Phosphor):** Das Kind schläft spät ein und ist dennoch früh wach. Die Kinder brauchen Licht zum Einschlafen. Angst in der Nacht ist ein großes Thema bei Phosphor. Schlaflosigkeit vor Mitternacht. Schlaflosigkeit durch Aufregung, bei Durchfall, nach dem Essen, bei Fieber, bei Kälte der Füße, vor und mit Krämpfen und durch Schlafmangel. Schläfrig und dennoch nicht in den Schlaf finden. Ruheloses Schlafen und Zusammenfahren im Schlaf. Schlafwandeln.

### Pavor nocturnus (Nachtschreck)

Das Kind setzt sich plötzlich in der Nacht im Bett auf, schreit schrill und starrt durch die vor ihm stehende Person hindurch. Es ist nicht ansprechbar und schaut ganz anders aus als sonst. Dieser Zustand dauert nur kurz. Danach legt es sich wieder hin und schläft weiter. Pavor nocturnus – Nachtschreck sollte in jedem Fall konstitutionell behandelt werden.

### Somnabulismus (Schlafwandeln)

Das Kind setzt sich auf, steigt aus dem Bett und läuft mit geöffneten Augen in der Wohnung umher. Es wirkt dabei tollpatschig. Häufig brabbelt es unverständliche Worte vor sich hin. Schlafwandeln wird, wie auch der Nachtschreck, konstitutionell behandelt.

# Gemüt

Im Folgenden sind die unterschiedlichen Typen von Kindern und die dazu zu findenden homöopathischen Mittel aus MacRepertory 7.2 Pro beschrieben (Bibliothek Complete Millenium D Repertory). (Großbuchstaben: vierwertig, fett gedruckt: dreiwertig, kursiv gedruckt: zweiwertig, gerade gedruckt: einwertig).

### Das freundliche Kind

Gemüt; LIEBEVOLL, herzlich: *ars., croc., ign., lim-b-c., nat-m., nux-v., phos., puls.,* acon., alum., anac., ant-c., bar-c., bor., bry., calc-p., carb-ac., carb-an., carb-v., carc., caust., choc., coff., graph., hura, hydr., hydr-ac., kola., lac-del., lach., lyc., murx., nit-ac., op., ox-ac., par., ph-ac., plat., seneg., sil., staph., stram., thea., tung., verat.

### Das passive Kind

Gemüt; RESERVIERT: **Phos.**, *calc., hell., hyos., ign., mang., mur-ac., plat., puls., stann., staph.,* acon., aeth., agar., alco., alum., alum-p., am-br., am-c., am-m., ambr., anac., ant-t., aq-mar., arg-n., arn., ars., asar., aur., aur-ar., bar-s., bell., bism., bor., brass-o., cact., cand-a., canth., caps., carb-an., carc., caust., cham., chin., cic., cina, clem., cocc., coloc., con., cupr., cycl., dig., dros., euph., euphr., fl-ac., graph., grat., guai., hep., hydrog., indg., ip., kalm., lach., led., lyc., mag-c., mag-m., meny., merc., mez., nat-c., nat-m., nit-ac., nux-m., nux-v., olnd., op., petr., ph-ac., pitu-a., plb., rheum, sabad., sabin., sars., sep., sil., spig., spong., squil., stram., stront-c., sul-ac., sulph., thuj., verat., viol-o., viol-t.

### Das liebesbedürftige Kind

Gemüt; SCHMEICHELEIEN; begehrt: *pall*, carb-v., carc., lap-mar-c., lyc.

### Das unruhige, schreiende Kind

Gemüt; SCHREIEN, Kreischen; allgemein; Kindern, bei: TUB., **Bor., Lac-c.**, *acon., apis, calc-p., cham., cina, glon., hell., ign., jal., kali-c., kali-p., kreos., nux-v., puls., rheum, senn.,* aeth., ail., anac., ant-c., ant-t., arn., bac., bell., benz-ac., brom., bry., calc., camph., cand-a., canth., chap., chlol., cic., cinnam., coff., crot-h., cupr., cypr., dor., dulc., gels., hyos., inul., ip., kali-br., kali-chl., lach., lyc., mag-c., med., nat-m., passi., phos., plb., podo., psor., rhus-t., sanic., sars., sil., stram., sulph., syph., ter., thuj., valer., zinc.

## Das ängstliche Kind

**Gemüt; FURCHT; allgemein; Kindern, bei: Bar-c.,** *caust., lyc.,* acon., arg., ars.

**Gemüt; FURCHT; allgemein; Kindern, bei; nachts, Pavor nocturnus, nächtliches Aufschreien:** KALI-BR., TUB., **Ars.,** *aur-br., bor., calc.*

## Das schüchterne Kind

**Gemüt; SCHÜCHTERNHEIT, Furchtsamkeit; Kindern, mit anderen: Puls., Coca,** ars., ars-i., calc-p., cand-a., carc., phos.

**Gemüt; SCHÜCHTERNHEIT, Furchtsamkeit; verschämt, übertrieben bescheiden; Kindern, bei:** bac., bov., bufo, tub.

**Gemüt; SCHÜCHTERNHEIT, Furchtsamkeit; verschämt, übertrieben bescheiden; unbeholfen, linkisch, und:** ambr., bar-c., calc., carb-v., nat-c., nat-m., nux-v., puls., sil., sulph.

**Gemüt; VERSTECKEN, Verlangen sich zu; Kindern, bei:** aur., bar-c., meli.

## Das schnell beleidigte Kind

**Gemüt; BELEIDIGT, leicht:** CARC., TUB., **Ars., Calc., Caust., Iod., Lyc., Nux-v., Staph.,** *acon., alum., apis, aur., bell., bov., bufo, caps., carb-v., chel., cina, cocc., coloc., croc., cycl., graph., lach., nat-m., pall., petr., plat., puls., sars., sep., sil., spig., sulph., syph., verat., zinc.,* agar., agki-p., alum-sil., am-br., anac., ang., ant-c., ant-t., aq-mar., arist-cl., arn., ars-s-f., aur-ar., aur-s., bamb-a., bor., borag., calc-ar., calc-s., camph., cann-s., carb-an., carbn-s., cench., cham., chin., chin-ar., cic., cimic., cinnb., coff., cupr., dros., germ., hell., hyos., ign., kali-n., kola., lac-eq., lac-lup., lap-c-b., lap-gr-m., lap-mar-c., lil-t., lyss., mag-s., mangi., med., merc., mim-p., morg-g., nat-c., nit-ac., phos., prot., pseuts-m., rad-br., ran-b., samars., sanic., stann., stram., sul-ac., tarent., teucr., thuj., viol-t., zinc-p.

## Das abweisende Kind

**Gemüt; STIMMUNG, Laune, Gemütsverfassung; ablehnend, unwillig:** *anac., hep., merc., psor., puls.,* acon., aloe, alum., am-c., ambr., ant-c., arg-n., arn., ars., aur., bell., bry., calad., camph., caps., carb-ac., caust., cham., cimic., cina, con., croc., dulc., ferr., hyos., ign., ip., kali-c., kali-p., kreos., lach., lact., laur., led., lyc., mag-c., mag-m., neon, nit-ac., nux-v., ozone, past., petr., phos., plat., plb., rheum, samb., sanic., sars., sep., sil., spong., staph., stram., sulph., thuj., tub., upa., verat-v., viol-o., visc.

## Das freche Kind

**Gemüt; GROBHEIT, Unflätigkeit; allgemein; Kinder, ungezogene:** *ant-c., chin., merc.,* carc., cham., cina, dulc., rheum, staph.

## Das dickköpfige Kind

**Gemüt; EIGENSINNIG, dickköpfig, stur; Kinder:** TUB., **Calc.,** *ant-c., caps., cham., chin., cina, stram.,* abrot., am-c., arg-n., arn., ars., arum-t., aur., bac., bell., carc., caust., hyos., kreos., lyc., mosch., nux-v., psor., sanic., sec., sil., staph., syph., tarent., thuj., verat-v., viol-t.

## Das eifersüchtige Kind

**Gemüt; EIFERSUCHT; allgemein; Kinder; zwischen:** ars., calc-s., carc., nat-m., nux-v., sep.

**Gemüt; EIFERSUCHT; allgemein; Kinder; wenn ein neues Baby die Aufmerksamkeit der Familie in Anspruch nimmt:** *hyos.,* ign.

## Das in Wutanfälle ausbrechende Kind

**Gemüt; WUT, Raserei, Rage; Kindern, bei:** carc., petr., phos.

**Gemüt; ÄRGER, Zorn, Wut; allgemein; heftig:** **Acon., Anac., Aur., Cham., Hep., Nit-ac., Nux-v., Staph., Tarent.,** *apis, ars., bry., calc., carb-v., caust., chel., croc., graph., hyos., kali-c., lyc., m-aust., meli., nat-m., petr., plat., sep., stann.,* adam., aesc., ambr., androc., aur-s., bamb-a., bar-c., bell., bor., bros-g., bufo, cahin., camph., cann-s., canth., carbn-s., carc., cere-s., chin-b., cimx., cocc., coff., cupr., cypr., dros., falco-p., ferr., ferr-p., germ., grat., hecla., hydr-ac., hydrog., ictod., ign., iod., kali-chl., kali-i., kola., lac-h., lach., led., lyss., mag-c., mag-s., mand., med., mez., mosch., nat-s., neon, oena., olnd., ozone, pall., ph-ac., phos., pitu-a., prot., puls., seneg., sil., stram., stront-c., sulph., tell., thyr., tub., tub-k., verat., zinc., zinc-p.

## Wenn Kinder trauern

Kinder trauern anders als Erwachsene, sie springen in ihre Trauer hinein und heraus, sie drücken ihre Trauer nicht immer mit Worten und Weinen aus, sondern oft ist ihre Trauerarbeit Spielen, Malen, Schreien und Toben. Auch andere Gefühle stellen sich ein, wie zum Beispiel Angst oder Schuldgefühle, Verzweiflung, Wut und Aggression, die sich dann in Vorwürfe an Eltern oder andere ausdrücken können. Ebenso finden wir Mutlosigkeit, Resignation und Niedergeschlagenheit. Kinder haben auch Fantasien der Wiedervereinigung, die wir Erwachsene zum Teil nicht nachvollziehen können. Am besten ist es, offen und ehrlich zu reagieren. Kinder sollten nicht geschützt werden, durch das Weglassen von Tatsachen oder Ausweichen und Ignorieren. Wichtig ist, mit dem Kind altersspezifisch von Sterben und Tod zu sprechen, um zu vermeiden, dass Gefühle unterdrückt und verdrängt werden, um niemandem zur Last zu fallen. Dies kann krank machen.

Kinder sollten behutsam und rechtzeitig auf den Tod einer nahe stehenden Person vorbereitet werden. Wird dies vermieden, besteht durch das Ausgeschlossensein die Gefahr eines Traumas beim Kind.

Wichtig ist, dass Kinder mit anderen ihre Trauergefühle teilen können. So bekommt die Trauer eine Natürlichkeit und den Platz im Leben und in der Gesellschaft, den sie braucht.

Trauerfeiern finden am besten im vertrauten Kreis der Familie statt. Kinder sollten von Trauergottesdiensten nicht ausgeschlossen werden. An der Seite einer vertrauten Person kann ein Kind diesem Abschied beiwohnen. Durch die aktive Teilnahme an Gottesdienst, Beerdigung und Besuch des Grabes ist es dem Kind möglich, seinen Weg der Trauer zu finden.

### Mögliche Gefühle trauernder Kinder

Angst, Schock, Hilflosigkeit, Wut, Aggression, Sehnsucht, Verzweiflung, Lachen, Gleichgültigkeit, Selbstmitleid, Freude, Hass, Liebe, Selbstmitleid und Sehnsucht.

### Körperliche Beschwerden trauernder Kinder

Müdigkeit, ein flaues Gefühl im Magen, Zittern, Herzklopfen, Beklemmung im Brustkorb, Herzschmerzen, behinderte Atmung, Engegefühl im Hals, Appetitmangel, körperliche Schwäche, Überaktivität, fehlendes Zeitempfinden.

### Gedanken und Fantasien trauernder Kinder

Der/Das/Die Verstorbene wird gesucht, gerufen, gesehen und gerochen. Reden mit dem Verstorbenen. Wirre Träume und ein Leben in einer Fantasiewelt mit dem Verstorbenen. Selbstgespräche. Nicht-Wahrhaben-Wollen.

**Beispiel:** Ein zehnjähriger Junge hat vor 14 Tagen seinen Opa verloren. Die Mutter berichtet: Seit dem Tod des Großvaters ist der Junge sehr still. Oft sitzt er da und seufzt vor sich hin. In der Schule hat das Verständnis für die gestellten Aufgaben deutlich nachgelassen. Außerdem hat er seit dem Tod des Großvaters Kopfschmerzen.

**Die Repertorisation ergab Ignatia als das passende Heilmittel.**

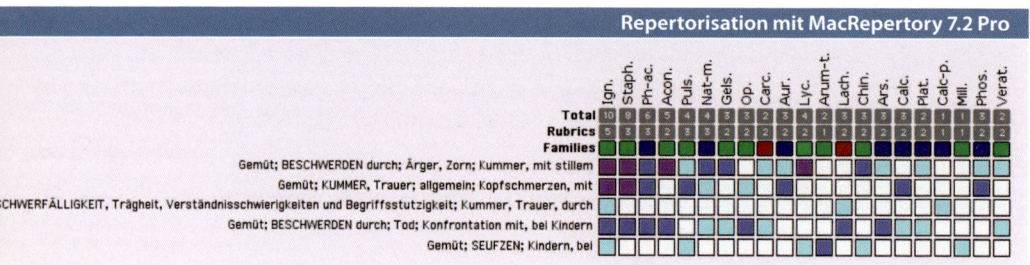

links, zeilenweise: die Symptome; oben, spaltenweise: die Mittel;
dunkelrot: vierwertig, lila: dreiwertig, dunkelblau: zweiwertig, hellblau: einwertig

## Das trauernde Kind

(fett gedruckt: dreiwertig, kursiv gedruckt: zweiwertig, gerade gedruckt: einwertig)

**Gemüt; BESCHWERDEN durch; Ärger, Zorn; Kummer, mit stillem:** **Acon., Bry., Ign., Lyc., Staph.,** *cham., chin., cocc., coloc., gels., nat-m., ph-ac., zinc.,* alum., am-m., ars., aur., aur-ar., bell., carc., hyos., nat-c., nux-v., phos., plat., puls., verat.

**Gemüt; KUMMER, Trauer; allgemein; Kopfschmerzen, mit:** **Ign., Staph.,** *aur., calc., ph-ac., phos., puls.,* nat-m., op.

**Gemüt; SCHWERFÄLLIGKEIT, Trägheit, Verständnisschwierigkeiten und Begriffsstutzigkeit; Kummer, Trauer, durch:** calc-p., ign., lach.

**Gemüt; BESCHWERDEN durch; Tod; Konfrontation mit, bei Kindern:** **acon., ars., ign., lach., op., ph-ac., staph.,** *ambr., calc., calc-sil., caps., carc., caust., gels.,* kali-br., nat-m., nit-ac., nux-v., plat., sulph., verat.

**Gemüt; SEUFZEN; Kindern, bei:** **arum-t., mur-ac.,** *chin., cupr., hell., ign., lyc., mill., puls.*

## Das Kind mit Auffälligkeiten in der Entwicklung

(fett gedruckt: dreiwertig, kursiv gedruckt: zweiwertig, gerade gedruckt: einwertig)

**Gemüt; FRÜHREIFE:** **Asar.,** *med., merc., phos.,* acon., aur., bell., calc., calc-p., carc., chlorpr., cina, crot-h., fl-ac., hyos., ign., iod., lac-h., lach., lyc., nux-v., orig., parot., petr., puls., sep., sil., stroph., sulph., supren., syph., tab., tub., verat.

**Gemüt; FRÜHREIFE; Schule nicht so viel wie sie könnte, aber leistet in der:** calc., sulph.

**Gemüt; ENTWICKLUNG, geistige; gehemmt, Stillstand:** agki-p., aur., bac., bar-c., calc-p., chap., nitro-o., per., syph., thuj., toxo., tub.

**Gemüt; SCHWERFÄLLIGKEIT, Trägheit, Verständnisschwierigkeiten und Begriffsstutzigkeit; Kindern, bei:** **Arg-n., Bar-c., Calc-p., Sulph.,** *agar., bar-m., calc., carbn-s., lyc., sil., syph., tub.,* abrot., bufo, carc., cupr., iod., kali-sil., lach., med., merc., tax-br., zinc.

**Gemüt; RETARDIERTE Kinder:** *arg-n., bar-c., calc., calc-p., carbn-s., med., sulph.,* aur., carc., iod., lyc., merc., plb., sil., tub., zinc.

**Gemüt; REDEN, redet; langsam oder spät Sprechen, lernt:** **Nat-m.,** *thuj.,* agar., bac., bar-c., bell., bor., calc., calc-p., carbn-s., carc., caust., mag-c., med., nat-p., nux-m., ph-ac., phos., puls., sanic., sil., sulph., tub., vip.

**Allgemeines; ENTWICKLUNGSSTILLSTAND:** **Calc-p.,** *bac., bar-c., calc., phos., sil.,* agar., bor., bufo, carc., caust., chin., cupr., des-ac., elmen, kali-c., kreos., lac-d., med., nat-m., nep., ph-ac., pin-s., sulfa., sulph., thyr., vip.

**Allgemeines; ENTWICKLUNGSSTILLSTAND; Ernährungsstörung, wegen:** *bar-c., calc., calc-p., sil.,* bac., caust., kreos., lac-d., med., nat-m., pin-s., thyr.

## Das Kind mit Tics

Nervöse Tics zeigen sich durch kurze unwillkürliche Bewegungen zum Beispiel durch Blinzeln, durch Zucken der Gesichtsmuskulatur, durch wiederkehrendes Spitzen der Lippen oder Lecken der Lippen und viele andere unwillkürliche kurze Bewegungen. Die Kinder sind tagsüber sehr angespannt, und der Zustand kann sich durch zusätzliche Belastungen verstärken. Eine ausreichende Diagnostik ist unbedingt erforderlich. Die Behandlung mit homöopathischen Mitteln bringt eine deutliche Verbesserung, in manchen Fällen sogar ein Verschwinden der Beschwerden. Die Behandlung sollte in jedem Fall durch einen erfahrenen Therapeuten erfolgen.

### Ausführliches Beispiel der Behandlung eines kleinen Jungen mit deutlichen Tics:

Ein aufgeweckter achtjähriger Junge mit auffallend langen Wimpern wird von seiner Mutter in meine Praxis gebracht. Sie macht sich wegen der unwillkürlichen Bewegungen ihres Sohnes Sorgen. Sie erzählt: Er reibt mit den Fingern, zieht die Socken nach oben, reibt über die Haut und vieles mehr. Mein Sohn ist ein mitfühlender Junge. Wälzt sich in der Nacht umher. In der Schule ist er ehrgeizig und hat Angst zu versagen. Er kann sich schlecht konzentrieren und lässt sich leicht ablenken. Er liebt Gesellschaft. Hat vielerlei Ängste.

Auf meine Frage an den Jungen, ob er Kummer hat, spricht er von seiner kleineren Schwester. Er scheint eifersüchtig auf seine Schwester zu sein. Der Mund steht immer etwas offen, obwohl er durch die Nase atmet. Er schwitzt reichlich.

### Die Repertorisation ergab Phosphorus.

Er erhält das Mittel am 19. Dezember in einer einmaligen Gabe von zwei Globuli C30 am Abend.

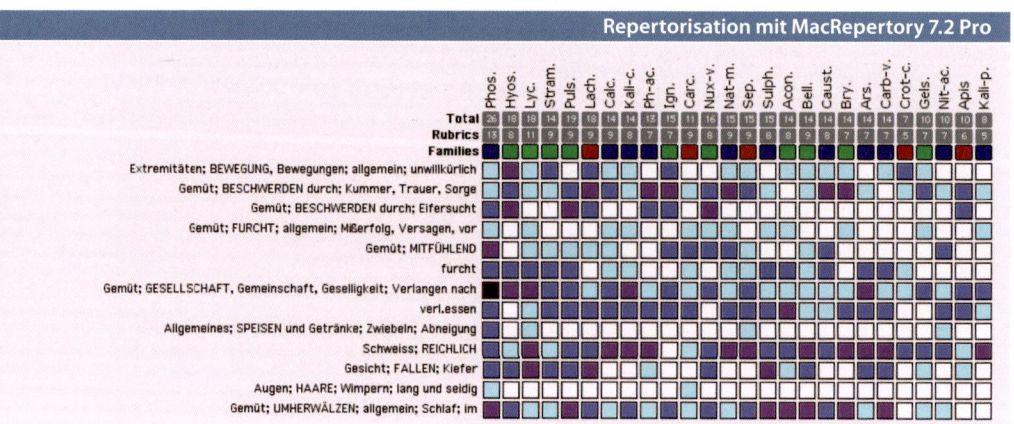

**Repertorisation mit MacRepertory 7.2 Pro**

links, zeilenweise: die Symptome; oben, spaltenweise: die Mittel;
dunkelrot: vierwertig, lila: dreiwertig, dunkelblau: zweiwertig, hellblau: einwertig

### Bericht der Mutter nach der Mittelgabe

**Nach einer Woche:** Er ist tagsüber und im Schlaf ruhiger geworden. Das Schwitzen hat nachgelassen. Bei einem Gesellschaftsspiel hat er besser durchgehalten. Er war weniger frustriert, nachdem er verloren hatte. Heute in der Schule ist er geärgert worden, und es gab eine Rauferei. Er hat sich gewehrt. Er kommt nach Hause und sagt, er bräuchte wieder das Mittel.

Er bekommt im Moment noch kein Mittel. Wenn er darauf besteht, soll die Mutter ihm aus einem Glas einen Teelöffel Wasser geben. In dem Glas ist kein Mittel, nur Wasser.

**Eine Woche später:** Letzte Woche wurde in der Schule ein Test geschrieben. Er war der Schnellste. Er kann sich deutlich besser konzentrieren. Am Fußrücken ein etwa zwei Zentimeter großer roter Fleck und ein paar rote Beulen. Diese Hauterscheinungen haben gejuckt. Das Strümpfe hoch ziehen und Reiben mit den Fingern ist nicht mehr da. Er wirkt insgesamt aufgeräumter und spricht mehr über seine Gefühle. Er sagt auch, was ihm nicht passt.

**Weiter abwarten.**

Zwischendurch ein kleiner Infekt, und Mitte Februar kommen die Tics leicht wieder. Er erhält eine einmalige Gabe Phosphorus C200.

**Ende Februar:** Er schwitzt nicht mehr. Er hat seinem Freund gesagt, was ihm nicht passt. Laut Lehrerin wieder konzentrierter. Es zeigt sich ein leichter Schnupfen und Husten. Die Tics sind wieder weg.

**Mitte März:** Husten und Schnupfen. Er erhält Phosphorus C30 in Wasser gelöst nach Bedarf. Der Infekt ist rasch vorbei.

**Im April:** Er spricht mehr, geht mehr aus sich raus, er antwortet auf Fragen in einer Gruppe (dies war vorher nicht so). Er setzt sich für seine Schwester ein. Am Ostersonntag ein samtartiger, juckender Hautausschlag am ganzen Körper. Die Mutter gibt ihm Phosphorus C30 in Wasser gelöst. Daraufhin hat ihn der Hautausschlag nicht mehr gestört.

**Phosphorus ist in diesem Fall das passende konstitutionelle Mittel. Es wird diesen Jungen bei weiteren Beschwerden begleiten.**

# Allgemeine Modalitäten und dazugehörige Mittel

Als »Modalität« bezeichnet man den Umstand oder Einfluss, welcher Symptome bessert oder verschlechtert. »Allgemein« bedeutet: Für alle Mittel, die unter einer bestimmten Modalität aufgeführt sind, gilt die Modalität nicht nur in Bezug auf ein Symptom, sondern für alle denkbaren Symptome.

(Großbuchstaben: vierwertig, fett gedruckt: dreiwertig, kursiv gedruckt: zweiwertig, gerade gedruckt: einwertig)

### Berührung verschlechtert

Allgemeines; BERÜHRUNG; agg.: **Agar., Ang., Apis, Arg., Asaf., Bell., Bry., Cham., Chin., Chin-s., Cocc., Coff., Colch., Crot-c., Cupr., Guai., Ham., Hep., Hyos., Kali-ar., Kali-c., Lach., Lyc., Mag-p., Mang., Nit-ac., Nux-v., Ran-b., Rhod., Rhus-t., Sabin., Sep., Sil., Spig., Staph., Sulph.,** *acon., aesc., agn., ant-c., ant-t., arn., ars., aur-s., cact., cann-s., canth., caps., carb-v., cast., chel., chin-ar., cina, cinnb., coloc., euph., iod., kali-bi., kali-i., kali-n., kali-p., kreos., laur., led., lil-t., mag-c., mag-m., med., merc., merc-c., mez., murx., nat-m., op., ox-ac., par., ph-ac., phos., puls., sang., sec., seneg., spong., stram., stront-c., stry., tarax., tarent., tell., teucr., ther., thuj., verat., zinc.*

### Leichte Berührung verschlechtert

Allgemeines; BERÜHRUNG; agg.; leichte: **Acon., Apisin., Bell., Chin., Hep., Kali-c., Lach., Merc., Nux-v.,** *colch., ign., mez., nit-ac., phos., stann.,* ars., coff., ham., lyss., mag-m., merc-c., murx., ox-ac., ph-ac., sep., sil., spig., sul-ac.

### Berührung verbessert

Allgemeines; BERÜHRUNG; amel.: **Asaf., Calc., Cycl., Mur-ac., Thuj.,** *alumn., ars., bism., bry., calc-ar., cast., coloc., grat., mang., meny., phos.,* agar., alum., am-c., am-m., anac., ant-c., ant-t., arn., bell., bell-p., canth., caust., chel., chin., con., dros., euph., euphr., graph., hep., kali-c., lyc., m-arct., merc-c., nat-c., nat-m., olnd., pall., petr., ph-ac., plb., sang., sep., spig., spong., staph., sulph., tarax., viol-t., zinc.

## Beugen, Neigen, Drehen verschlechtert

Allgemeines; BEUGEN, neigen, drehen; agg.: **Sel.,** *am-m., bell., bry., chin., cic., con., hep., ign., nat-m., rhus-t., spong., stann.*

Allgemeines; BEUGEN, neigen, drehen; agg.; betroffene Partie: **Calc., Ign., Puls.,** *am-m., ant-c., arn., bell., bry., chel., chin., cic., coff., kali-c., lyc., mag-c., nat-m., nux-v., rhus-t., sel., sep., spig., spong.*

## Beugen, Neigen, Drehen verbessert

Allgemeines; BEUGEN, neigen, drehen; amel.; Partien, betroffene: **Bell.,** *cham., chin., coloc., merc., merc-c., plb., puls., squil., thuj.,* acon., am-m., anac., arg., arg-n., bov., calc., cann-s., caust., colch., guai., hep., kali-c., lach., m-aust., mag-c., mag-p., mang., meny., mur-ac., nux-v., petr., rheum, rhus-t., sabad., sabin., teucr., verat.

## Neigung, sich ständig zu recken und zu strecken

Allgemeines; STRECKEN, sich Recken; muss sich, Strecken allgemein; ständig: *ars.,* alum., aml-n., ang., caust., chin., guai., puls., quas., rhod., rhus-t., sabad., sep., staph., tab.

## Bei Bewegung verschlechtert

Allgemeines; BEWEGUNG; agg.; bei: **Bell., Bism., Bry., Chel., Chin., Cocc., Colch., Coloc., Guai., Led., Lyc., Merc., Nux-v., Ran-b., Rhus-t., Sabin., Sil., Sulph.,** *acon., agn., ang., apis, arn., ars., ars-i., asaf., asar., aspar., aur., bar-c., berb., but-ac., cact., calad., calc., calc-p., calc-s., camph., cann-s., canth., caps., carb-an., carb-v., carbn-s., chion., cimic., cimx., cinnb., coff., con., croc., crot-h., dig., eup-per., ferr., fl-ac., gels., glon., graph., hell., hep., iod., ip., iris, kali-bi., kali-c., kali-n., kalm., kreos., lac-d., lach., m-aust., mag-p., mang., meli., nat-ar., nat-m., nat-p., nat-s., nit-ac., onos., ox-ac., petr., phos., phyt., plb., psor., rheum, sang., sanic., sars., sec., sel., sep., spig., squil., stann., staph., tarent., ther., verat., visc., zinc.*

## Bei Bewegung verbessert

**Allgemeines; BEWEGUNG; amel.: Aur., Aur-m., Caps., Con., Cycl., Dulc., Euph., Ferr., Kali-s., Lyc., Puls., Pyrog., Rhod., Rhus-t., Sabad., Samb., Sulph., Tarax., Tarent., Valer.,** *acon., agar., aloe, alum., alumn., am-c., am-m., anac., ang., arg., arg-n., ars., atro., aur-m-n., bar-c., bism., brom., caust., chin-ar., cina, cocc., coloc., com., dios., dros., fl-ac., gamb., gels., helon., indg., iod., kali-c., kali-i., kali-n., kali-p., kreos., lil-t., m-p-a., mag-c., mag-m., med., meny., merc., merc-c., merc-i-f., mosch., mur-ac., nat-c., nat-s., ph-ac., plat., rat., ruta, sep., stann., stram., stront-c., tub., verb., vib., viol-t., zinc.*

## Druck verschlechtert

**Allgemeines; DRUCK; agg.: Agar., Apis, Bar-c., Cina, Hep., Iod., Lach., Lil-t., Lyc., Merc-c., Sil.,** *ang., arg., ars., ars-i., bapt., bry., calad., cann-s., canth., caps., carb-v., chel., guai., kali-bi., kali-c., kali-i., mag-c., merc., mosch., nat-m., nat-s., nit-ac., nux-v., olnd., op., plat., ran-b., ran-s., ruta, sabin., sel., spong., stann., staph., teucr., ther., valer., verb.*

## Druck verbessert

**Allgemeines; DRUCK; amel.: Bry., Chin., Coloc., Con., Dros., Lil-t., Mag-m., Mag-p., Meny., Nat-c., Plb., Puls., Sil.,** *agn., alumn., am-c., am-m., apis, arg-n., asaf., aur., bor., canth., caps., carbn-s., chel., clem., cocc., croc., dulc., glon., graph., ign., kali-bi., kali-i., lac-d., lach., mang., mur-ac., nat-m., nat-s., nit-ac., nux-m., par., ph-ac., rhus-t., sep., spig., stann., tril.*

## Erbrechen verbessert

**Allgemeines; ERBRECHEN; amel.:** *coc-c., dig., eup-per., sang., sec., tab., acon., agar., ail., anac., ant-t., ars., asar., carbn-s., card-m., colch., helia., hell., hyos., kali-bi., kola., lat-m., nat-m., nux-v., op., plb., puls., sanic., vip., xan.*

## Erbrechen verschlechtert

**Allgemeines; ERBRECHEN; agg.: Aeth., Ars., Cupr., Ip., Puls., Sulph.,** *ant-t., asar., bry., calc., colch., dros., hyos., lyc., nux-v., phos., plb., sars., sep., verat., acon., arn., bell., caps., cham., chin., cina, cocc., coloc., con., dig., ferr., graph., iod., lach., mez., mosch., nat-m., olnd., op., ran-s., ruta, sabin., sec., sil., stann.*

## Erschütterung verschlechtert

**Allgemeines; ERSCHÜTTERUNG, Auftreten; agg.: Arn., Bell., Bry., Cic., Con., Lach., Nit-ac., Rhus-t., Sil., Ther.,** *acon., anac., ang., ant-c., arg-n., asar., cact., calc., caust., chin., cocc., ferr., graph., ham., hell., hep., kali-i., lac-c., led., lil-t., lyc., mag-m., nat-c., nat-m., nux-v., onos., ph-ac., phos., puls., sabad., sanic., sep., spig., sulph., thuj.*

## Tragen verschlechtert

**Allgemeines; TRAGEN; agg.:** alum., cadm-s., calc., carb-ac., caust., ruta, tarent.

## Tragen verbessert

**Allgemeines; TRAGEN; amel.:** *cham.,* ant-c., ant-t., ars., coloc., ferr., ip., kali-c., nat-c., nat-m., ph-ac., sep.

## Raumluft verbessert

**Allgemeines; LUFT; Raumluft; amel.: Cocc., Guai., Nux-m., Nux-v., Sil.,** *agar., am-c., am-m., ant-c., bell., calad., calc., camph., cann-s., canth., caps., carb-an., carb-v., cham., chel., chin., cina, coff., coloc., euph., ferr., ign., ip., kali-n., kreos., led., merc., mosch., mur-ac., nat-c., nit-ac., olnd., petr., rheum, rhus-t., ruta, sabad., sel., spig., staph., stram., sul-ac., teucr., thuj., valer., viol-t.*

## Raumluft verschlechtert

**Allgemeines; LUFT; Raumluft; agg.: Alumn., Croc., Mag-c., Puls., Sabin.,** *acon., ambr., anac., ang., ant-c., arg., arn., asaf., asar., aur., bar-c., bor., bov., caust., cic., hell., iod., laur., lyc., mag-m., meny., mez., nat-m., op., ph-ac., phos., plat., plb., ran-b., ran-s., rhod., sars., seneg., spong., stann., stront-c., sulph., tarax., verat., verb., zinc.*

## Frische Luft verschlechtert

**Allgemeines; LUFT; frische; agg.: Chin., Cocc., Guai., Hep., Kali-c., Merc., Nit-ac., Nux-m., Nux-v., Rumx., Sil., Sulph.,** *acon., agar., am-c., ant-t., ars., ars-s-f., bar-c., bell., bry., calc., calc-p., camph., caps., carb-an., carb-v., caust., cham., chel., clem., coff., coloc., con., cycl., dulc., ferr., graph., ham., helon., kali-ar., kali-bi., kali-n., kali-p., kreos., lach., lyc., lyss., mang., merc-c., mur-ac., nat-c., petr., ph-ac., phos., psor., rhus-t., sel., seneg., sep., spig., stann., stram., stront-c., sul-ac., teucr., valer., zinc.*

## Frische Luft verbessert

**Allgemeines; LUFT; frische; amel.: Alum., Alumn., Arg-n., Ars., Cann-i., Croc., Iod., Kali-i., Mag-c., Mag-m., Nat-s., Puls., Rhus-t., Sabad., Sabin., Tub.,** *acon., agn., all-c., aloe, am-m., aml-n., anac., ant-c., apis, arg., asaf., asar., atro., aur., aur-i., bov., bry., cact., calad., calc-s., camph., caps., carb-v., carbn-s., chel., chlor., cimic., cinnb., coff., con., crot-c., dios., dulc., fl-ac., gamb., graph., hell., hydr-ac., hyos., iber., ip., kali-bi., kali-n., kali-s., lac-c., lach., lil-t., lyc., med., meli., mez., mosch., nat-m., osm., phos., phyt., plat., psor., ptel., ran-s., rhod., sanic., sec., seneg., sep., spong., sul-i., sulph., tab., tarent., tell., vib., zinc.*

## Liegen verschlechtert

**Allgemeines; LIEGEN; agg.; im: Apis, Ars., Aur., Caps., Cham., Con., Dros., Euph., Ferr., Hyos., Kali-c., Lyc., Meny., Nat-s., Phos., Plat., Puls., Rhus-t., Rumx., Samb., Sang., Tarax.,** *acon., agar., alumn., am-m., ambr., ant-t., apoc., arg., asaf., aur-i., bapt., bell., bry., cycl., dulc., euphr., glon., guai., hell., kali-br., kali-n., kalm., lach., lil-t., m-arct., m-p-a., mag-m., mosch., mur-ac., nat-c., nux-v., op., ph-ac., ran-b., rhod., ruta, sabad., sep., stront-c., sulph., trif-r., valer., verb., viol-t., zing.*

## Liegen verbessert

**Allgemeines; LIEGEN; amel.; im: Am-m., Asar., Bell., Bry., Calc., Ferr., Mang., Nat-m., Nux-v., Pic-ac., Squil.,** *arn., bar-c., calc-p., canth., carb-an., carb-v., caust., coc-c., colch., glon., graph., ign., led., nit-ac., psor., sil., spig., spong., stann., staph., stram., sulph., verat.*

## Nass werden

**Beschwerden durch Nasswerden:** Acon., Apis, Arn., Bell., Bry., Chin., **Dulc.,** Hep., Ip., **Puls., Rhus.t.**

**Beschwerden nach nassen Füßen:** All. c., Cham., Dulc., *Nux.v.,* Phos., **Puls.,** Rhus.t.

**Beschwerden nach nassem Kopf: Bell.,** Le., Puls., Rhus.t.

## Reiben verschlechtert

**Allgemeines; REIBEN, Massage; agg.: Anac., Con., Puls., Sep., Stront-c., Sulph.,** *am-m., bism., calad., caps., caust., coff., led., mez., sil.,arn., ars., bor., calc., cann-s., canth., carb-an., cham., chel., cupr., dros., guai., kreos., m-p-a., mag-c., mang., merc., mur-ac., nat-c., olnd., par., ph-ac., phos., rhus-t., seneg., spig., spong., squil., stann., staph., stram., tell., teucr., thuj.*

## Reiben verbessert

**Allgemeines; REIBEN, Massage; amel.: Calc., Canth., Carb-ac., Nat-c., Ol-an., Phos., Plb.,** *alum., alumn., am-m., arn., ars., asaf., cupr., cycl., dros., guai., ign., mag-p., merc., mur-ac., nux-v., podo., ruta, sulph., tarent., thuj., zinc.*

## Vor Schlaf verschlechtert

**Allgemeines; SCHLAF; agg.; vor: Ars., Bry., Calc., Carb-v., Merc., Phos., Puls., Rhus-t., Sep., Sulph.** *agn., bell., calad., carb-an., caust., chin., graph., hep., ign., kali-c., kreos., lyc., ph-ac., sars., sil.*

## Während Schlaf verschlechtert

**Allgemeines; SCHLAF; agg.; während: Arn., Ars., Bell., Bor., Bry., Cham., Hep., Hyos., Merc., Op., Puls., Sil., Stram., Sulph., Zinc.,** *acon., aesc., ant-t., apis, arg-n., bar-c., calad., cann-i., chel., chin., cina, con., crot-h., graph., ign., kali-ar., kali-c., lyc., m-p-a., mur-ac., nat-m., nit-ac., nux-m., ph-ac., phos., rheum, samb., sep.*

## Nach Schlaf verschlechtert

**Allgemeines; SCHLAF; agg.; nach: Lach., Sel., Spong., Stram., Sulph.,** *acon., ambr., apis, arn., ars., camph., carb-v., carbn-s., caust., chel., cocc., con., crot-h., croto-t., dios., euphr., ferr., hep., hydrog., kali-n., lyc., m-p-a., op., ph-ac., phos., phyt., puls., rheum, sabad., sep., staph., verat.*

## Nach Schlaf verbessert

**Allgemeines; SCHLAF; amel.; nach: Ph-ac., Phos.,** *ars., calad., cupr., fl-ac., med., merc., nux-v., sep.*

## Während Schwitzen

**Verschlechtert Allgemeines; SCHWEISS; agg.; während: Ars., Bry., Caust., Cham., Form., Merc., Op., Rhus-t., Sep., Stram., Sulph., Verat.,** *acon., ant-t., chin., ferr., hep., ign., ip., mang., nat-c., nit-ac., nux-v., phos., psor., puls., sabad.*

## Nach Schwitzen

**Verschlechtert Allgemeines; SCHWEISS; agg.; nach: Chin., Ph-ac., Sep.,** *acon., calc., merc., phos., psor., puls., spong., stann., staph., sulph.*

## Während Schwitzen verbessert

Allgemeines; SCHWEISS; amel.; während: **Bry., Cupr., Gels., Rhus-t.,** *acon., ars., bov., calad., cham., chin-s., cic., graph., hep., lach., nat-m., psor., stront-c., thuj., verat.*

## Nach Schwitzen verbessert

Allgemeines; SCHWEISS; amel.; nach: **Cham., Gels., Nat-m., Psor., Rhus-t.,** *acon., ars., bry., calad., calc., camph., canth., cimx., cupr., fl-ac., graph., hep., iod., lach., olnd., stront-c., sulph., thuj., verat.*

## Schweiß verschafft keine Erleichterung

Allgemeines; SCHWEISS; Erleichterung, verschafft keine: **Ars., Bell., Caust., Cham., Form., Merc., Nux-v., Op., Rhus-t., Sep., Stram., Sulph., Verat.,** *acon., ant-c., ant-t., calc., chin., cocc., colch., dig., ferr., hep., ign., ip., kali-c., mang., nat-c., nit-ac., phos., puls., pyrog., sabad., sal-ac., til., verat-v.*

## Sitzen verschlechtert

Allgemeines; SITZEN; agg.: **Agar., Am-m., Ars., Caps., Con., Cycl., Dulc., Euph., Lyc., Phos., Puls., Rhus-t., Sep., Sulph., Valer., Verb., Viol-t., Zinc., Zinc-p.,** *aloe, alumn., ambr., ang., arg., asaf., aur., aur-m., aur-m-n., bar-c., bry., chin., cina, cocc., coloc., dros., euphr., ferr., gamb., hell., kali-bi., lach., led., m-p-a., mag-m., meny., merc., mosch., mur-ac., nat-c., petr., ph-ac., plat., prun., rhod., ruta, sabad., seneg., spig., tarax., thuj.*

## Sitzen verbessert

Allgemeines; SITZEN; amel.: **Bry., Colch., Dig., Nux-v.,** *acon., alumn., anac., ant-t., calad., coff., coloc., dulc., glon., graph., merc., puls., rheum, rhod., rhus-t., sep., sil., squil.*

## Sonne verschlechtert

Allgemeines; SONNE; agg. oder Beschwerden durch: **Ant-c., Bell., Glon., Lach., Nat-c., Nat-m., Puls.,** *acon., agar., arg., ars., bar-c., bry., camph., carb-v., euphr., gels., kalm., lyss., nux-v., op., psor., sang., sel., uva., valer.*

## Sonne verbessert

Allgemeines; SONNE; amel.: **Stront-c.,** *plat., stram., thuj., anac., bac., brucel., choc., cinnb., con., corv-c., crot-h., iod., kali-c., kali-chl., pic-ac., rhod., rhus-t., tarent.*

## Reden verschlechtert

**Allgemeines; REDEN; agg.: Anac., Calc., Cann-s., Chin., Mang., Nat-c., Nat-m., Ph-ac., Rhus-t., Sel.,** *ambr., bry., carb-v., cham., dros., dulc., graph., hep., iod., mag-m., phos., sars., sep., spig., stann., sulph., verat.*

## Reden verbessert

**Allgemeines; REDEN; amel.:** ars., ferr., lar-ar., rhus-t., sel.

## Trinken verschlechtert

**Allgemeines; TRINKEN; agg.: Calc., Canth., Iod., Lach.,** *arg-n., ars., bell., bry., chin., cina, cocc., croto-t., eup-per., hyos., merc., merc-c., nux-v., phos., phyt., podo., puls., sel., sil., stann., stram., verat.*

## Trinken verbessert

**Allgemeines; TRINKEN; amel. nach: Caust.,** *bry., phos., sil., spong.* acon., alum., bapt., bar-c., bell., bism., brom., carb-an., cist., coc-c., crot-h., cupr., ferr., graph., ip., kali-n., lac-c., lacer., lob., lyc., mosch., nat-m., nit-ac., nux-v., olnd., psil., psor., rhus-t., sep., spig., squil., sulph., tarax.

## Wind verschlechtert

**Allgemeines; WETTER; Wind; agg.: Cham., Hep., Lyc., Nux-v., Phos., Puls., Rhod., Spong.,** *acon., ars., aur., bell., calc-p., chin., euphr., lach., nux-m., psor., rhus-t., sil., zinc-p.*

## Wind verbessert

**Allgemeines; WETTER; Wind; amel.:** arg-n., coch-o., ferr., hydrog., iod., nux-m., sec., thuj., tub.

## Zusammenkrümmen

**Coloc.,** *Ars., Cocc.*

# Homöopathische Erste Hilfe bei Verletzungen

## Übersicht wichtiger Notfallmittel

Zunächst eine Übersicht wichtiger homöopathischer Mittel für den Notfall. Diese Mittel sollten in keiner Haus- und Notfallapotheke fehlen.

### Aconitum (Sturmhut)

Schock, Todesangst, Herzjagen, Hyperventilation, Engegefühl im Brustkorb, Kollaps, Augenverletzung, Nervenschmerzen, Grippe, Fieber, Erkältungsgefühl.

**Besondere Zeichen:** plötzlicher Beginn, Folgen von kaltem Wind, im Hochgebirge plötzlich in der Nacht Schmerzen (Ohren), Unruhe, Angstgefühl, Blässe beim Aufrichten, kein Schweiß, viel Durst, plötzlich blind oder taub

**Besserung:** im Freien

**Verschlechterung:** im warmen Raum, abends und nachts, Liegen auf der betroffenen Seite, von Musik, Tabakrauch und von kalten trockenen Winden

### Apis (Honigbiene)

Insektenstiche, Ödem, lokale Entzündung, Schwellung, Halsentzündung, Krämpfe, Hirnhautentzündung.

**Besondere Zeichen:** starke Schwellung, stechender brennender Schmerz

**Besserung:** im Freien, beim Abdecken und durch kalte Umschläge oder Kaltbaden

**Verschlechterung:** Hitze in jeder Form, Berührung, Druck, spät am Nachmittag, nach dem Schlaf, in geschlossenen und geheizten Räumen, rechte Seite

### Arnika (Bergwohlverleih)

Bei Unfällen wenn der Schmerz im Vordergrund steht, Überanstrengung (Rhus. t.), Fieber (Glieder wie zerschlagen), innere Blutungen, Gehirnerschütterung, Schlagverletzung, Prellung, Muskelkater, Verletzungen, Operationsprophylaxe, Quetschung, Bluterguss, Verstauchung, Knochenbruch, Schmerzlinderung, Blasen an den Füßen, Wundinfektion, Schlaganfall (roter Kopf), Tetanusprophylaxe

**Besserung:** Liegen oder Kopftieflage

**Verschlechterung:** geringste Berührung

## Arsenicum album (Weißarsenik)

Durchfall, Erbrechen, brennende Schmerzen, große Schwäche, Ruhelosigkeit, kann den Anblick/Geruch von Speisen nicht vertragen, üble Folgen von verdorbenen Früchten, hohes Fieber, haben oft Angst zu sterben während der Krankheit, bei allen Vergiftungen bei denen nicht klar ist, wodurch sie entstanden sind.

**Besserung:** Hitze, Hochlagern des Kopfes und warme Getränke

**Verschlechterung:** nasses feuchtes Wetter, nach Mitternacht, Kälte, kalte Getränke oder kaltes Essen, rechte Seite und an der Seeküste

## Belladonna (Tollkirsche)

Sonnenstich, Fieber hoch ohne Durst mit Furcht und Angst und Halluzinationen, pulsierende Adern, rotes Gesicht, plötzlicher Beginn, Patient ist mürrisch und empfindlich, äußerst schmerzhafter Kehlkopf, heiser, Empfindlichkeit aller Sinne, wichtiges Mittel bei Herpes zoster und Trigeminusneuralgie, akute Mittelohrentzündung (vorausgesetzt, die Beschreibung passt).

**Besserung:** halb aufgerichtet, bei Druck

**Verschlechterung:** Licht, Geräusch, Stoß, Hinlegen und nachmittags, Berührung, Erschütterung, Lärm, Luftzug, nachmittags, Hinlegen, nach zwölf Uhr

## Cantharis (spanische Fliege)

Brennende, raue, heftige Schmerzen mit Ruhelosigkeit, Verbrennung und Verbrühung – vor und nach der Ausbildung von Blasen, Sonnenbrand (mit Blasen). Blasenausschlag auf der Haut, Entzündung der Harnwege mit sehr schmerzhafter Blasenentzündung und starkem Brennen, Stress – der Betroffene fühlt sich ausgebrannt, Erysipel (Wundrose, Rotlauf) mit Blasenbildung.

**Besserung:** Reiben

**Verschlechterung:** Berührung, Annäherung, beim Wasserlassen, durch Trinken von kaltem Wasser oder Kaffee

### Hypericum (Johanniskraut)

Quetschungen von Nerven, Verletzungen der Finger und Zehen, Nervenschmerz, Gehirnverletzung, Wirbelsäulenverletzung, ziehende Schmerzen, schmerzhafte Tierbisse, tiefe – punktuelle Wunden, Steißbeinprellung.

**Besserung:** Kopf nach hinten beugen

**Verschlechterung:** Kälte, Feuchtigkeit, Nebel, in geschlossenen Räumen, bei der geringsten Kälteeinwirkung und bei Berührung

### Ledum (Sumpfporst)

Stich- und Bissverletzungen, Augenverletzungen und der Umgebung der Augen, blaues Auge – wenn der Bluterguss in verschiedenen Farben schillert – Folgemittel nach Arnika, Tetanusprophylaxe.

**Besondere Zeichen:** Mangel an Wärme, das verletzte Glied ist kalt, kann aber Wärme nicht vertragen

**Besserung:** Kälte, Eintauchen der Füße in kaltes Wasser

**Verschlechterung:** bei Bewegung, Knacken in den Gelenken, Bettwärme

### Lycopodium (Bärlapp)

Verdauungsschwäche, Völlegefühl nach dem Essen, Blähungen, Übersäuerung, Hämorrhoiden – schmerzhaft durch Berührung.

**Besserung:** Bewegung, nach Mitternacht, durch warme Nahrung und Getränke, durch Kaltwerden, durch Aufdecken

**Verschlechterung:** rechts, von rechts nach links, von oben nach unten, von 16 bis 20 Uhr, durch Hitze oder warmes Zimmer, heiße Luft, Bettruhe, warme Anwendungen – abgesehen von Hals und Magen, die sich durch warme Getränke verbessern

### Nux vomica (Brechnuss)

Folgen von Aircondition, Alkohol, Arzneimittelmissbrauch, Narkose. Asthma, akuter Heuschnupfen, Jetlag, Schlaganfall, Magen-Darm-Beschwerden, Übelkeit, Erbrechen, Reiseübelkeit.

**Besserung:** kurzer Schlaf, ohne geweckt zu werden, abends, in der Ruhe, bei nassem und feuchtem Wetter, bei starkem Druck

**Verschlechterung:** morgens, geistige Anstrengung, nach dem Essen, bei Berührung, Gewürze, Stimulantien, Narkotika, trockenes Wetter, Kälte

## Rhus toxicodendron (Giftsumach)

Wichtiges Mittel bei jeder Art der Überanstrengung, reißende Schmerzen in Gelenken und Sehnen mit Steifheit, Unruhe, Gelenkschwellung infolge von Verletzung, Sehnenscheidenentzündung, Verrenkungen, Zerrungen, Hexenschuss, Überanstrengung, Sehnenverletzungen, Folgemittel nach Arnika.

**Besserung:** fortgesetzte Bewegung, Wärme, trockenes Wetter, Gliederstrecken, Gehen, Reiben, warme Anwendungen, Lageänderung

**Verschlechterung:** im Schlaf, in Ruhe, kaltes feuchtes Wetter, Regen in der Nacht, bei Rücken- oder Rechtslage und beim Nasswerden

## Ruta (Weinraute)

Quetschung Knochenhaut, Verrenkung, Verstauchung, wenn Rhus tox. nicht wirkt oder danach geben, Knochenhautverletzungen.

**Besserung:** Liegen auf dem Rücken (bei Rückenschmerzen), Wärme, Bewegung, tagsüber

**Verschlechterung:** Hinlegen, kaltes und feuchtes Wetter

## Silicea (Kieselerde)

Angezeigt zur Entfernung von Fremdkörpern aus der Haut, schlecht vernarbende Wunden, langsam heilende Wunden (Kelloide), Wunden, die durch den eingedrungenen Fremdkörper eitern, schmerzhafte Panaritien (Nagelbettentzündungen).

**Besserung:** Wärme, Einhüllen des Kopfes, Sommer, bei feucht nassem Wetter

**Verschlechterung:** Neumond, morgens, durch Waschen, beim Aufdecken, beim Hinlegen, durch Feuchtigkeit, beim Liegen auf der linken Seite, während der Menstruation

### Staphisagria (Samen von Stephanskraut)

Riss- und Schnittwunden, Genitalverletzungen, Verletzungen durch scharfe Gegenstände, nach Zahnbehandlung, Gerstenkörner, Zysten, Knötchen, nicht aufgehende Gerstenkörner – die sich zu einer harten, bleibenden Geschwulst ausbilden, Rückenschmerzen, die durch Wärme besser werden, Wundschmerz nach Operation, Folgen von Katheterisieren, Honeymoon Zystitis – Blasenentzündung frisch verliebter Frauen, Reizblase bei jung verliebten Frauen.

**Besserung:** Ruhe und Wärme, nach dem Frühstück, Nachtruhe

**Verschlechterung:** Ärger, Kummer, die geringste Berührung der kranken Teile, Empörung, Gewissensbisse, Flüssigkeitsverlust, Onanie, sexuelle Exzesse, Tabak

### Symphytum (Beinwurz)

Schlecht heilende Frakturen – regt die Heilung an – begünstigt die Bildung von Kallus (Knochengewebe), stechende Schmerzen, Knochenverletzungen, Augenverletzungen, Wunden, die Knochenhaut und Knochen durchdringen, Stechen und Schmerzen in der Knochenhaut nach Verhärtung der Fraktur, Verletzungen um die Zahnwurzel herum, starke Schmerzen am Auge nach einem Schlag mit einem stumpfen Gegenstand (Ellbogen, Ball, Schneeball oder ein in das Auge gestoßener Finger), vor allem, wenn keine offensichtliche Verletzung vorliegt, das Auge wird krampfartig geschlossen, Amputationsschmerzen.

### Urtica urens (Brennnessel)

Insektenbisse und -stiche mit einem brennenden Jucken, das über die Einstichstelle hinaus geht, allergische Reaktion auf Insektenstich, Verbrennungen und Verbrühungen mit starkem Brennen und Stechen, Nesselausschlag (Urtikaria), die Haut juckt, brennt und sticht, Folgen von Muschelverzehr (Nesselausschlag), Windpockenausschlag, Nesselsucht nach körperlicher Anstrengung, Schlangenbisse, Lippenherpes, Rheumatismus mit Nesselausschlag.

**Besserung:** Reiben und Wärme

**Verschlechterung:** kühle Anwendungen, kühle und feuchte Luft, Berührung

# Dosierung im Notfall

· Ist der Patient wach, verabreicht man im Notfall zunächst zwei Globuli C30 oder dreimal im Abstand von fünf Minuten einen Teelöffel von zwei in Wasser gelösten Globuli C30. Dann folgt die Beurteilung und die weitere Behandlung.

· Niemals einer bewusstlosen Person einzelne Globuli oder in Wasser gelöste Globuli verabreichen – Erstickungsgefahr. In diesem Fall kann die Lippe mit in Wasser aufgelösten Globuli benetzt werden, auch gerne mehrfach.

· Homöopathische Erste Hilfe ersetzt nicht den Gang zum Arzt oder den Notarzt!

· Die Erste Hilfe für lebensbedrohliche Unfälle sollten in einem Erste-Hilfe-Kurs erlernt werden.

**Notrufnummern in Deutschland**
- Feuerwehr                    112
- Polizei                      110

**Giftnotrufzentralen**
- Baden-Württemberg            0761 1920 oder 2704300
- Bayern                       089 19240 oder 0911 3982451
- Berlin                       030 45053555 oder 45053565
                               030 19240
- Bremen, Hamburg, Schleswig-Holstein,
  Niedersachsen                0551 19240
- Hessen und Rheinland-Pfalz   06131 19240
- Nordrhein-Westfalen          0228 2873211 oder 0228 287333
- Saarland                     06841 19240

(Achtung: Telefonnummern können sich ändern!)

**Der richtige Notruf – diese Informationen sind wichtig**
- Was ist passiert, und wo ist es passiert?
- Wer ist verletzt (Erwachsener oder Kind)?
- Wie viele Personen sind verletzt?
- Zustand der Person, welche Verletzungen?
- Wie ist die Situation einzuschätzen?
- Bei Vergiftungen: Welches Gift wurde zu sich genommen?
- Adresse und Telefonnummer angeben.
- Warten auf Rückfragen.

**Unter www.kindersicherheit.de viele wichtige Informationen zur Kindersicherheit nachlesen.**

# Verschiedene Notfälle

Bitte suchen Sie sich anhand der Liste aus dem Kapitel »Homöopathische Erste Hilfe bei Verletzungen« das passende homöopathische Mittel heraus.

## Insektenstich

Bei allen Insektenstichen besteht generell die Gefahr der allergischen Reaktion. Durch Mücken, Bremsen, Wanzen, Läuse und Flöhe entsteht Juckreiz. Bei Ameisen entsteht meist eine leichte Hautveränderung. Wespen-, Bienen- und Hornissenstiche führen zu einer Rötung von ungefähr 5 bis 15 Zentimeter Durchmesser, Schwellung, Schmerz und Juckreiz.

### Erste Hilfe bei einem Insektenstich

Entfernen des Stachels. Feuchtkalte Umschläge oder Salzwasserauflagen bringen Erleichterung. Auch das Auflegen von Eiswürfeln (in einer Tüte) oder einem Eisbeutel kann helfen. Der Saft der Zwiebel oder das Auflegen einer halben Zwiebel auf den Stich mindert den Schmerz. Danach hilft es, den Stich mit Johanniskrautöl einzureiben.

### Allergische Reaktionen

Allergische Reaktionen nach Insektenstichen können sofort oder erst nach Stunden auftreten. Die Symptome einer allergischen Reaktion sind:

· Fieber
· Erbrechen
· Schwindel
· Kreislaufschwäche
· Atemnot
· Nesselsucht

Bei Auftreten eines oder mehrerer Symptome sofort zum Arzt gehen oder den Notarzt rufen.

**Bei einem Insektenstich am Auge oder Mund sofort den Notarzt verständigen.** Erste Hilfe bei Stichen am und im Mund: Eis lutschen lassen, kalte Umschläge um den Hals. Stich am Auge: kalte Umschläge am Auge. Eiswürfel müssen immer in ein Tuch eingewickelt werden.

### Das hält Mücken und andere Plagegeister fern

**Die ätherischen Öle von Gewürznelke, Koriander und Ingwer in der Aroma-lampe oder mit Basisöl gemischt als Körperöl halten die Plagegeister fern.**

- **Aromalampe:** Wasser, 1 Prise Salz, 3–6 Tropfen ätherisches Öl

- **Körperöl:** 50 Milliliter Trägeröl (zum Beispiel Jojobaöl) gemischt mit ätherischem Öl

  - Erwachsene und Kinder ab 12 Jahren 10–12 Tropfen
  - Kinder unter 12 Jahren 6 Tropfen

- **Auf den Stich:** 1 Teelöffel Honig gemischt mit 1 Tropfen Gewürznelkenöl

## Zeckenbiss

Zecken können Krankheitserreger übertragen: Zum einen den Erreger der Frühsommer-Meningoenzephalitis (FSME, Frühsommer-Gehirnhautentzündung), zum anderen den Erreger der Lymekrankheit oder auch Zeckenborreliose genannt. Gegen FSME gibt es für gefährdete Personen eine Impfung, die aber wegen gewisser Nebenwirkungen sehr umstritten ist. Hier gilt es, das Risiko abzu-wägen! Auf der Internetseite des Robert Koch-Instituts (www.rki.de) kann immer aktuell das Wichtigste zu Zecken (FSME und Borreliose) nachgelesen werden. In der Ausgabe 18/2009 des »Epidemiologischen Bulletins« wird – in Übereinstim-mung mit den diesbezüglichen Ausführungen in den Empfehlungen der Stän-digen Impfkommission am Robert Koch-Institut – eine aktualisierte Darstellung der Risikogebiete der Frühsommer-Meningoenzephalitis (FSME) in Deutschland in einer Einteilung nach Kreisgebieten als Grundlage für gezielte präventive Maßnahmen publiziert (Epidemiologisches Bulletin 18/2009 vom 04.05.2009; zu lesen und herunterzuladen unter www.rki.de, Menüpunkt »Infektionsschutz«, Unterpunkt »Epidemiologisches Bulletin«).

### Was ist zu tun?

- Die Zecke niemals mit Gewalt entfernen. Reißt der Kopf ab, kann es an der Bissstelle zu Entzündungen kommen.

- Die Zecke sollte nicht mit Klebstoff oder Öl beträufelt werden. Dies führt dazu, dass die Zecke im Überlebenskampf ihr Gift in den Körper des Menschen spritzt.

- Die Zecke sollte vorsichtig mit einer Zeckenzange entfernt werden.

- Die Bissstelle wird anschließend mit einer Mischung aus Calendulaes-senz und Wasser (1:10) betupft. Calendula wirkt desinfizierend und entzündungshemmend.

- Die wichtigsten homöopathischen Mittel nach einem Zeckenbiss sind Ledum und Arnica.

## Sonnenbrand

Generell sollte ein Sonnenbrand vermieden werden. Tritt er dennoch einmal auf, hilft das Einsprühen oder Betupfen der Haut mit Haushaltsessig. Dies mindert die Rötung und die brennenden Schmerzen. Ebenso vermindert Johanniskrautöl den Schmerz und hilft bei der Heilung. Es kann direkt auf die Haut aufgetragen werden. Die wichtigste Maßnahme nach zu viel Sonneneinwirkung ist der Aufenthalt im Schatten, besser noch an einem kühlen Ort. Um Schäden durch die Sonne zu vermeiden, sollten Kinder mit Sonnenschutz, Lichtschutzfaktor ab 20, eingecremt werden, die passende Kleidung und in jedem Fall einen Sonnenhut tragen. Der Aufenthalt in der Sonne muss begrenzt werden. Bei Kopfschmerzen, Schwindel, Übelkeit, Blässe und starker Hautrötung ist ein Arzt aufzusuchen.

## Sonnenstich

Im Sommer sind besonders Kinder anfällig für einen Sonnenstich. Am leichtesten geschieht dies im Auto, am Strand oder im Bad. Aus diesem Grund ist es besser, längere Autofahrten auf den Vormittag und Nachmittag zu verlegen und die Mittagshitze zu vermeiden. Staureiche Strecken sollten gemieden werden. Durch ausreichendes Trinken von Wasser kann der Dehydrierung (Austrocknung) und das Ansteigen der Körpertemperatur vorgebeugt werden.

### Erste Hilfe bei einem Sonnenstich

Das Kind an einen schattigen Platz bringen. Optimal wäre ein kühler Ort. Zunächst sollte das Kind mit kühlen Kompressen abgetupft werden. Eiskaltes Wasser vermeiden, denn dadurch kann es zu einer stärkeren Erhitzung (Durchblutung) des Körpers kommen. Häufiges Trinken von Wasser stellt im Körper das Gleichgewicht wieder her. Das wichtigste homöopathische Mittel bei Sonnenstich ist Belladonna. Es wird alle fünf bis zehn Minuten verabreicht, bis eine Verbesserung einsetzt. Am besten ist es, Belladonna C30 in Wasser aufzulösen.

## Verbrennung und Verbrühung

Beides führt lokal zu einer Gewebeschädigung. Je nach Schwere der Schädigung kommt es zu verschiedenen Reaktionen wie zum Beispiel Kreislaufstörung, Atemstörung und Bewusstlosigkeit. Bei einem Kind können schwere Verbrennungen und Verbrühungen, auch wenn scheinbar nur ein kleiner Teil der Körperoberfläche betroffen ist, einen lebensbedrohlichen Zustand hervorrufen. Lebensbedroht ist ein Kind, wenn acht bis zehn Prozent der Körperoberfläche betroffen sind. Die Fläche der Hand des Kindes, einschließlich der Finger, entspricht etwa einem Prozent der Körperoberfläche.

### Verbrennungsgrad

- Erster Grad: Hautrötung
- Zweiter Grad: Hautrötung, Blasenbildung und Flüssigkeitsaustritt aus den geschädigten Blutgefässen
- Dritter Grad: Zerstörung von Gewebeschichten, Blutungen ins Gewebe, Haut weiß oder schwarz

### Erste Hilfe bei Verbrennung

· Feuer löschen durch das Ersticken der Flammen mit einer Decke. In jedem Fall eine Decke aus Baumwolle oder Wolle verwenden (Polyester würde mit der Haut verbacken). Niemals einen Feuerlöscher verwenden!

· Die verbrannten Stellen mit lauwarmem Wasser (circa 20 °Celsius) kühlen. Dies sollte in jedem Fall für 15 Minuten erfolgen. Dadurch verhindert man Blasenbildung, und der Schmerz wird deutlich vermindert.

· Ist dies nicht möglich, so wird der betroffene Bereich mit kühlen feuchten Tüchern, die regelmäßig gewechselt werden, gekühlt.

> **Niemals eiskaltes Wasser verwenden – Unterkühlungsgefahr – Gefahr eines Kreislaufkollapses!**

· Bekleidung entfernen, wo dies möglich ist. Eventuell ist durch die Verbrennung Polyester mit der Haut verbacken.

· Abdecken der betroffenen Stellen mit sauberen, möglichst sterilen, nicht flusenden Tüchern.

> **Niemals Puder, Salben oder ähnliche Dinge auftragen!**

· Notdienst verständigen und das Kind überwachen.

· Bei leichten Verbrennungen hilft es, die verbrannte Stelle mit Haushaltsessig zu besprühen oder zu begießen. Dies nimmt den Schmerz und verhindert Blasenbildung. Das Auftragen von Johanniskrautöl verhindert Entzündungen und lindert den Schmerz.

### Erste Hilfe bei Verbrühung

- Kann die Bekleidung rasch ausgezogen werden, so ist dies die erste Maßnahme.

- Sonst sofort lauwarmes Wasser über die verbrühten Teile gießen oder abbrausen. Auch hier gilt – mindestens 15 Minuten kühlen.

  **Niemals eiskaltes Wasser verwenden – Unterkühlungsgefahr – Gefahr eines Kreislaufkollapses!**

- Johanniskrautöl nimmt den Schmerz und beruhigt die Haut.

- Die verbrühten Körperteile abdecken und den Notdienst verständigen.

## Nasenbluten

Das betroffene Nasenloch wird mit leichtem Druck für einige Minuten zugehalten. Eine kühle Kompresse im Nacken ist oft hilfreich.

### Homöopathische Mittel

**Phosphor C30 (gelber Phosphor):** in Wasser gelöst, alle fünf Minuten bis zum Stillstand der Blutung. Die Blutung ist kräftig mit rotem Blut. Der kleine Patient schwitzt dabei. Nasenbluten durch körperliche Anstrengung, frühmorgens, bei großen und schlanken Mädchen in der Pubertät und häufig beim Schnäuzen.

**Vipera C30 (Kreuzotter):** in Wasser gelöst, alle fünf Minuten bis zum Stillstand der Blutung. Regelmäßig wiederkehrendes, starkes Nasenbluten. Vipera stoppt heftigste Blutungen.

**Arnica C30 (Bergwohlverleih):** ein bis zwei Gaben (eine Gabe sind ein bis drei Globuli) innerhalb von zehn Minuten. Nasenbluten nach Schlägen auf die Nase, nach heftigem und häufigem Schnäuzen oder durch starken Druck auf die Nase.

**Millefolium C30 (Schafgarbe):** in Wasser gelöst, alle fünf Minuten bis zum Stillstand der Blutung. Heftiges Nasenbluten durch einen Schlag mit flüssigem rotem Blut.

## Verletzung von Zähnen

Wird der Zahn ausgeschlagen, sollte er sofort in ein spezielles Nährmedium eingelegt werden (Zahnrettungsbox, SOS Zahnbox oder Dentosafe). Ausgeschlagene Zähne können wieder eingepflanzt werden und wachsen in der Regel wieder normal ein. Allerdings darf der Zahn nicht länger als 20 bis 30 Minuten trocken sein. Steht keine Zahnrettungsbox zur Verfügung, so kann ein Zahn auch in H-Milch eingelegt, in Kunststofffolie eingewickelt werden oder auch in einer isotonen NaCl-Lösung (Kochsalz) eingelegt werden. Völlig ungeeignet sind normales Wasser, trockene Aufbewahrung und Speichel.

### Homöopathische Mittel

**Hypericum C30 (Johanniskraut):** alle drei Stunden eine Gabe, bis zur Verbesserung der Schmerzen. Wichtigstes Mittel bei abgebrochenen oder ausgeschlagenen Zähnen.

**Aconitum C30 (Sturmhut):** in Wasser gelöst, alle zehn Minuten bis zur Verbesserung des Zustandes. Nützt bei Panik nach dem Unfall.

## Verletzungen von Zunge und Lippen

Zunge, Lippen und Mund ist ein sehr nervenreiches Gebiet. Verletzungen führen zu starken Schmerzen und heftigen Blutungen. Das Kühlen mit einem befeuchteten Tuch wird als angenehm empfunden.

### Homöopathische Mittel

Eine Gabe **Arnica C30 (Bergwohlverleih)** und eine Gabe **Hypericum C30 (Johanniskraut)** vermindern den Schmerz. Platzwunden müssen vom Arzt behandelt werden.

## Reiseübelkeit

Cocculus und Tabacum wird von sehr vielen Laien für die Reisekrankheit empfohlen. Die nachfolgende Auflistung soll gute Alternativen aufzeigen.

### Homöopathische Mittel

**Cocculus (Kockelskörner) C30:** eine Stunde vor Antritt der Reise. Bei einsetzender und anhaltender Übelkeit alle 30 Minuten ein Globuli. Es besteht Schwindel mit Übelkeit durch das Fahren im Wagen. Übelkeit allein durch das Anschauen eines Schiffes. Speisengeruch wird nicht vertragen. Brechreiz mit starkem Speichelfluss. Wankender Schritt. Übelkeit lindert sich durch Liegen oder Schließen der Augen. Ausgeprägtes Schwächegefühl.

**Petroleum C30 (Steinöl):** in gleicher Dosierung. Anhaltende Übelkeit ohne Ekel vor Speisen. Schwäche. Der Schwindel verschlechtert sich durch Hinlegen oder Aufstehen aus dem Liegen.

**Tabacum C30 (Tabak):** in gleicher Dosierung. Bei starker Übelkeit mit Schwindel. Das Gesicht schaut leichenblass aus. Erbrechen mit kaltem Schweiß und starker Erschöpfung. Frische Luft verbessert den Schwindel. Drang, den Speichel ständig schlucken zu müssen.

**Nux vomica C30 (Brechnuss):** in gleicher Dosierung. Fortgesetztes Erbrechen mit Übelkeit. Anhaltendes Aufstoßen zum Erbrechen. Empfindliche Sinne, zum Beispiel geruchsempfindlich, geräuschempfindlich. Verlangen nach Ruhe. Kältegefühl mit Schüttelfrost.

**Sepia C30 (Tinte des Tintenfisches):** in gleicher Dosierung. Geruch und Anblick von Speisen wird nicht ertragen. Die Übelkeit wird durch die Bewegung der Fahrzeuge ausgelöst. Essen kann die Übelkeit verbessern, ebenso Ablenkung.

## Verletzungen von Fingern und Zehen

Finger und Zehen sind leicht einmal in der Tür eingeklemmt. Dies schmerzt besonders stark, da hier sehr viele Nerven zu finden sind.

### Homöopathische Mittel

An erster Stelle steht hier **Hypericum (Johanniskraut) C30** in Wasser gelöst, bis zur Verbesserung der Schmerzen.

## Schädelverletzungen

Die meisten Stürze auf den Kopf verlaufen glimpflich. Dennoch ist eine Kontrolle durch den Arzt unbedingt anzuraten. Auch nach dem Besuch beim Arzt sollte das Kind weitere 24 Stunden beobachtet werden. Symptome der Gehirnerschütterung: Übelkeit, Erbrechen, Benommenheit, Kreislaufstörungen, Kopfschmerzen, Appetitverlust und Schläfrigkeit.

### Homöopathische Mittel

In jedem Fall eine Gabe **Arnica C30 (Bergwohlverleih)** und nach fünf Minuten eine Gabe **Hypericum C30 (Johanniskraut)**. Dies ersetzt aber keinesfalls die Kontrolle durch den Arzt!

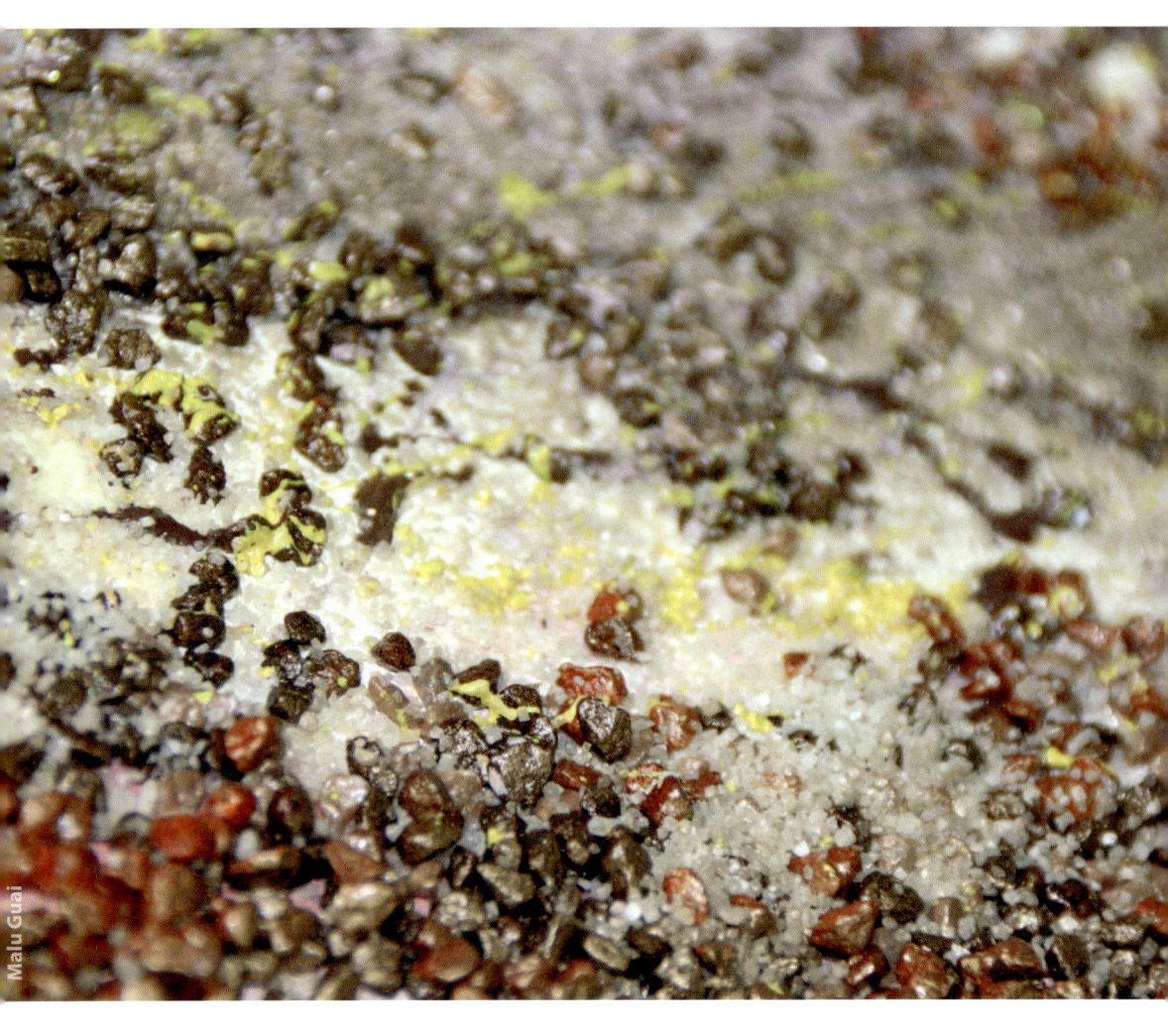

*Arsenicum album (weißes Arsen)*

### Arsenicum album (weißes Arsen)

Weißes Arsenik wird aus dem natürlichen Vorkommen bestimmter Erzlager mit Arsenpyrit gewonnen. »Arsenikon« (gelbfarbenes Pigment) stammt aus dem Griechischen, was die aus Arsentrisulfid hergestellte Farbe für Kunstmaler charakterisiert. Das lateinische »album« (weiß) verdeutlicht das trockene, weiße Pulver aus der Ursubstanz. Die homöopathische Arznei wird aus dem toxischen, sauer schmeckenden, puderzuckerähnlichen Pulver hergestellt.

**Das Thema der Arznei:** quälende Ängste, Ruhelosigkeit, Kräftezerfall, nächtliche Verschlimmerung und brennende, durch Wärme gelinderte Schmerzen.

Quelle: Bruno Vornarburg,
Arzneimittel Persönlichkeit, Haug Verlag

## Arzneimittelbild zu Arsenicum album

Es sind meist magere, zarte und schön anzuschauende Kinder. Sie wirken ruhelos, nervös oder angespannt. Diese Kinder sind zuvorkommend und höflich
oder launisch und eigensinnig. Sie sind schnell beleidigt. Fühlen sich beobachtet und kontrolliert. Ab einem gewissen Alter legen sie Wert auf schöne Kleidung. Sobald nur ein kleiner Fleck auf die Kleidung kommt, muss sie gewechselt werden. Sie mögen es nicht gerne, mit Sand, Schlamm oder anderen Dingen, die die Hände klebrig oder schmutzig machen könnten, zu spielen oder
damit zu hantieren. Sie werden nicht gerne von anderen Menschen angefasst.
Sie sind sehr ordentlich. Nach dem Spiel werden alle Spielsachen in Reih und
Glied in die Regale geräumt und zwar immer an den gleichen Platz. Sie finden
erst ein wenig Ruhe, wenn alles an seinem Platz ist. Sie brauchen ihren Tagesablauf. Unerwartete Ereignisse bringen sie aus der Ruhe. Sie sind schnell erschöpft
durch die leichteste Anstrengung.

Sie übernehmen schon in jungen Jahren zu viel Verantwortung. Sie sind beim
Autofahren äußerst ängstlich. Sagen den Erwachsenen gerne, was zu tun oder
zu machen ist. Sie haben Angst um die Familie. Sie sind sehr pflichtbewusst.
Dies kann in einer Art zwanghafter Erledigung der Hausaufgaben münden. Sie
erkranken oftmals an Tics. Wichtig ist auch, was andere Menschen von ihnen
denken könnten. Sie sind immer pünktlich und können es nicht ausstehen,
wenn jemand zu spät zu einem Treffen kommt. Sie laden sich beim Essen den
Teller sehr voll. Sie könnten ja zu kurz kommen. Sind aber schnell gesättigt und
lassen viel auf dem Teller zurück. Sie trinken unentwegt, aber immer nur kleine
Mengen.

Wird ein Geschwisterchen geboren, sind sie ausgesprochen eifersüchtig. Auch
hier zeigt sich wieder das Gefühl »zu kurz zu kommen«. Mit dem Einschlafen
kann es schwierig sein. Die Angst, die von diesen Kindern nicht in Worte gefasst
werden kann, verhindert das Einschlafen. In der Nacht haben sie Angst vor Einbrechern, Geistern und Gespenstern und schlüpfen aus diesem Grund gern in
das Bett der Eltern. Sie haben in der Nacht oft Durst. Decken sich ganz zu, denn
sie frieren sehr leicht. Sie wirken frühreif und sind groß gewachsen. Sie wirken
wie kleine Erwachsene. Bei Krankheit werden sie mürrisch. Alles stört sie, sogar
eine kleine Falte im Bettlaken. Bei Krankheit haben sie Angst, sterben zu müssen. Die Schmerzen von Arsenicum sind brennend und werden durch Hitze besser. Absonderungen können unangenehm riechen und wund machend sein.
Akute Erkrankungen finden in den Atemwegen und in der Verdauung statt.

## Wirkungsbereich

Übelkeit, Erbrechen, Durchfall, trockene Haut mit Brennen und Jucken, alle akuten Erkrankungen mit Ruhelosigkeit und Angst, Atembeschwerden, Zerrungen, Verbrennungen und Verbrühungen, Verdauungsbeschwerden mit Ekel vor Speisen, Atemnot, Schleimhäute, Herz, Nerven, Lunge und Haut.

## Erkältungsschlüsselsymptome

### ALLGEMEINES

- fröstelt ständig, leidet unter Zugluft
- Brennen, das durch Hitze gebessert wird
- winterliche Erkältungen
- fast nie ohne Schnupfen
- Schmerzen abends zumehmend
- Lähmung der Vitalität in zunehmendem Maße
- nervöser, kachektischer Typ; oft bei Älteren
- Erkältungen im Herbst und Frühjahr

### VERLAUF

- Beginn in der Nase, An- (Niesen) und Abstieg in die Brust
- asthmatische Atemnot

### GEMÜT

- Unruhe, Angst mit äußerster Erschöpfung
- Todesangst (Aconit)
- peinlich und krankhaft genau
- Erschöpfung, Schwäche, Kraftlosigkeit
- überempfindlich
- fühlt sich elend, wenn es krank ist (was man ihm ansieht)
- sorgt sich um seinen Zustand
- Wechsel zwischen Erregung und Lähmung
- Angst beim Alleinsein

### KOPF

- dumpfer, klopfender Stirnkopfschmerz

### FIEBER/FROST

· hat bei richtig hohem Fieber das Gefühl, als ob kochendes Wasser durch die Blutgefäße fließen würde

· wenn steif vor Kälte und beim Frieren hat es das Gefühl, als ob das Blut, das in seinen Adern fließt, eiskaltes Wasser wäre, wie ein Rauschen von eiskalten Wellen durch den Körper

### SCHNUPFEN

· von Frösteln begleitet

· dünne, spärliche, wässrige Absonderungen (in der Regel rechtes Nasenloch), die die Oberlippe wund machen (mit Hitzegefühl und Brennen), während die Nase die ganze Zeit verstopft ist

· bekommt Schnupfen und niest fortgesetzt bei jedem Wetterwechsel

· Nase verstopft, Niesen erleichtert nicht

### ATEMWEGE

· brennen

· Halsschmerzen bis zur Mandelentzündung

· trockener, erschöpfender, pfeifender Husten, schaumiger Auswurf

· Atemnot

· eingeatmete Luft erscheint kalt

### MAGEN

· Durst auf kleine Schlucke kaltes Wasser, möchte aber auch Warmes trinken

### MODALITÄTEN

· Folge von Zugluft, kaltem und feuchtem Wetter

· **besser:** durch Wärme, bei hoch gelagertem Kopf

· **schlechter:** durch Kälte, an frischer Luft, nachts (ein bis drei Uhr), Liegen auf der kranken Seite

## Leitsymptome

- Ruhelosigkeit mit nächtlicher Verschlimmerung
- große Erschöpfung nach der geringsten Anstrengung, reizbar
- Beschwerden an der See
- brennende Schmerzen
- Furcht, Schrecken und Sorgen, Ängste
- starkes Verlangen nach Gesellschaft
- wählerisch
- vorsichtig
- selbstsüchtig
- Unsicherheit
- übergenau
- Angst um die Gesundheit, Angst vor Krebs
- Absonderungen wund machend
- kann den Anblick und den Geruch von Speisen nicht ertragen
- großer Durst, trinkt viel, aber wenig auf einmal
- üble Folgen von pflanzlicher Kost
- Stuhl ist klein, dunkel und stinkend, mit großer Erschöpfung
- Wechselfieber
- Heuschnupfen
- trockene, rauhe, schuppige Ausschläge
- **besser:** nachts und nach dem Essen und Trinken
- **schlechter:** Kälte

### MODALITÄTEN

- **besser:** durch Hitze, Wärme, Hochlagern des Kopfes oder Anheben, warme Getränke
- **schlechter:** durch nasses Wetter, nach Mitternacht, Kälte, kalte Getränke oder Essen, Meeresküste, rechte Seite, Anstrengung, kalte Anwendungen und kalte Luft nur verbessernd bei Kopfschmerz

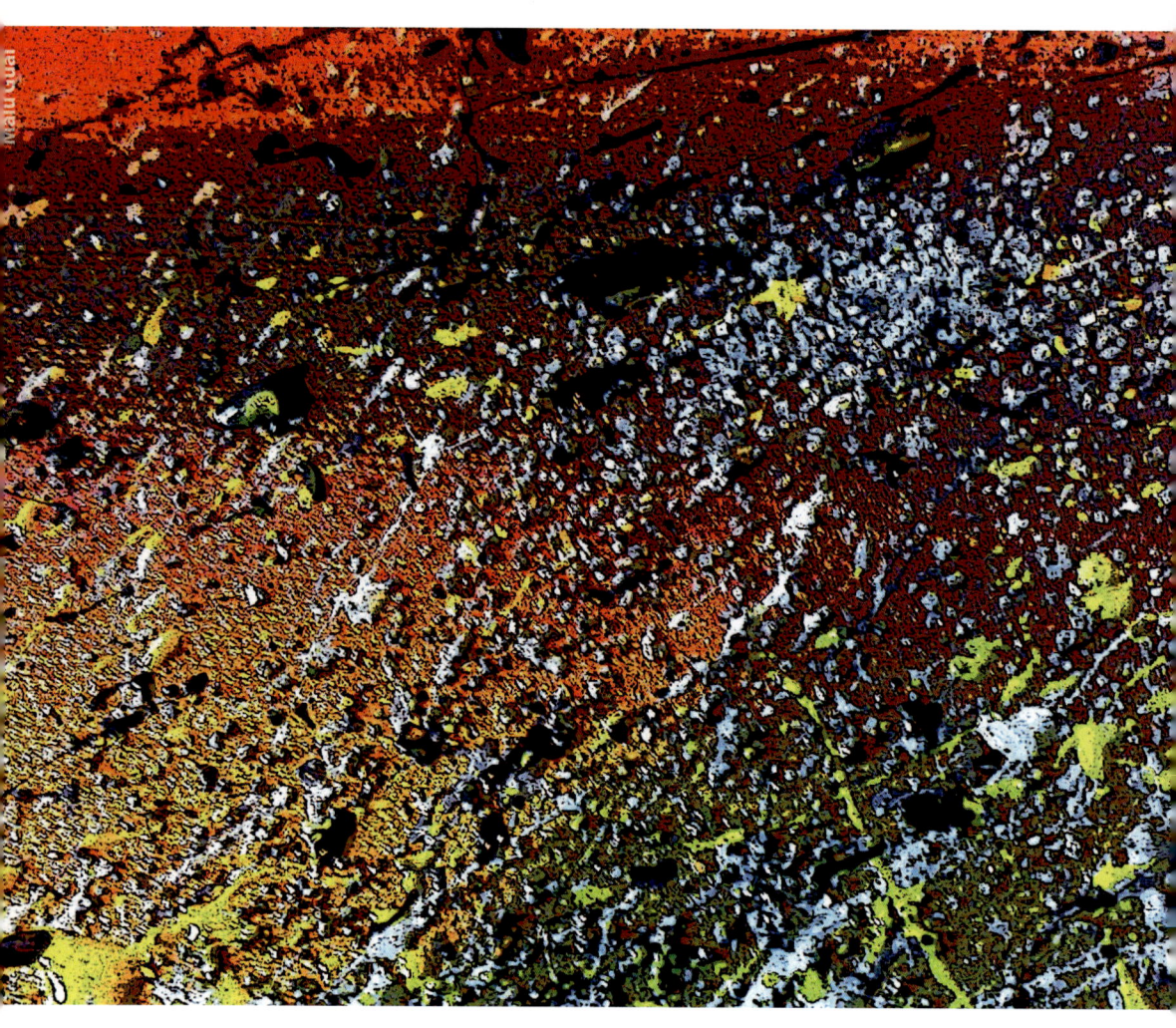

Der Mensch entweicht ins tiefe Dunkel,
den Welten weit entrückt

*Belladonna* (Tollkirsche)

## Arzneimittelbild zu Belladonna

Kinder mit wohlgeformtem großem Kopf. Sie sind sehr fröhlich, lustig und witzig. Sie lernen sehr schnell. Im Kindergarten kämpfen sie gerne und beißen auch mal zu. In der Schule fallen sie durch ihre Intelligenz auf. Sensibilität ist auch eine ihrer Wesensarten. Sie neigen zu Nervosität und Wutanfällen.

Bei Wutanfällen verlieren sie die Kontrolle über sich, treten und reißen an den Kleidern der anderen Person. Sie haben eine große Vorstellungskraft. Erfahrungen aus dem Tag werden in der Nacht verarbeitet. Sie wachen plötzlich mit einem Schrei auf oder reden im Schlaf. Eltern stöhnen über ihre kleinen Monster, die nie Ruhe geben können, alles anfassen, lärmen, weinen und schreien. Alles passiert plötzlich und mit einer gewissen Heftigkeit. Dies gilt auch für ihre Krankheiten. Bei Fieber neigen sie zu Delirien und Halluzinationen. Sie sehen zum Beispiel eine Person im Zimmer, die gar nicht vorhanden ist.

### Das Fieber von Belladonna zeigt ein bestimmtes Bild

Wenn die Temperatur ansteigt, ist die Haut heiß. Wenn man die Hand in die Nähe der Haut führt, spürt man die Hitze abstrahlen. Das Blut scheint Richtung Kopf zu steigen, der Kopf ist rot, die Augen glänzen, die Adern pulsieren, und die Pupillen sind erweitert. Der Kopf ist heiß, und die Extremitäten kalt. Sie verlangen gerne nach kohlensäurehaltigen, süßen Getränken im Fieber.

## Wirkungsbereich

Fieber, Krämpfe während der Zahnung, Durchfall während der Zahnung, Beschwerden nach Impfungen, Fieberkrampf, Hirnhautentzündung, Halsentzündung, Hautausschlag, Schlafstörungen, Kopfschmerzen, Otitis (Mittelohrentzündung).

## Erkältungsschlüsselsymptome

### ALLGEMEINES

· akute Entzündung

· plötzlicher, rascher, heftiger Beginn eines Allgemeininfektes mit roter, schweißiger Haut und ebenso schnellem Abklingen

· Puls hart, voll, schnellend, klopfend

· maximale Überempfindlichkeit

· plethorische, kräftige Individuen, Verstandesmenschen

### GEMÜT

· Unruhe, Fahrigkeit – geringste Geräusche oder helles Licht können den Kranken hochfahren lassen – auch im Schlaf oder beim Einschlafen, als ob ihn ein elektrischer Stromschlag träfe

· Überempfindlichkeit aller Sinne

### KOPF

· Gesicht hochrot, glänzend, weite Pupillen (Atropin)

· Carotiden (Halsschlagadern) und temporale Arterien klopfend

· klopfender Schmerz im Bereich der Stirn- oder Kieferhöhle

· unterdrückter Katarrh mit wahnsinnigen Kopfschmerzen

· Kopfschmerz klopfend, hämmernd, geringste Erschütterung verschlechtert

· Kopf und Hals glühend rot und im Laufe der Zeit dunkelrot und gefleckt

## HAUT

- strahlt eine solche Hitze aus, dass das Berühren fast wie ein Schock ist
- ist zu Anfang trocken, kann aber später feucht werden
- trotz eines sehr heißen Kopfes und Körpers kalte Körperglieder, besonders Hände und Füße, möglich

## MUND

- trockene, glänzende, rote Zunge
- vergrößerte Papillen
- Empfindung von Trockenheit im Munde (Atropin) mit Schlingschmerz und Schwellungsgefühl
- kann kaum schlucken und sprechen

## HALS

- Schleimhäute kräftig rot
- Hals rau und wund, sehr rot und leuchtend, Heiserkeit mit schmerzhafter Trockenheit des Larynx (Kehlkopf)
- Rachen und Mandeln sehr rot und geschwollen, dabei trockener und brennender Hals, was den Kranken dauernd zum Schlucken zwingt
- erst die rechte, dann die linke Mandel entzündet, sind dann äußerst empfindlich
- wenn nicht rechtzeitig gegeben, vereitern die Mandeln sehr schnell unter scharfen, schießenden Schmerzen

## ATEMWEGE

- trockene, rote, geschwollene Nasenschleimhäute
- Trockenheitsgefühl und Entzündung in Larynx (Kehlkopf) und Trachea

## HUSTEN

- schmerzhafte Stellen in der Brust
- laryngealer Reizhusten (vom Kehlkopf kommend), trocken, krampfig mit rotem, injiziertem Hals
- trockener, zerreißender Husten, mit Kratzen im Hals
- ausgelöst durch Fremdkörpergefühl im Kehlkopf

## FIEBER

- dampfender Schweiß im Bett, beim Aufdecken frostig, will zugedeckt bleiben
- Fieberkrämpfe bei Kleinkindern
- Neigung zu Delirien (Fieberfantasien)

## MODALITÄTEN

- **besser:** durch Wärme, Ruhe, kalte Anwendungen
- **schlechter:** durch Kälte, nachts, nachmittags, Berührung, Bewegung
- folgt oft gut nach Aconitum (Sturmhut), wenn der Schweiß beginnt
- Schnupfen nach Haarschnitt
- paradoxes Symptom: verlangt kaltes Getränk in kleinen Schlucken, obschon kalte Flüssigkeit mehr Schmerzen macht
- starke Erschütterungsempfindlichkeit, Erschütterungen gespürt in den entzündeten Teilen, schon Sprechen als Erschütterung empfunden und gemieden

## Leitsymptome

- Delirien, Halluzinationen, Konvulsionen (Krämpfe)
- Überempfindlichkeit aller Sinne (geringste Berührung, Bewegung, Erschütterung)
- plötzlich hohes Fieber
- Fieber mit trockener, brennender Haut (zugedeckte Haut schwitzt häufig), ausstrahlende Hitze
- Gesicht rot, Pupillen weit, klopfende Carotiden (Halsschlagadern), Augen glasig, rote Lippen, Zunge und Zahnfleisch
- bei Ohrenentzündung häufig das betreffende Ohr außen gerötet
- heißer Kopf, kalte Extremitäten
- plötzlich kommender und gehender Schmerz
- Plötzlichkeit des Beginns kennzeichnend für Belladonna
- großer Durst auf kaltes Wasser – bei Fieber häufig durstlos!
- Unruhe, Verwirrung, Stöhnen
- pochende, stechende Schmerzen
- kann sich wie toll benehmen, kratzt, beißt, spuckt, schlägt, zerreißt – manchmal ein Engel, manchmal ein Teufel (häufig bei Krankheit)

### MODALITÄTEN

- **besser:** halb aufgerichtet, aufrecht stehend, Ruhen und Aufenthalt in warmem Raum, nach hinten beugen
- **schlechter:** durch Berührung, Erschütterung, Lärm, Luftzug, nachmittags, Hinlegen, rechte Seite, Hitze
- Mittel des ersten Entzündungsstadiums
- plötzliches Einsetzen der Symptome und dann wieder Aufhören, ein ständiges Auf und Ab
- Prophylaxe bei Scharlach
- Husten und/oder Räuspern nach Operation oder Tracheoskopie (Kehlkopfspiegelung, 1 x C30)
- Gelenkentzündung erstes Stadium

Belladonna wirkt, wenn es das richtige Mittel ist, sehr rasch, manchmal tritt bereits nach 15 Minuten eine deutliche Verbesserung ein. Muss bei akuten Erkrankungen manchmal sehr häufig wiederholt werden.

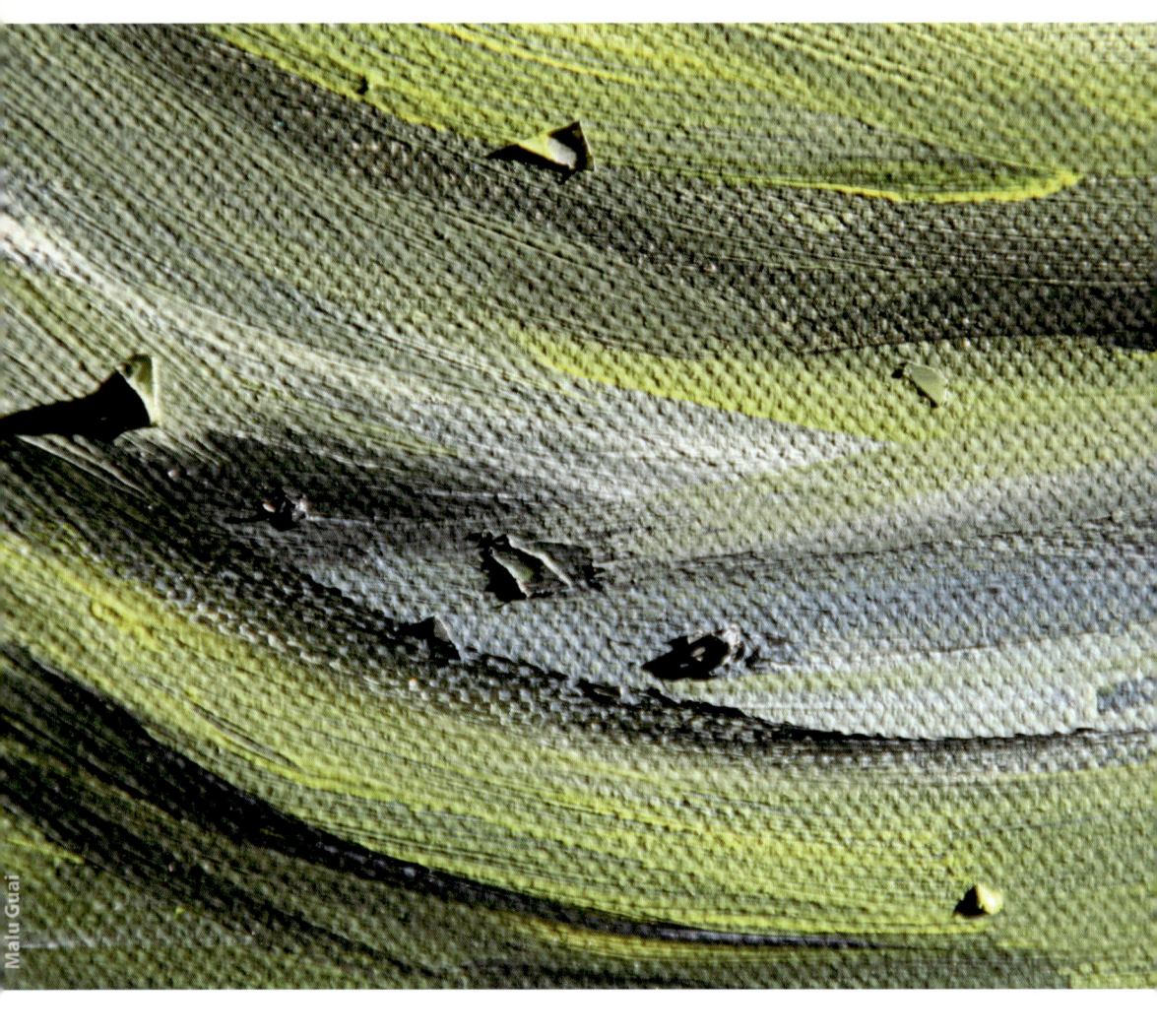

Malu Guai

*Calcium carbonicum* (Austerschalenkalk)

### Das Ich/Ego

Ich stehe hier und sehe mich ganz unverhofft
in einem anderen Licht,

die Zeit davor war nicht Real, denn ich alleine
gab mir keine Wahl,

das Ich zu sein, das Ich zu fühlen,

nur eine Maske, ein Schatten hinter mir.


Der Weg ab dann war hart und weit,

der Mensch allein ganz ohne Zeit.

Der Tag glich der Nacht, die Minute traf die Stunde,

der Wandel war in allem Munde,
nur in meinem Sinn war kein einziger Laut.


Stille brach den Lärm im Raum.

Der Nebel schlich sich in alle Sinne und hielt
das Kind in Zaum.

Das Innehalten zu brechen, scheint ganz fern.

Unfassbar verhüllt vor meinem Blick,

Das Zwingen zu lösen

Die Änderung zu realisieren

Gibt mir das Gefühl mich selbst zu verlieren!

*— Lucie Szymczak*

## Arzneimittelbild zu Calcium carbonicum

In vielen Büchern steht, dass Calcium dick, blond, fröstelig und lethargisch ist. Also eine Art kleiner Buddha. Aber es gibt auch schmale, dünne, runzelige Kinder, die dem Calciumbild entsprechen. Der Kopf erscheint in Bezug auf den Körper sehr groß. Die Fontanellen schließen sich langsam. Calciumkinder haben ihren eigenen Rhythmus, körperlich und mental gesehen. Das heißt sie mögen es nicht, zu etwas gezwungen zu werden. Zunächst lehnen sie alles Neue ab. Ein gewohnter Ablauf ist wichtig. Sie lernen in ihrer eigenen Geschwindigkeit. Und da können sie auch wirklich stur sein. Es soll nach ihrem Kopf und ihrer Geschwindigkeit gehen. Zum Beispiel Rad fahren können sie plötzlich, nachdem sie sehr lange Beobachter waren. In der Schule melden sie sich nicht, obwohl sie viel wissen. Sie haben Angst, sich zu blamieren. Sie sind ehrgeizig, wenn es keine großen Stolpersteine gibt. Sind sie beschützt und haben ein schönes Zuhause, entwickeln sie sich sehr gut. Calciumkinder haben Angst, ihr Zuhause zu verlieren. Das Zuhause ist ihr Schutz, ihre Hülle. Sie sind Familienmenschen. Sie verreisen nicht gerne, bleiben lieber zu Hause. Sie streiten nicht gerne. Streit ist für sie wie eine Bedrohung. Sie haben vor vielen Dingen Angst. Calciummenschen sind Genussmenschen. Der Appetit kommt beim Essen. Man kann bei Calcium zusehen, wie sich der Körper rundet. Der Junge in der Pubertät ist belastet durch sein Gewicht, ist aber nicht in der Lage, etwas dagegen zu tun. Calciummädchen hingegen beginnen immer wieder mit neuen Diäten. Bekleidung ist ein wichtiges Thema. Im jugendlichen Alter machen sie sich viele Sorgen um die Zukunft. Bei der geringsten Bewegung kommen sie ins Schwitzen. Im Schlaf, besonders beim Einschlafen, schwitzen sie vor allem am Kopf. Da es ihnen sonst auch sehr warm ist, strecken sie die Beine (wie Sulphur) aus dem Bett.

## Wirkungsbereich

Neigung zu Erkältungen, Neigung zu Lymphknotenschwellungen, Schlaflosigkeit, Erbrechen, Durchfall, Verstopfung (fühlen sich dabei wohl), Reizbarkeit, Erschöpfungszustände geistig oder physisch, Schilddrüse, Rachitis, Übersäuerung mit Übelkeit, gerät leicht außer Atem, Kitzelhusten, Rückfälle nach akuten Erkrankungen, Beschwerden nach dem Arbeiten im Wasser.

# Erkältungsschlüsselsymptome

## ALLGEMEINES

- lymphatisches Temperament, fette Konstitution, fahler Teint
- Gefühl innerer Kälte
- Langsamkeit
- Schwäche, schnelle Erschöpfung
- langwierige Katarrhe, dicke gelbe, übelriechende Absonderung
- große Erkältungsneigung, meist mehrmals im Jahr

## GEMÜT

- Ängste mit Herzklopfen, schlechter gegen Abend
- starrsinnig
- Verlangen nach Gesellschaft
- Unfähigkeit, geistige Arbeit durchzustehen
- traurig, sorgenvoll und ängstlich

## FIEBER

- Frösteln um 14 Uhr, beginnt innerlich im Magengebiet
- Puls voll und beschleunigt
- Frösteln und Hitze, partielle Schweiße
- Nachtschweiß, besonders Kopf, Hals, Brust (nasses Kissen)
- sehr kälteempfindlich

## AUGEN

- Tränengänge verstopft durch Kälteeinwirkung
- Entzündung und Eiterbildung bei Erkältung

## OHREN

- pulsierender Schmerz
- Entzündung mit schleimig-eitriger Otorrhoe (Absonderung aus dem Ohr)
- vergrößerte Drüsen
- Empfindlichkeit gegen Kälte um die Ohren und im Nacken

## ATEMWEGE

- atmet zeitweise nachts durch die Nase, dann verstopft sie, muss durch den Mund atmen
- plötzlich auftretende Erkältung (bei Wetterwechsel, jedem kleinen Luftzug) mit einem Ausfluss, der wie klares Wasser aus der Nase tropft
- Schwellung der Mandeln und Unterkieferdrüsen
- Stiche beim Schlucken
- Heiserkeit ohne Schmerzen, morgens schlechter

## HUSTEN

- kitzelnder Husten nachts
- trocken
- leichter Auswurf morgens
- Husten beim Essen
- extreme Atemnot
- schmerzlose Heiserkeit
- schlechter morgens
- dicker, gelber saurer Schleim nur tagsüber
- blutiger Auswurf mit saurem Gefühl in der Brust

## MODALITÄTEN

- **besser:** durch warmes, trockenes Klima, Liegen auf der schmerzhaften Seite, wenn verstopft, durch Niesen
- **schlechter:** durch geistige und körperliche Arbeit, Kälte, kalte Nässe, Milch

## Leitsymptome

· Erschöpfungszustand, geistiger und körperlicher Art, aufgrund von Überanstrengung

· Neigung zu Abszessen

· Neigung zu Polypen

· erkälten sich leicht

· dick oder dickbäuchig mit großem Kopf, fahle Haut

· manchmal auch sehr dünne Menschen mit magerem Gesicht, das von feinen Falten bedeckt ist

· sind kälteempfindlich, aber schwitzen leicht, vor allem am Kopf, durchnässen das Kopfkissen

· Erwachsene: klamme Hände und Füße

· Schweiß trotz kühler Umgebung

· heftiges Verlangen nach Eiern und Zucker

· ängstlich, vor allem vor Tieren (Hunden, kleinen Tieren – besonders Insekten, Spinnen)

· eigensinnig, vergesslich, nörgelnd, unzufrieden

· Angst vor hoch gelegenen Orten

· Angst um die Gesundheit, vor dem Tod

· vergrößerte Drüsen bei Krankheit fast immer vorhanden

· neigen zu großen Mandeln

· Verstopfung, im Allgemeinen Wohlfühlen mit Verstopfung

· bei Erwachsenen häufig der Darm im Mittelpunkt der Aufmerksamkeit, Durchfall erleichtert, Verstopfung verschlimmert den Zustand des Erwachsenen

· großer Kopf

· neigen zu feuchten Füßen und feuchten Handflächen

· säuerlich riechender Schweiß

### MODALITÄTEN

· **besser:** durch trockenes Klima und Wetter, Liegen auf der schmerzhaften Seite, Niesen bei Nacken- und Kopfschmerz, Ruhe

· **schlechter:** durch geistige und körperliche Anstrengung, Kälte in jeder Form: Wasser, Waschen, feuchte Luft, nasses Wetter, während des Vollmondes, Stehen

*Chamomilla* (Kamille)

**Mittelweg**

Der Kopf ist leer

Der Geist schläft

Der Körper verweilt auf dem Mittelweg

Die eine Seite sich langsam in Bewegung setzt

Die andere still, schweigend verharrt

Für welche Seite entscheidet sich der Mensch?

Nach links in die Leere, Kühle, den Raum

Nach rechts in die Weite, die Hitze, das Feuer?

Oder doch die ruhige Mitte, die Stagnation
der Harmonie?

Ein Widerspruch in sich selber

Eine Bewegung in die eine oder andere Richtung

Eine Erfahrung tief greifend

verharrend auf dem Grund der Seele

Ein Abschnitt den der Mensch lebenslang durch-
läuft ... für was entscheidest du dich?

— *Lucie Szymczak*

## Arzneimittelbild zu Chamomilla

Chamomilla ist an seinem Charakter zu erkennen. Das Kind ist ruhelos, wirkt unzufrieden, ist schnell zornig und lässt der Mutter keine Minute Ruhe. Es schreit und weint sehr oft. Auf gut gemeinte Annäherungsversuche reagiert es mit einem Schnauben. Will man es mit einem Spielzeug ablenken, schmeißt es dieses weit fort. Es ist ein sehr forderndes Kind. Nichts kann man diesem Kind recht machen. Es verlangt etwas und will es dann doch nicht. Die Eltern meinen, sie werden wahnsinnig durch dieses fordernde, quengelnde unzufriedene Kind. Es mag nicht angeschaut, angefasst werden. Hat es Schmerzen, so beruhigt es sich nur durch Herumtragen. Bleibt man stehen, beginnt es sofort wieder mit dem Schreien. Sie können Schmerzen nicht ertragen. Es kann sich nicht lange auf etwas konzentrieren. Die Erregung nimmt im Laufe des Tages zu. Sie können am Abend ganz schlecht zur Ruhe kommen und einschlafen. Schlafen sie dann, wachen sie aber bald wieder auf oder schrecken auf. Sie schwitzen in der Nacht am Kopf und im Nacken. Der Schweiß ist warm. Sie können durch Schreien Fieber bekommen.

Chamomilla wird bei uns in Deutschland zu oft bei zahnenden Kindern verabreicht, ohne dass der Gemütszustand des Kindes dem Chamomillabild entspricht. Das lange Verabreichen von Chamomilla führt bei dem Kind dann zu einer Arzneimittelprüfung.

## Wirkungsbereich (Gemütszustand beachten!)

Zahnung (eine Wange rot, die andere Wange weiß – häufig so zu sehen), Zahnschmerzen, Zahnschmerzen mit Durchfall, Bauchschmerzen, Blähungen, Bauchkrämpfe mit Durchfall, Fieber, Durchfall, Ohrenschmerzen, Mittelohrentzündung, Krämpfe, Asthma, Husten, Keuchhusten.

## Leitsymptome

· außerordentliche Reizbarkeit oder sehr charmant

· Überempfindlichkeit gegen Schmerzen und äußere Einflüsse

· Kind will getragen werden, nur ruhig, wenn es getragen oder geschaukelt wird

· weinerliche Unruhe, Ungeduld, zum Zank aufgelegt, Tobsuchtsanfälle

· Abneigung angesprochen oder berührt zu werden

· Emotionen werden im Magen gespürt

· Hauptmittel für Kinder und nervöse Frauen

· Schmerzen mit Taubheit

· Beschwerden durch Zorn, Kaffee oder Narkotika

· heißer Schweiß

· eine Wange rot, die andere weiß

· Stuhl sauer, grasgrün, schleimig, wie gehackt oder unverdaut

· Durchfall während der Zahnung

### MODALITÄTEN

· **besser:** durch getragen werden, Schwitzen, beim Autofahren, feucht-warmes Wetter

· **schlechter:** beim Zahnen, durch Berührung, Hitze, Wind, Kaffee, um neun Uhr am Morgen oder um neun Uhr am Abend, Zorn

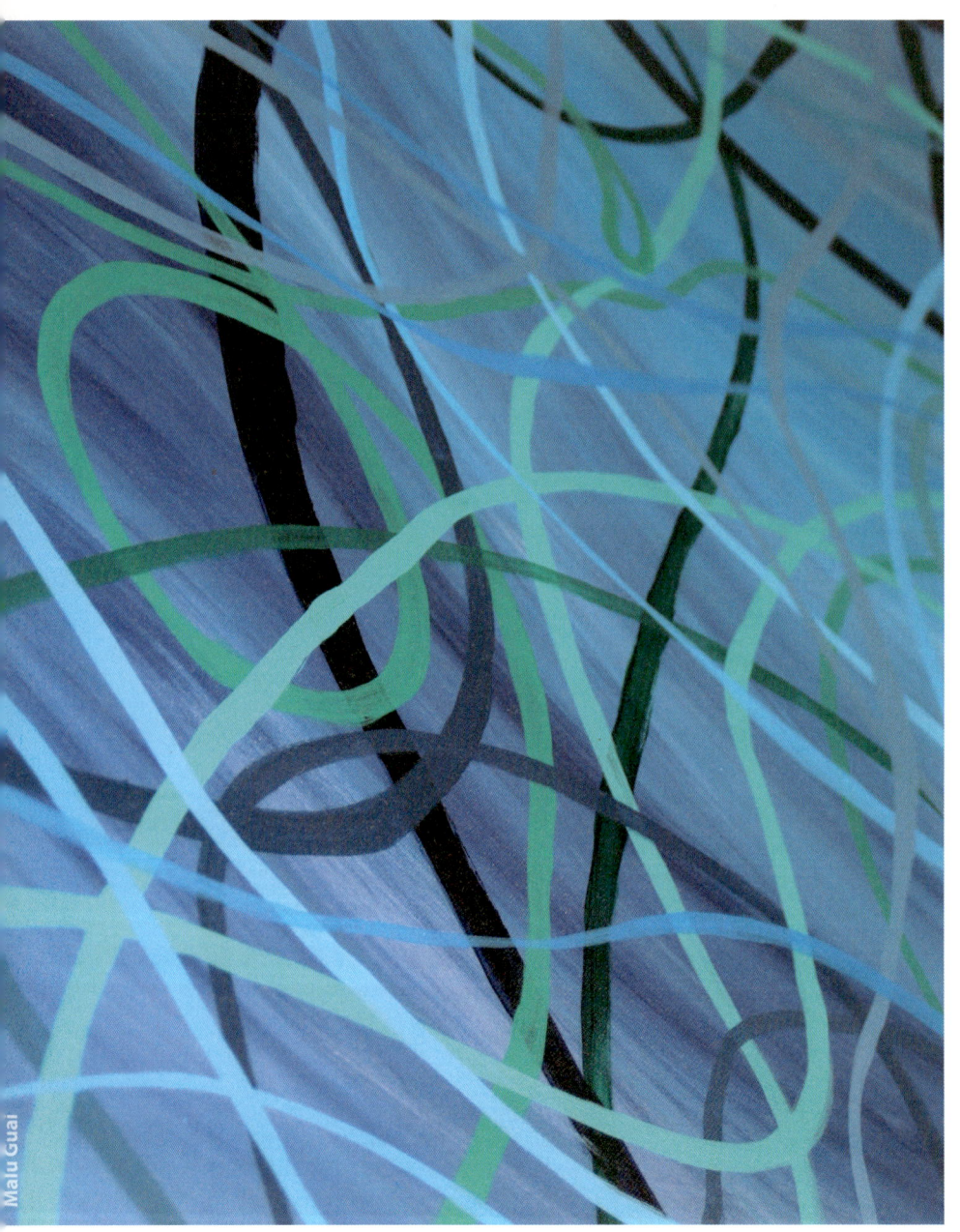

*China* (Chinabaum)

## Begegnungen

Begegnungen sind wie Wasser – am Ende findet jede ihren grundlegenden Weg. Dieser kann zu dem Menschen oder weg von dem Menschen sein. Jede Begegnung ist mit einer Emotion verbunden, die uns aufrecht stehen oder tief fallen lässt. Zuletzt stellen wir fest, dass Begegnungen nur Begegnungen bleiben, sofern wir an der Emotion festhalten – uns festklammern. Sobald wir lernen, der Emotion ihren Fluss zu lassen, so wie dem Gebirgsbach am Hang entlang, werden wir merken, dass gerade diese Begegnung von Dauer ist. So wie das Wasser, wenn es fließen kann – ruhig oder brausend, laut oder leise. Genau diese Begegnungen sollten zu Freundschaften werden, da wir nur bei uns sein können, wenn jemand an uns denkt und uns die Möglichkeit gibt zu sein, so zu sein und nicht wie ein Abbild einer Vorstellung, die leider immer wieder von Menschen erwartet wird. Sage Nein – take it or leave! Nehme mich an oder lasse mich sein.

*— Lucie Szymczak*

## Arzneimittelbild zu China

Chinakinder ziehen sich gerne in ihre Fantasiewelt zurück oder identifizieren sich mit einer Heldenfigur. Sie träumen oft vor sich hin. Sie können sehr reizbar, unge- zogen und impulsiv sein. Sie spielen gerne den Clown. Ihre Gefühle können sie schlecht ausdrücken. Sie neigen dazu, ihre Gefühle aufzuschreiben. Sie antwor- ten ungern auf Fragen oder schauen vor der Antwort zur Mutter. Sie neigen dazu, anderen Menschen Vorwürfe zu machen. Chinakinder sind künstlerisch begabt. Sie malen oder schreiben wundervolle Geschichten oder Gedichte. Sie sind voller Ideen und Pläne. Sie lügen, übertreiben und haben Stimmungsschwankungen. Jungen in der Pubertät sind provozierend. Mädchen oft magersüchtig.

## Wirkungsbereich

Schlafstörungen, Blähungen, Schwäche, Kopfschmerzen, Durchfall, Hauterkran- kungen, Schwäche und Erschöpfung als Folge von Durchfall und/oder Erbrechen, Folgen von Säfteverlusten, Anämie.

## Erkältungsschlüsselsymptome

### ALLGEMEINES

- schlechte Erholung nach Grippe
- anhaltende Schwäche mit Frostschauern
- anämisch, blass, schwach
- Periodizität von Symptomen
- Müdigkeit der Glieder, mit dem Wunsch sie zu strecken, zu bewegen oder sich anders zu setzen
- passt schlecht für akute, frische Geschehen
- Infekte, begleitet oder gekennzeichnet durch große Flüssigkeitsverluste
- Nervensystem und Sinnesorgane hochgradig überreizt mit großer Empfindlichkeit gegen alle äußeren Eindrücke
- große Schwäche und Hinfälligkeit

### KOPF

- Schmerzen
- Kopfhaut sehr empfindlich
- schlechter in der frischen Luft (Aconitum.: besser)

### SCHNUPFEN

- Niesen: heftig und trocken oder mit wässrigen Absonderungen

## ATEMWEGE

- kann bei gesenktem Kopf nicht atmen
- Atmung mühsam und langsam
- Erstickungsgefühl, erstickender Katarrh
- Rasseln in der Brust

## FIEBER

- intermittierend (wiederkehrend)

## MODALITÄTEN

- **besser:** sich krümmen, starker Druck, im Freien, durch Wärme
- **schlechter:** periodisch (jeden zweiten Tag), sanfte Berührung, kalte Luft, Luftzug, nachts, nach dem Essen

## KLINISCHE INDIKATIONEN

- akute Laryngotracheitis (Kehlkopfentzündung)
- akute Bronchitis

## Leitsymptome

- künstlerische Menschen
- Schönheitssinn
- können Gefühle schlecht äußern
- Abneigung gegen oberflächliche Kontakte
- möchten nur tiefe Beziehungen
- wollen nur das Beste
- große Vorstellungskraft
- voller Pläne und Ideen
- Tagträumer
- besondere Klarheit des Geistes in der Nacht
- Schwäche und Kraftlosigkeit durch Säfteverlust (zum Beispiel Blutungen, Stillen …)
- Nervosität und Überempfindlichkeit der Sinne
- Blähungen und häufiges Aufstoßen
- **besser:** durch sich krümmen, starker Druck, im Freien und Wärme
- **schlechter:** durch leichteste Berührung, Luftzug, jeden zweiten Tag, Verlust vitaler Flüssigkeiten, nach dem Essen, sich bücken, Kälte

## Arzneimittelbild zu Cina

Ist dem Wesen von Chamomilla sehr ähnlich. Sie werden zornig und weinen, wenn sie ihren Willen nicht bekommen. Der Unterschied zu Chamomilla ist der Eigensinn, der extrem ausgeprägt ist. Chamomilla ist eher labil. Cina wünscht sich viele Dinge gleichzeitig. Cinakinder wollen nicht liebkost werden. Aber getragen werden ist für sie das Höchste. Sie mögen Berührung nicht, noch nicht einmal das Streicheln über den Kopf. Sie haben eine absolute Abneigung, sich die Haare kämmen zu lassen. Hat es Schmerzen oder irgendeinen Kummer, ist es praktisch nicht zu trösten. Vor Zorn kann es Husten bekommen oder auch in die Hose pinkeln. Es regt sich über Kleinigkeiten auf und ist schnell beleidigt. Es versteht keinen Spaß und bezieht Kritik schnell auf sich. Das Einschlafen ist schwierig, am besten gelingt es, wenn die Kinder gewiegt werden. Der Schlaf ist sehr ruhelos, sie schreien, sprechen und knirschen mit den Zähnen. Sie schlafen entweder in Bauchlage oder auf Händen und Knien. Sie leiden gerne unter dem Nachtschreck (nächtliches Aufschreien – Pavor nocturnus). Sie haben schreckliche Träume. Am Morgen werden sie weinend wach und reiben sich ausgiebig an Nase und Mund. Auch tagsüber wird an Mund und Nase gerieben. Der Hunger kann sehr wechseln, einerseits Heißhunger, andererseits totaler Appetitverlust. Es ist ein sehr wichtiges Mittel bei der Behandlung von Würmern bei Kindern. Kinder, die Würmer haben, sind reizbar, ruhelos und müssen sich laufend am Anus kratzen. Sie haben Augenringe, wirken blass und eine leicht bläuliche Verfärbung um den Mund. Bettnässen ist bei Cinakindern keine Seltenheit.

## Wirkungsbereich

Würmer, Schlafstörungen, Reizungen am Anus, Zahnung, Bettnässen, Keuchhusten, trockener/abgehackter Husten, Bronchitis, Verdauungsbeschwerden, Hirnhautreizungen, Bauchschmerzen im Nabelbereich, Zähneknirschen, entfärbter Stuhl.

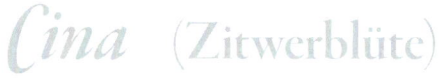

*Cina* (Zitwerblüte)

## Leitsymptome

- schlechte Laune
- ärgerlich und trotzig
- ausgeprägter Eigensinn
- Abneigung, berührt und angesehen zu werden
- verträgt keinen Widerspruch
- verlangt viele Dinge und lehnt sie dann ab
- schreien, beißen, schlagen, sind böse und eigensinnig
- Würmer
- Heißhunger nach dem Erbrechen oder Essen
- verweigern die Muttermilch
- schreit nach Erwachen ohne ersichtlichen Grund, schaut starr vor sich hin, und will man es beruhigen, verschlechtert sich das Bild
- Reiben oder Zupfen an der Nase
- sehr heller Stuhlgang (bei Chamomilla grün)
- eine Wange rot, die andere Wange weiß

### MODALITÄTEN

- **besser:** durch Liegen auf dem Bauch, fortgesetzte Bewegung
- **schlechter:** durch Druck, nachts, in der Sonne, im Sommer, durch Würmer und beim Fixieren eines Gegenstandes

# Ignatia  (Ignatiusbohne, Kummerbohne)

**Verlassen**

Unklar ist der Punkt an dem die Wende
kommt

Unerwartet ist die Situation entstanden
aus dem Nichts

Gefühlt war der Moment

Lange vor der Aktion

Gedacht war das Wort

Unbewusst Tage zuvor

Erschrocken wird die Einsicht zur Klarheit

Erschöpft fällt die Emotion

*— Lucie Szymczak*

## Arzneimittelbild zu Ignatia

Die Kinder zeigen eine blasse Gesichtsfarbe und dunkle Augenringe. Sie wirken frühreif, sind geistreich und lernen leicht. Sie sind zurückhaltend und sehr empfindlich. Sie leiden unter Spannungen, die sich in der Familie ergeben. Durch diese Spannungen sind sie nicht mehr richtig in der Lage zu lernen. Geschlossene Räume machen ihnen Angst. Schmerzen werden verdrängt, damit andere diese nicht erkennen können. Spricht man sie darauf an, können sie in einen richtigen Weinkrampf verfallen. Ihre Stimmung kann sehr veränderlich sein. Ebenso können sie sehr verschlossen und in sich gekehrt sein. Bei Kummer möchten sie alleine sein. Sie schluchzen, stöhnen und weinen. Beim Einschlafen schrecken sie leicht auf. Sie werden oft durch schreckliche Träume gequält. Alte Kümmernisse kommen immer wieder hoch.

Sie haben Angst vor Dieben, Vögeln, Menschen oder verrückt zu werden. Sind sie sehr unsicher, werden sie perfektionistisch und glauben so, die Unsicherheit überdecken zu können. Charakteristisch ist das Kloßgefühl im Hals bei Kummer. Sie glauben, nicht mehr richtig atmen zu können. Enttäuschungen im Leben hinterlassen bei diesen Kindern tiefe Spuren. Sie werden verbissen und hart, streitsüchtig und zornig und sind allem und jedem gegenüber sehr kritisch. Sie sind ungeheuer schnell im Sprechen, Schreiben und Springen auch gerne von einem Thema zum nächsten. Ignatiakinder neigen zu Krämpfen und Tics. Auslöser für viele Beschwerden sind häufig Emotionen. Sie neigen zu Kopfschmerzen durch Stress und Kummer. Ignatiakinder sind nach einem Kummer leicht schlaflos, mit vielen Träumen. Sie wachen immer wieder erschreckt auf, weinen und knirschen mit den Zähnen im Schlaf.

## Wirkungsbereich

Zorn, Kummer, enttäuschte Liebe, unterdrückte Wut, Widerspruch, Furcht, Vorwürfe, Bestrafung, Heimweh, der Tod einer nahe stehenden Person, Tics, Konvulsionen (Krämpfe), Kopfschmerzen, Gedächtnisschwäche durch Kummer und viele andere körperliche Beschwerden durch Kummer.

## Leitsymptome

· Beschwerden durch Zorn

· Zorn mit stillem Kummer

· Enttäuschung

· Beschwerden durch den Tod einer geliebten Person

· hohe Ideale und Erwartungen

· Pflichtbewusstsein

· stiller Kummer und Grübeln

· besser: durch Trost

· widersprüchliche und wechselnde Zustände

· Gefühlsausbrüche

· Kummer und Stress kompensiert durch übermäßiges Essen

· krampfartige und wandernde Symptome

· Abneigung gegen Obst

· Abscheu gegen Tabakrauch

· Schmerzen an kleinen Stellen

· Kloßgefühl im Hals

· Kopfschmerzen durch Emotionen

· nervöser Husten, der durch Husten verschlechtert wird

### MODALITÄTEN

· **besser:** durch Lagewechsel, Liegen auf der schmerzhaften Seite, reichlicher Urinabgang, Alleinsein, Druck, Wärme, Schlucken, Laufen, körperliche Anstrengung, schnelles Gehen, während des Essens

· **schlechter:** durch Emotionen (Kummer, Zorn, Sorgen, Schreck), kalte Luft, im Freien, Gerüche, Berührung, Kaffee, Tabak, Trost, Winter, schnelles Gehen, morgens, beim Erwachen, Süßigkeiten

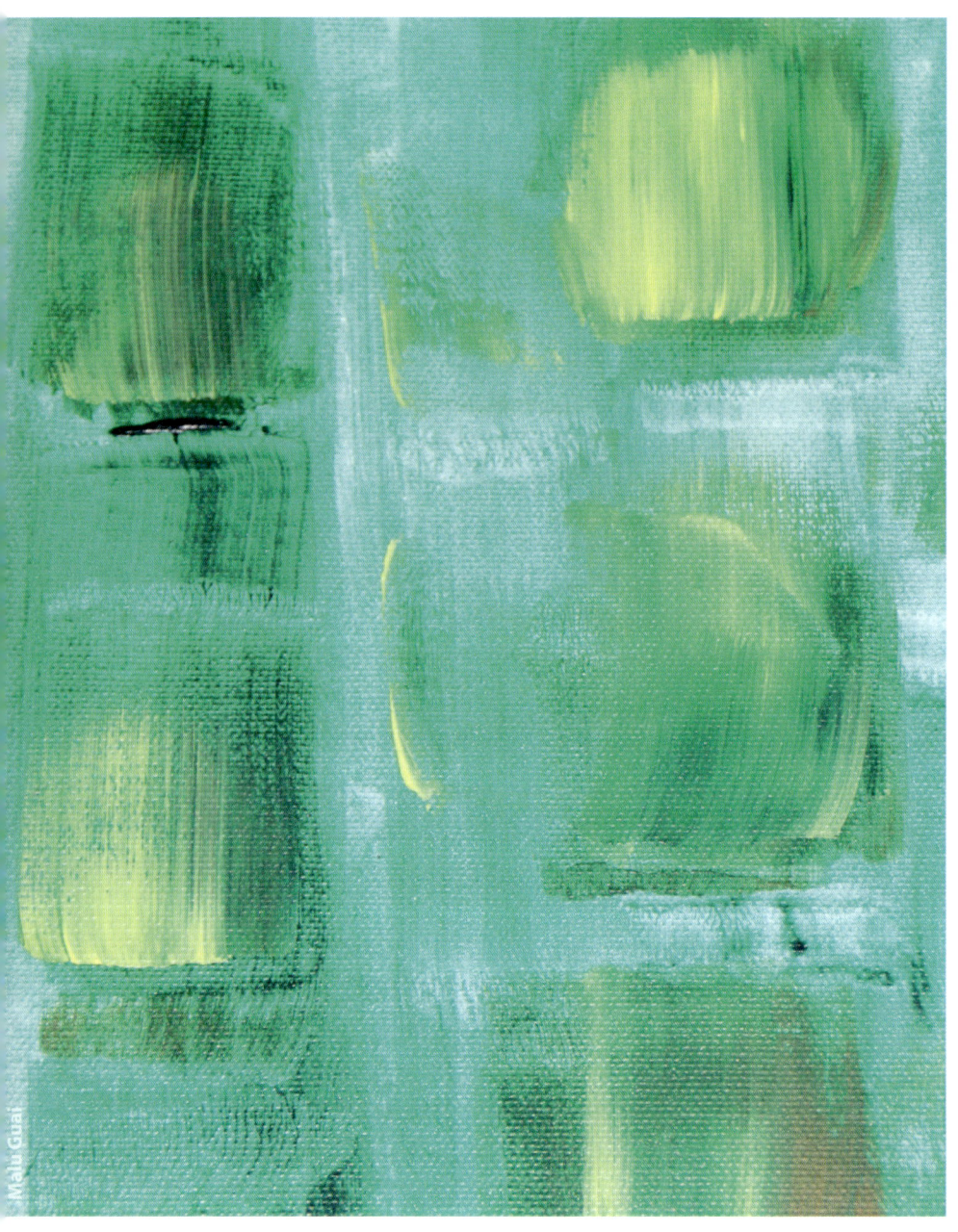

Ein Spielen in der Person,
weit hinter dem eigenen Gesicht!

*Lycopodium* (Bärlappsporen)

Bilder mit hellen Grüntönen stehen für Harmonie, Hoffnung, Heilung, Natur, Freiheit, Weite, Leben, Gesundheit, Frische, Frühling, Neuanfang, Optimismus, aber auch Gift, Galle und Unreife.

## Arzneimittelbild zu Lycopodium

Lycopodiumkinder haben zwei Seiten: eine furchtsame, unsichere und unentschlossene Seite, sie wirken dadurch schwach. Und eine reizbare, herrische, fast tyrannische Seite. Oft ist das Verhalten zu Hause anders als in fremder Umgebung. Außer Haus sind sie freundlich und zuvorkommend. Zu Hause kleine Tyrannen.

Der typische Lycopodiumsäugling ist eher mager. Aus dem geringsten Anlass heraus legt er die Stirn in Falten. Der Kopf wirkt groß im Vergleich zu den dünnen Extremitäten. Sie haben eine Neigung zu Blähungen. Die Nase ist immer leicht verstopft und deshalb können sie nicht richtig saugen oder auch schlafen. Jungen können mit Hodenhochstand oder Hernien geboren werden. Bereits während der Schwangerschaft hatte das Baby Schluckauf. Nach der Geburt ist dies weiterhin so.

Lycopodiumkinder haben und machen sich viele Sorgen. Sie begreifen sehr schnell, dass sie körperlich nicht die Stärksten sind. Sie ziehen bei Streitereien schnell den Kürzeren. Wird ein Geschwisterchen geboren, fühlen sie sich schnell vernachlässigt. Lycopodiumkinder lieben Süßigkeiten, daraus schöpfen sie ihre Energie. Sie sind vor dem Essen »heißhungrig«, kaum haben sie aber mit dem Essen begonnen, sind sie schon satt. Aber ein Nachtisch geht immer. Sie können aus Angst schlecht einschlafen. Nachts wachen sie gerne um vier Uhr auf und haben dann Schwierigkeiten, wieder einzuschlafen. Morgens wachen sie mürrisch auf. Nachmittags gegen 16 Uhr haben sie einen Tiefpunkt. Sie hängen herum, haben zu nichts Lust und verlangen laufend nach Süßigkeiten. So versuchen sie, den Blutzuckerspiegel im Körper wieder ins Gleichgewicht zu bekommen.

In der Schule merkt kaum jemand, wie unsicher sie sind. Sie können sich gut verstellen. Sie haben Angst zu versagen. Sie umgeben sich gerne mit jüngeren Kindern, so fällt weniger auf, dass sie schwächer sind als sie vorgeben. Fehler beim Schreiben, Lesen und Rechnen treten sehr häufig auf. Sie halten ungern Vorträge. So könnten die anderen ihre Fehler bemerken. Sie wollen in jedem Fall in der Schule an der Spitze der Klasse stehen. Sie neigen zu Kopfschmerzen durch geistige Anstrengung. Gewissenhaft und peinlich genau in Kleinigkeiten gehört zu ihrem Bild. Sie neigen zu Verstopfung in Angst auslösenden Situationen (wichtiger Punkt: fremde Toiletten).

## Wirkungsbereich

Verdauungsbeschwerden, Hämorrhoiden bereits bei Kindern, Verstopfung, Magenbeschwerden, Blähungen, Völlegefühl, Hernien, Warzen, Ekzeme.

## Leitsymptome

- Abneigung gegen Veränderung
- Mangel an Selbstvertrauen
- voller Sorgen und Ängste
- besorgt, übergangen zu werden
- Misstrauen
- Eifersucht
- nett nach außen – diktatorisch
- Unentschlossenheit
- wichtigtuerisch
- wirken arrogant
- Reizbarkeit am Morgen
- vermeidet Verantwortung
- starker Intellekt, schwache Muskeln
- neigen zum Frösteln
- empfindlich für Zugluft
- verlangen nach Süßigkeiten
- schnell gesättigt
- Blähungen, Rumoren und Gurgeln im Bauch
- Hunger in der Nacht
- Trockenheit (Handflächen, Haut, Nase, Vagina et cetera)

### MODALITÄTEN

- **besser:** durch gemäßigte Temperaturen, trockenes Wetter, Bewegung, frische Luft, warme Speisen und Getränke, durch Aufdecken
- **schlechter:** morgens circa drei bis vier Uhr, circa 16 bis 20 Uhr, enge Kleidung, Lärm, Hitze, stickiges Zimmer, große Hitze oder Kälte, liegen auf der rechten Seite

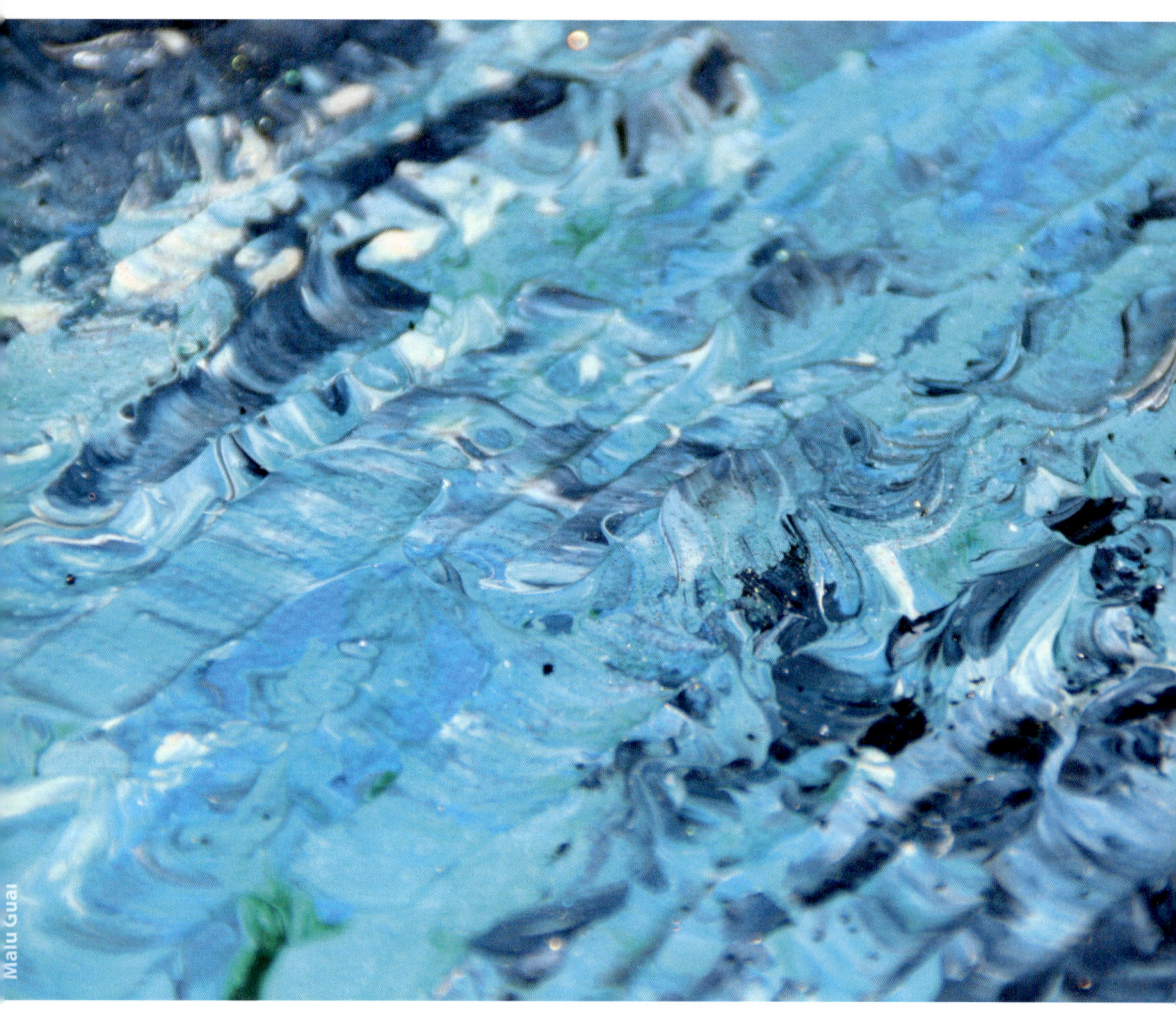

Malu Guaí

Der Tag fließt im Raum der Zeit, wie das Wasser im
Bach und das Leben eines jeden.

Der Mensch alleine entscheidet, wann er das Ufer
betritt und die Reise bestreitet.

# Natrium muriaticum (Kochsalz)

**Die Freude**

Die Freude spielt ihr eigenes Spiel,

keiner weiß was sie so will.

Ganz plötzlich taucht sie um die Ecke auf

und die Dinge nehmen ihren Lauf.

Erst lacht das Herz und springt und singt,

bis eine dunkle Wolke dieses zwingt,

in das Kämmerlein zu gehen

und nicht vor Morgengrauen wieder auf zu stehen.

Die Nacht die Kälte mit sich bringt und

Die Wärme um ihr Feuer ringt.

Ganz eisig weht der Wind in Böen,

lässt die Freude gar erstarren und der Körper
muss verharren,

bis das Licht am Horizont erscheint und

die Freude nicht mehr weint.

*— Lucie Szymczak*

## Arzneimittelbild zu Natrium muriaticum

Natrium kann einiges wegstecken, aber nichts vergessen. Familien mit zwei bis drei Kindern. Töchter finden den Kontakt zum Vater nicht. Söhne sind zur Mutter orientiert. Mädchen neigen zu Bulimie (Erbrechen nach dem Essen) oder Anorexie (Magersucht). Hans Jürgen Achtzehn (Homöopath) sagt, dass in Familienaufstellungen oftmals die folgende Aussage vorkommt: »Liebe Mama, ich liebe den Papa genauso, da du es aber nicht siehst, werde ich vor deinen Augen verhungern (Anorexie).«

Natriumkinder sind meist wohlerzogen und gehorsam. Sie wirken zurückhaltend, schüchtern und empfindlich. Es zeigt sich schon früh der Hang zum Perfektionismus. Sie kommen im Alter von zwei Jahren mit der neuen Windel auf die Mutter zu und wollen frisch gewickelt werden. Sie waschen häufig die Hände. Sie mögen es, wenn ihr Zimmer sauber und aufgeräumt ist. Sie halten alle persönlichen Dinge in Ordnung. Schreiben sie in der Schule eine schlechte Note, weinen sie. Verschreiben sie sich, reißen sie die Seite heraus. Spott ist für sie sehr schlimm. Gelingt ihnen etwas nicht, so bestrafen sie sich selbst, indem sie wütend auf sich werden. Sie probieren ungern etwas Neues aus, aus der Angst zu versagen. Sie sind sehr empfindlich für die leiseste Kritik, schmollend ziehen sie sich in ihr Zimmer zurück. Sie mögen es nicht, in den Arm genommen zu werden. Sie sind häufig Einzelgänger. Ihr Kontrollverhalten zeigt sich deutlich, wenn etwas Unerwartetes passiert. Ihnen ist es am liebsten, es gibt einen Plan, an den man sich halten muss, ein geregelter Ablauf. Natriumkinder sind sehr empfindsame Wesen. Jedes Problem, Kummer oder Ähnliches trifft sie sehr. Sie brauchen lange zu vergessen und ihr Gleichgewicht wieder zu finden, es kann bis zu Jahre dauern. Sie haben eine künstlerische Neigung zu Malerei, Musik und Poesie. Sie lieben salzige Speisen, Brot, Chips, Bitterschokolade, Joghurt und Eiscreme und haben eine Abneigung gegen fette Speisen und Milch. Viele Ängste quälen das Natriumkind: im Dunkeln, vor Schlangen, vor dem Alleinsein, vor Gewitter, vor Spinnen, Insekten und Mörderbienen, vor Höhe, vor etwas Angsteinflößendem und vor Einbrechern.

## Wirkungsbereich

Kummer, Enttäuschungen, Schreck, unterdrückte Emotionen, Gehirnerschütterung, Anämie, Kopfschmerzen, Rückenschmerzen, Warzen, Laktoseunverträglichkeit, Bettnässen bei scheuen Jungen, Sehnenscheidenentzündung, Hautausschläge, Schlafstörungen, Lichtscheu – brauchen immer eine Sonnenbrille, Herpes, Verstopfung.

# Erkältungsschlüsselsymptome

## ALLGEMEINES

- erschöpfte, ermüdete Menschen, ausgezehrt
- häufig Riss in der Ober- oder Unterlippe
- oft Herpes labialis (Lippenherpes) bei Erkältungskrankheiten

## GEMÜT

- niedergedrückte, melancholische Stimmung, Abneigung gegen Gesellschaft
- introvertiert, will allein sein
- sieht alles von der schlimmen Seite

## SCHNUPFEN

- beginnt mit heftigem, salvenartigem Niesen
- fließender Schnupfen mit wässrigen, klaren, milden eiweißartigen Absonderungen
- abwechselnd mit Stockschnupfen
- Geruchs- und Geschmackssinn geht verloren
- Katarrhe mit abnorm starker Sekretion
- Herpesausschlag an Lippen und Nasenflügeln

## HUSTEN

- chronische Bronchialkatarrhe
- trockener Husten, verursacht beim Anfall Stirnkopfschmerzen und Harnabgang, auch Tränenfluss, schlimmer in Bettwärme
- Husten verursacht berstende Kopfschmerzen

### MAGEN

- heftiger Durst, Verlangen nach großen Mengen Wasser auf einmal
- Verlangen nach Salz

### MODALITÄTEN

- **besser:** durch Rückenlage, Druck und Stützen des Rückens, Schwitzen, abends, im Freien, durch Kaltwaschen
- **schlechter:** morgens beim Aufstehen, 9 bis 14 Uhr, durch geistige Anstrengung, Gemütserregung, feuchte Kälte, Sommer, Meer, trockene Wärme

### KLINISCHE INDIKATIONEN

- Bronchitis
- Sommergrippe

## Leitsymptome

- verletzlich
- schüchtern, schweigsam und verschlossen
- Einzelgänger
- stiller Kummer
- verantwortungsbewusst
- perfektionistisch
- Mangel an Lebenswärme oder sehr viel Lebenswärme
- klein, mager und untergewichtig
- starkes Verlangen nach Salz
- Durst auf kalte Getränke
- Kopfschmerzen
- chronische Trockenheit der Haut und Schleimhäute
- Ekzeme am Haaransatz
- Herpes
- Landkartenzunge
- Tränenfluss im Wind
- tiefer Riss in der Mitte der Unterlippe
- vermeiden die direkte Sonne
- oftmals dünn, schwach und anämisch

### MODALITÄTEN

- **besser:** durch Liegen auf harter Unterlage, enge Kleidung, harter Druck, nach dem Schwitzen, im Freien, kaltes Bad, ohne regelmäßige Mahlzeiten, Liegen auf der rechten Seite
- **schlechter:** durch Trost, Hitze, Sonnenhitze, 10 bis 15 Uhr, Lesen, Bewegung – sogar der Augen, Licht, Geräusche, Musik, Zimmerwärme, Hinlegen, an der Küste, geistige Anstrengung

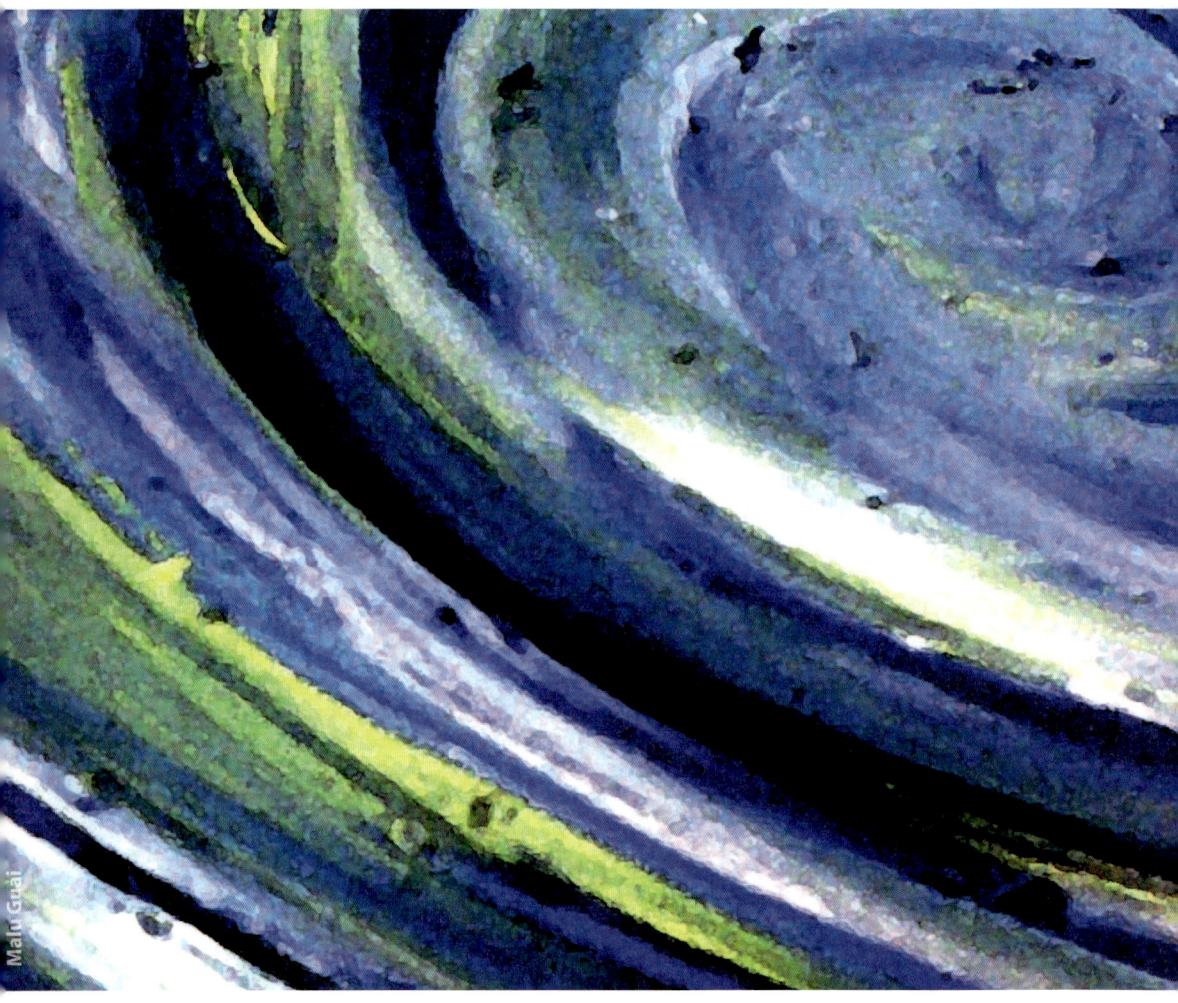

Malu Guai

**»Nehme mich an oder lasse es sein!«**

Das Thema Wahrhaftigkeit und Ehrlichkeit hat seine
guten und schlechten Seiten; es wirkt anziehend und
abstoßend in einem. Die Wahrheit schaut nach innen,
die Ehrlichkeit nach außen. Es zieht uns in den Bann,
wie der Strudel das Sandkorn auf den Boden der Tatsachen.

# *Mercurius solubilis* (Quecksilber)

**Freiheit**

Freiheit ist ein Wort,

das in vielen Sinnen kann
beschreiben einen Ort,

an dem das Glück verloren geht
und der Wind es leise mit sich trägt.


Die Sehnsucht drängt das Herz dorthin,

dem Pfad zu folgen,
wo das Glück die Macht gewinnt.


Sorgen scheinen zu verblassen,
wie die Morgenröte in der Früh –

Langsam, schon bedächtig schwindend,

doch sich immer noch Gedanken winden,

um den Zeitpunkt der da naht –
weit entfernt ein Schatten zart.


Angstvoll blickt ein Jeder dem entgegen,

will sich nicht schamlos Blöße geben,

will standhaft kämpfen um die Gabe,

Freiheit füllend alle Tage …


Bis die Sonne ganz verschwindet
und die Dunkelheit dann siegt,

wenn der Körper weit entfernt – zufrieden –
im tiefen Grabe liegt.

*— Lucie Szymczak*

## Arzneimittelbild zu Mercurius solubilis

Lebhafte, eigensinnige Kinder, die ständig reden, schlecht gehorchen und mit Gleichaltrigen gerne kämpfen. Sie machen gerne Vorschriften. Sie können auch zurückhaltend, schüchtern und introvertiert sein. Sie mögen keine Ungerechtigkeit. Wahrheit und Ehrlichkeit sind für sie sehr wichtig. Ist jemand nicht ehrlich und wahrhaftig, lehnen sie diese Person ab. Sie haben viel Energie und sind in der Regel angstfrei. Sie machen tollkühne Dinge und verletzen sich viel. Sie bringen Unruhe in die Familie. Ihr Lieblingswort ist »total«. In der Schule beteiligen sie sich gut im Unterricht, schreiben aber trotzdem schlechte Noten. Sie provozieren die Lehrer und sind deshalb bei Schulkameraden gut angesehen. Aggressivität tritt plötzlich und unkontrolliert auf. Aggressivität richtet sich gegen Gegenstände, Menschen, die sie lieben, und gegen sich selbst. Sie beschützen die Schwachen. Sie mögen Gesellschaft und haben Angst vor dem Alleinsein. Sie lieben die Freiheit. Sie brauchen lange, das Gehen zu lernen. Ihr Immunsystem ist schwach, bei den geringsten Temperaturveränderungen sind sie erkältet.

## Wirkungsbereich

Entzündungen von Hals, Nase, Ohren, Augen, Mandeln, Bronchien und Blase. Drüsenschwellungen, Laryngitis, Mundgeruch, Entzündungen der Mundschleimhaut, schwierige Zahnung mit Speichelfluss und übelriechendem Durchfall, Stottern, Akne, Abszess, Eiterung, Mundfäule, Aphthen, Masern, Mumps, Windpocken.

# Erkältungsschlüsselsymptome

## ALLGEMEINES

· schnell eitrig ohne Heilungstendenz
· kriechende Kälte schon am Anfang der Erkältung als Frühsymptom
· Zittern am ganzen Körper, feiner Tremor (Zittern)
· übler Geruch

## GEMÜT

· schlechte Laune, streitsüchtig, gehässig, misstrauisch
· gleichzeitig niedergeschlagen, mut- und willenlos
· sein Geist arbeitet nicht, Reaktionen sind verlangsamt
· andererseits hastig, wie gejagt, es stolpert über die Worte

## KOPF

· Mastoid (Warzenfortsatz, Knochen hinter dem Ohr) deutlich
  empfindlich
· retroauricoläre Lympfknoten (Lymphknoten hinter dem Ohr)
  vergrößert
· Kopfschmerzen, wie von einem Seil umbunden

## AUGEN

· Bindehautentzündung, dabei lichtscheu (besonders für strahlende
  Hitze [Feuer])

## FROST

· Frösteln auf der Haut

## RÜCKEN

· brennende, lancierende Schmerzen im Rücken und Nacken

## SCHNUPFEN

- dicker, gelblich-grüner, übelriechender, scharfer Ausfluss, zu dick, um bis zur Oberlippe zu laufen
- wunde Nasenlöcher
- oft mit Laryngitis
- viel übelriechender Schweiß (metallisch), besonders nachts
- feuchte, klebrige Haut
- stark belegte Zunge, übelriechender Atem, ausgeprägter Speichelfluss
- häufiges Niesen, Niesattacken, Luftzug verschlechtert

## HALS

- Rachen: schnell entzündet, schnell submaxillare Lymphknoten (am Hals) beteiligt, heiß und brennend
- Schlucken schmerzt (kann kaum schlucken)
- Husten schmerzhaft bei Stimmverlust

## HUSTEN

- voller Husten mit schleimig-eitrigem Auswurf
- kurze, keuchende Atmung

## MODALITÄTEN

- **besser:** durch Bettruhe
- **schlechter:** durch zu heiß, zu kalt, Bettwärme, nachts, Feuchtigkeit, Schwitzen, auf der rechten Seite liegen, Schweiße

## KLINISCHE INDIKATIONEN

- Ozäna (Stinknase)
- Sinusitis (Stirnhöhlenentzündung)
- Angina
- akute Mittelohrentzündung (Otitis media)
- Pleuritis sicca (trockene Brustfellentzündung)

**Achtung: Mercurius solubilis ist ein häufig missbrauchtes Arzneimittel; nur anwenden, wenn es wirklich angezeigt ist und die Modalitäten stimmen!**

## Leitsymptome

- Instabilität auf allen Ebenen
- äußerst verschlossen und misstrauisch
- Stottern
- immer unzufrieden
- empfindlich für Kritik und Vorwürfe
- hasst die Person, die ihn beleidigt hat
- kann gewalttätig werden
- Wunsch nach Recht und Ordnung
- Ehrlichkeit und Wahrhaftigkeit
- Freiheit
- Beschützer der Schwachen
- empfindlich für Hitze und Kälte
- schwitzt leicht
- Drüsenschwellungen
- Absonderungen dünn, schleimig, scharf, brennend, faulig oder dick, gelb-grün
- Speichelfluss
- Zahneindrücke an den Zungenrändern
- breite, schlaffe Zunge
- Landkartenzunge mit weiß-gelb-brauner Farbe
- Colitis ulcerosa
- Stuhl: das Gefühl, nie fertig zu werden
- Krämpfe vor und nach dem Stuhlgang
- Nasenkatarrh in die Stirnhöhle erstreckt

## MODALITÄTEN

- **besser:** nach dem Schlaf, durch Kratzen, Ruhe, morgens, mäßige Temperaturen
- **schlechter:** nachts, durch nasses und feuchtes Wetter, Liegen auf der rechten Seite, bei Schweißausbruch, im warmen Bett und warmen Zimmer, wenn erhitzt, offenes Feuer

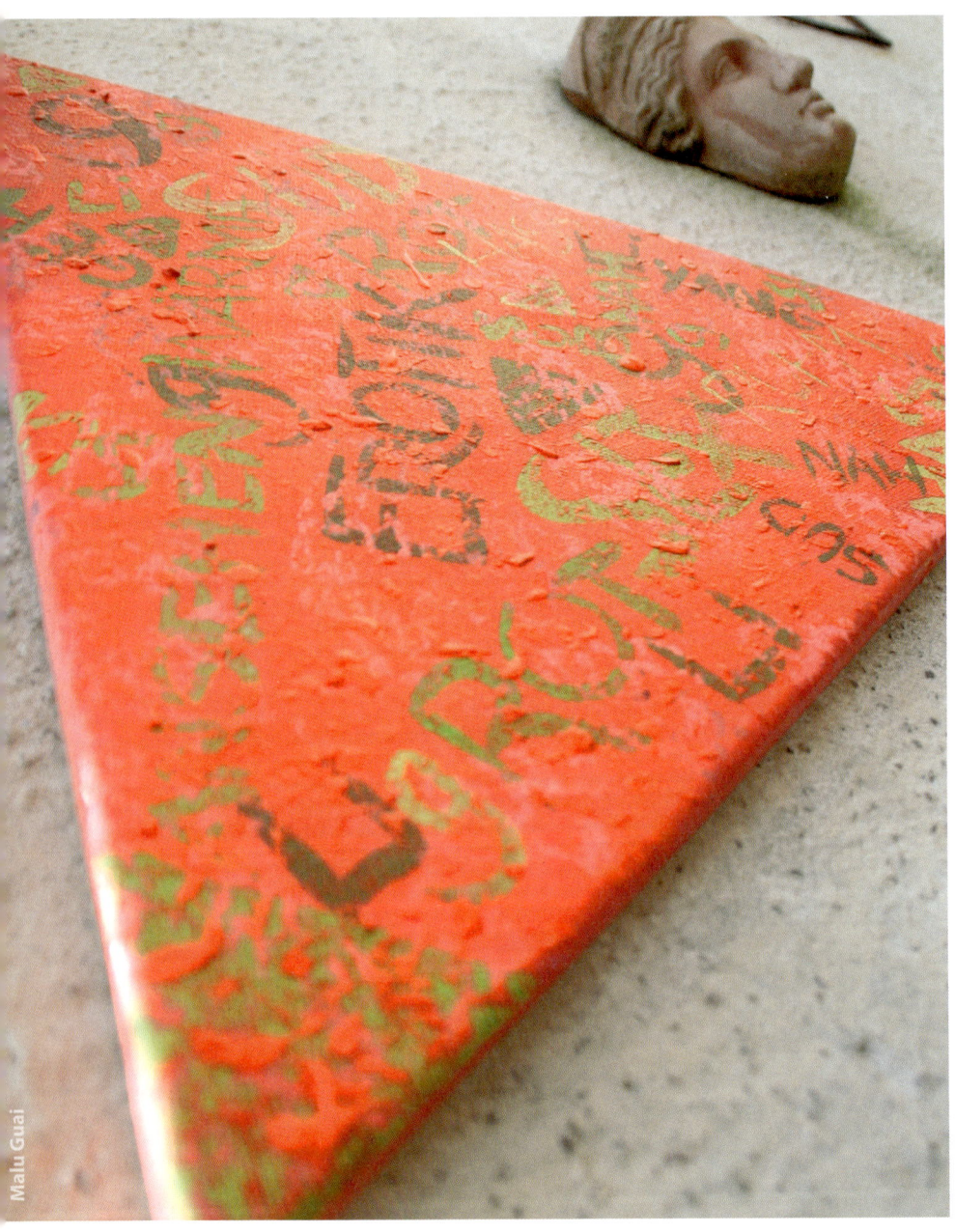

Malu Guai

Fühlst du, wie die Flammen schwärmen,
Glut aushauchen, wohlig wärmen.
Wie das Feuer, flackrig-wild,
Dich in warme Wellen hüllt?

Auszug aus »Das Feuer« von James Krüss

*Nux vomica* (Brechnuss)

Rote Farbwerte treiben an, erregen, warnen und locken zugleich. Rot unterstützt die Vitalkraft des Menschen, es setzt Signale und fördert die Aufmerksamkeit. Es steht für Liebe, Sex, Feuer, Wärme und Leidenschaft, aber auch für Aggressivität, Blut und Gefahr.

## Arzneimittelbild zu Nux vomica

Nux-vomica-Kinder sind nervös und reagieren heftig auf alle Sinneseindrücke. Sie sind aktiv und entschlossen in ihrem Tun. Sie lieben den Wettbewerb mit anderen Kindern und hassen es zu verlieren. Fehler geben sie nicht gerne zu. Sie sind sehr ehrgeizig. Schaffen sie das von ihnen gesteckte Ziel nicht, werden sie sehr reizbar und neigen zu Wutanfällen. Sie schreien, stampfen mit den Füssen auf und können sich sogar auf den Boden werfen. Sie sind sehr sauber und ordentlich, haben ein sehr ausgeprägtes Pflichtgefühl und sind in all ihren Ausführungen sehr schnell. Einige dieser Kinder sind hyperaktiv. Sie können es nicht leiden, wenn jemand langsam ist. Sitzende Tätigkeiten sind für sie nicht ideal. Die Eifersucht ist bei ihnen sehr ausgeprägt. Am Morgen sind sie schlechter Laune und zeigen es durch einen entsprechenden Gesichtsausdruck. Schon als Säugling neigen sie zu Verdauungsstörungen wie Blähungen, Erbrechen nach dem Stillen, Verstopfung und Krämpfen im Verdauungssystem.

Der Stuhlgang ist hart und kann nur unter Schmerzen ausgeschieden werden. Aus Angst vor dem Schmerz halten die Kinder den Stuhlgang zurück und dadurch wird das Ganze immer schlimmer. Der Magen ist sehr empfindlich. Sie neigen zu Magenschmerzen nach Ärger und Wutausbrüchen. Als Jugendliche wollen sie sich von ihren Eltern nichts sagen lassen. Streit ist an der Tagesordnung. Sie sind in diesem Alter ungern zu Hause. Sie wollen Anführer sein im Kindergarten, in Jugendgruppen und auch im Freundeskreis und Elternhaus. Sie sind im jugendlichen Alter Sprücheklopfer, Angeber, und wollen damit schon früh dem anderen Geschlecht gefallen. Der Genuss von Nikotin, Alkohol und Drogen gehört bei ihnen zum Statussymbol. Dieser unstete Lebenswandel führt früh zu gesundheitlichen Schäden. Diese werden dann mit Tabletten, Aufputschmitteln oder auch Beruhigungsmitteln behandelt. So können sie ihren Lebenswandel weiterführen.

## Wirkungsbereich

Kopfschmerzen, Magenverstimmungen, Übelkeit nach dem Essen, Blähungen, Rückenschmerzen, Verstopfung, Kolik, Leberleiden, Hernien, Hydrozele (Wasserbruch am Hoden), allergisches Asthma, Heuschnupfen, Schlafstörungen, Erkältungen der Brust, Neigung zum Frösteln.

# Erkältungsschlüsselsymptome

## ALLGEMEINES

- erstes Stadium einer Erkältung des Kopfes, die durch feuchtes, kaltes Wetter oder durch Sitzen auf kalten Stufen hervorgerufen wurde
- viriler Typ, »gallig-nervöse« Individuen
- hockt die ganze Zeit am Ofen, kann nicht warm werden

## GEMÜT

- gereizt, ruhelos, aufbrausend
- überempfindlich gegen äußere Eindrücke
- patzige Antworten

## FROST/FIEBER

- abwechselnd mit Hitze, Hitze mit innerlichem Frösteln
- Frösteln nach Trinken
- nach geringstem Kontakt mit frischer Luft, nach geringster Bewegung
- Fieber mit Verlangen sich zuzudecken
- ständiges Schaudern

## SCHNUPFEN

- durch Abkühlung entstandener, milder Fließschnupfen, nicht sehr stark mit schleimig-dünnflüssigen Absonderungen
- beginnt mit Trockenheit und Kitzeln in der Nase
- ständiges Niesen
- verstopfte und trockene Nase vor allem im Freien und nachts
- Nasenlöcher abwechselnd verstopft

## HALS

- rot, rau, wie aufgekratzt, wund und schmerzhaft
- kalte Luft wird als sehr schmerzhaft empfunden
- warme Getränke bessern
- Schlucken schmerzt, vor allem hinterher

## HUSTEN

- trocken
- Abhusten tagsüber
- stärker morgens, dauert einige Zeit, bis der erste Auswurf kommt
- mit Kopfschmerz, als ob der Kopf berste
- besser durch warme Getränke (lösen Schleim) nach erstem Auswurf

## MODALITÄTEN

- **besser:** im Freien bei mittlerer Temperatur, durch Ruhe, bei feuchtem Wetter
- **schlechter:** im warmen Zimmer, durch Kälte, trockenes, windiges Wetter, morgens, nachts, Kaffee, Wein, Tabak
- überempfindlich gegenüber der leichtesten Zugluft

## KLINISCHE INDIKATIONEN

- Erkältungsfieber
- akuter Schnupfen
- Bronchitis

## Leitsymptome

- Überempfindlichkeit gegenüber äußeren Einflüssen wie Geräusche, Gerüche und Licht
- Bagatellbeschwerden als unerträglich empfunden
- sorgfältig, eifrig, feurig, ungeduldig, zornig, Workaholics
- hyperaktiv und übererregbar, ständig wird provoziert
- Tobsuchtsanfälle, schlechter durch Besänftigungsversuche
- oft überängstlich, ständiges Nörgeln
- ehrgeizig
- Verlangen nach Stimulanzien (braucht Kaffee zum Arbeiten und Alkohol zum Schlafen)
- pingelig und legen viel Wert auf Korrektheit und Ordnung
- neigt dazu, anderen Fehler vorzuwerfen
- Folgen von allopathischer Medizin, unterdrückte Hämorrhoiden, Tabak, Kaffee, Alkohol, Überessen, Überarbeiten, sitzende Lebensweise, Aircondition und Narkose
- Obstipation mit häufigem, vergeblichem Drang, häufig kombiniert mit einer Abneigung gegen Nahrung
- Schnupfen, nachts keine Absonderung, tags fließende Absonderung, Heuschnupfen
- frostig, Zugempfindlichkeit, Neigung zu Spasmen (Krämpfen)

## Modalitäten

- **besser:** am Abend, in Ruhe, beim Hinlegen, feuchtes Wetter, ungestörter Schlaf, Mittagsschlaf, starker Druck, ungehindert fließende Absonderungen, Einhüllen des Kopfes, Milch
- **schlechter:** morgens (unerfrischt, reizbar, deprimiert, Schmerzen), durch Ärger, nachts von drei bis vier Uhr, geistige Anstrengung, Berührung, kalte Luft, nach dem Essen, Stimulanzien, Zugluft, ausschweifendes Leben, Rauschgift, trockenes Wetter, Kälte, Schlafmangel, unterbrochener Schlaf, Lärm, Licht

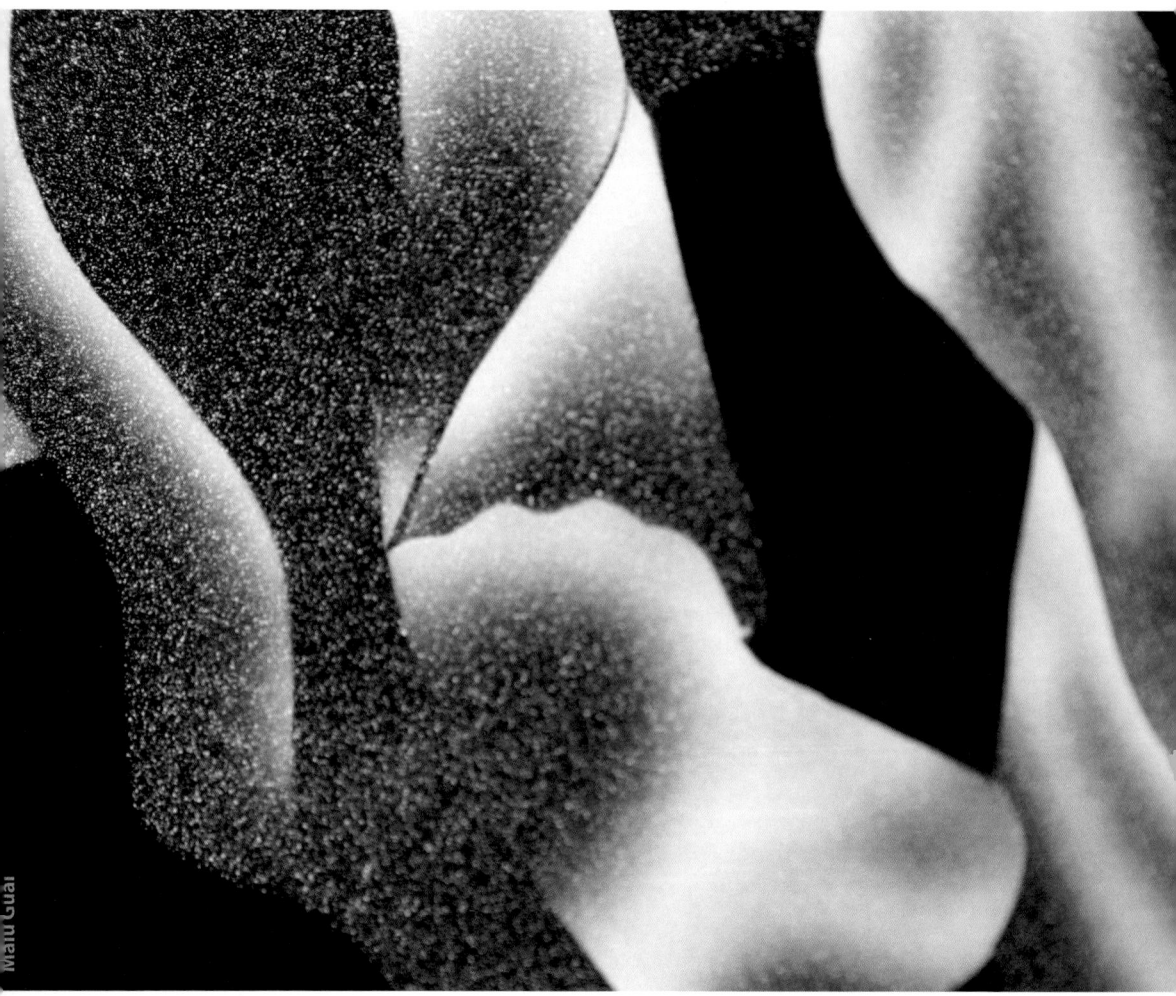

Malu Guai

### Licht und Schatten

Hell und Dunkel
Positiv und Negativ
Ein weiter Horizont erfahrbar und doch nicht fassbar
Tief ergründet und doch ein Rätsel

*— Lucie Szyniczak*

*Phosphor* (Phosphorsäure)

### Sein

Was bringt es dem »Sein« zu strahlen,
wie ein Diamant, wenn der Anblick nicht geschätzt
wird?

Was bringt es dem »Sein« das Wort »Schön« zu tragen,
wenn es nicht realisiert wird?

Was bringt es dem »Sein« begehrt zu sein,
wenn der Moment mit emotionaler Kälte gefüllt ist?

Was bringt es dem »Sein« sich an diesem Punkt
zu laben,
wenn es danach nicht getragen wird?


Es bleibt bestehen in seinem Bestreben
Vollkommen zu sein

Und vollkommen angenommen zu werden.

Das »Sein« bestrebt den Weg so lange,
wie der Träger Mensch

formbar und beeinflussbar ist!


Sobald der Geist frei im Raum stehen und leben kann,
zerfällt das »Sein« wie die Asche im Wind.

*— Lucie Szymczak*

## Arzneimittelbild zu Phosphor

Säuglinge sind meist dünn, haben eine zarte feine Haut und sind von Geburt an lieb und glücklich. Auffallend sind die langen Wimpern und die strahlenden Augen. Sie lieben es liebkost, getragen und massiert zu werden. Säuglinge haben ständig Hunger und wollen sehr oft gestillt werden. Sie sind sehr pflegeleicht. Ihre Entwicklung geht rasch voran. Sie lernen schnell das Kriechen, Sitzen, Krabbeln, Sprechen und Laufen. Kleinkinder sind meist schlank und groß gewachsen. Die Haare sind meist blond, mit einem leichten rötlichen Schimmer. Im Gesicht haben sie sehr oft Sommersprossen. Auffallend ist ihre offene, neugierige und alle Menschen faszinierende Art. Sie können andere Menschen mit ihrer freundlichen und fröhlichen Art magnetisieren. Sie spielen gerne den Clown. Nicht nur wegen des Applauses, sondern weil sie gerne im Mittelpunkt stehen. Sie sind sehr großzügig, das heißt sie verschenken und teilen gerne mit anderen Kindern. Werden sie ausgeschimpft, setzen sie eine unschuldige Miene auf. Es ist schwer, ihnen böse zu sein. Ihr Mienenspiel ist auffallend.

In der Schule sind sie neugierig, lernen gerne, aber haben wenig Ausdauer. Sie sind leicht abzulenken. Bei Leistungsdruck reagieren sie schnell mit Kopfschmerzen und Erschöpfung. Sie neigen immer wieder zu Nasenbluten. Sie sind künstlerisch begabt, lieben Musik und spielen gerne Theater. Sie sind sehr beliebt, haben viele Freunde und halten diese mit all ihren Ideen auf Trab. Phosphorkinder werden leicht krank. Ein Schwachpunkt ist ihr Bronchialsystem. Sie haben morgens um elf Uhr Hunger und müssen dann unbedingt sofort etwas zu essen haben. Nach dem Mittagessen sind sie müde, ein kleines Nickerchen lässt sie wieder ausgeglichen und wach sein. Am Abend haben sie Angst, alleine einzuschlafen. Am besten schlafen sie ein, wenn sie massiert werden. Sie brauchen ein kleines Licht beim Schlafen. Es sind in der Nacht sehr viele Ängste zu finden – Gespenster, Einbrecher und vieles andere mehr. Die Kinder reagieren sehr empfindlich auf beängstigende Fernsehsendungen. Dies lässt sie fast keinen Schlaf finden. Oft reagieren sie dann mit Albträumen. Sie neigen zum Schlafwandeln. Morgens sind sie sofort wach und reden vergnügt vor sich hin. Sie lieben frisches Obst, kalte Getränke, gewürzte Speisen und auch sehr saure Speise wie Zitronen. Kaltes Wasser lässt Bauchschmerzen verschwinden. Sie sind sehr empfindlich auf Sinneseindrücke wie Lärm, grelles Licht oder Gerüche. Sie sind empfindlich auf Wetterumschwünge, Luftdruckveränderungen, Voll- und Neumond, Gewitterstimmung, Elektrosmog, Medikamente und auch auf Streit zwischen den Eltern. Sie spüren regelrecht, dass etwas in der Luft liegt. Sie sind sehr mitfühlend, fast mitleidend. Sie haben nicht nur Angst um ihre eigene Gesundheit, sondern auch um die Gesundheit der Eltern. Sie fürchten sich vor schlimmen Krankheiten. In der Pubertät wird diese Empfindsamkeit noch stärker. Mädchen haben oft eine reichliche, hellrote Blutung, die sie schwächt. Auch Nasenbluten bei der Menstruation ist zu finden. Knaben sind sehr groß gewachsen und wirken schlaksig. Da die Kinder schnell wachsen, neigen sie zu Wachstumsschmerzen in den Beinen. Durch die schulische Anstrengung können Kopfschmerzen entstehen. Vor den Kopfschmerzen haben sie oft sehr großen Hunger.

## Wirkungsbereich

Kehlkopfentzündung, Husten, Krupp-Husten, Bronchitis, Lungenentzündung, Kopfschmerzen, Blutungen, Nasenbluten, Hepatitis, Gelbsucht, Diabetes, Herz, Kreislauf, Gehirn, Knochen, Blutgefäße, Hautausschläge, Ängste, Schlafstörungen und Konzentrationsstörungen.

## Erkältungsschlüsselsymptome

### ALLGEMEINES

- Erkältungensbeginn im Allgemeinen in Brust, Larynx (Kehlkopf) oder Nase, Hals oder Kehlkopf mit heiserer Stimme
- ein gutes Mittel für die Schwäche, die nach der Grippe oder der Pneumonie (Lungenentzündung) bleibt
- bei nicht ausgeheiltem Schnupfen, der sich auf die Bronchien legt
- chronische Phase fieberhafter Infekte
- brennende Schmerzen

### GEMÜT

- unruhig, zappelig, nervös
- himmelhoch jauchzend und zu Tode betrübt
- verlangen Gesellschaft

### KOPF

- dumpfer Kopf, fiebrig
- Kopf- und Halsschmerzen durch Niesen

### NASE

- häufiger Wechsel zwischen Fließschnupfen und verstopfter Nase (Nux-v., Puls.)
- Sekretion getrocknet zu Krusten, welche fest anhaften
- Absonderungen aus einem Nasenloch, während das andere verstopft ist
- beim Naseputzen kommendes Blut
- Nase rot, glänzend, schmerzhaft

## HALS

· wund
· Heiserkeit, abends und vor Mitternacht schlechter
· Kehlkopfschmerzen, Sprechen verschlechtert
· Verlust der Stimme
· Kehlkopf empfindlich gegen Berührung und kalte Luft

## HUSTEN

· Bronchialkatarrh
· Bronchitis, schlechter durch Sprechen, Lachen
· schmerzhaft, hart, fest, trocken (der ganze Körper zittert)
· schlechter: im Freien, nach dem Einatmen kühler Luft, morgens nach dem Aufstehen, nach kalten Getränken
· Husten durch Kitzeln im Kehlkopf, beim Drehen auf die rechte Seite
· starke Erschöpfung nach Hustenanfall
· schmerzhafte Punkte in der Brust (Bell., Bry., Hep.)

## MAGEN

· Verlangen nach eiskalten (gesüßten) Getränken
· Verlangen nach saftigen Speisen
· viel Durst

## BRUST

· Rippenbögen schmerzen nach Hustenanfall (Patient stöhnt und zittert)
· Atembeklemmung (bei akutem sowie chronischem Lungenleiden)
· Druck wie von einer schweren Last auf der Brust
· Enge in der Brust

## KLINISCHE INDIKATIONEN

· Laryngitis, Bronchitis, Pneumonie (vor allem am unteren Teil der rechten Lunge)

## Leitsymptome

· offen und beeindruckbar

· mitfühlend und herzlich

· viele Befürchtungen und Ängste (Dunkelheit, Alleinsein, Tod, Sturm, tiefes Wasser, dass etwas passieren könnte, Gesundheit, Krankheit)

· Konzentrationsprobleme

· leicht erschöpft von Eindrücken

· starkes Verlangen nach eisgekühlten Getränken, Eiscreme und gewürzten Speisen

· Reiben und Massieren mögen sie sehr gerne

· kurzer Schlaf erfrischt

· Neigung zu brennenden Schmerzen

· leicht abfallender Blutzucker, müssen bei Hunger sofort etwas zu essen haben bei Hunger Zittern, Schwäche und Kopfschmerzen

· Überempfindlichkeit der Sinne

· Blutungen

· zu schnelles Wachstum verursacht Wachstumsschmerzen

· Hitze der Hände

· heißer Kopf

· Kopfschmerzen und Schwindel

· Schnupfen, der schnell Richtung Bronchien absteigt

· Brennen zwischen den Schulterblättern

### MODALITÄTEN

· **besser:** im Dunkeln, durch Liegen auf der rechten Seite, kalte Nahrung, Kälte, im Freien, Waschen mit kaltem Wasser, Schlaf, Essen, Aufsetzen, Massage

· **schlechter:** durch Berührung, körperliche und geistige Anstrengung, Dämmerung, warmes Essen oder warme Getränke, Wetterwechsel, Nasswerden bei heißem Wetter, abends, Liegen auf der linken oder schmerzhaften Seite, während eines Gewitters, Treppensteigen, geringfügige Anlässe, Salz, Pubertät

*Pulsatilla* (Küchenschelle)

**Zwischenspiel**

Gefangen in mir Selber
Bestreite ich den Tag

Jeden Morgen wacht mein Geist im Unterschlupf
Der Körper lose wie eine Hülle
Schreitet über die Strasse vor dem Haus!

Den Weg nicht sichtbar im Blickfeld
Vernebelt ist die Sicht aus meinen Augen!

Schreitend schwebe ich von einem Platz zum
Nächsten,
nicht ganz auf dieser Welt!

Wo ist mein Geist?
Wo ist meine Seele?
Wo ist meine Leidenschaft?
Wo ist meine Emotion?

Verstrichen?
Verschenkt?
Eingesperrt?
Ignoriert?
Dementiert?

Verloren neben der Strecke irgendwann
auf meinem Weg
Weggeworfen für Menschen, Ansichten und
Lebensvorstellungen,
die nicht erreichbar und fassbar für mich waren.
Das Verlangen nach dem Mehr, nach dem Besonderen,
hat mir die Sicht für die kleinen, schönen Dinge
genommen.
Jetzt laufe ich suchend auf dem Weg
den Fetzen zu finden,
den ich fallen lies, der mich selber fallen lies!

— Lucie Szymczak

## Arzneimittelbild zu Pulsatilla

Säuglinge sind pflegeleicht, aber weinen viel. Sie wollen viel getragen und liebkost werden. Sobald man sie für kurze Zeit aus dem Arm legt, weinen sie. Auch in der Abstillphase gibt es viel zu weinen. Dieses Weinen erzeugt bei den Eltern keinen Zorn, nein, es erzeugt bei den Eltern eine Art von Verwöhnen (das Kind tut ihnen so leid). Sie überschütten ihr Baby regelrecht mit Liebe. Die Kinder sind sehr schmerzempfindlich. Bei der kleinsten Verletzung oder dem ersten Anzeichen von Schmerz weinen sie unaufhörlich. Sie können nicht einschlafen, ohne gewiegt oder gestillt zu werden. Jedesmal wenn sie aufwachen, weinen sie so lange, bis die Mutter sie aus dem Bett nimmt und trägt. Am besten schlafen diese Babys bei den Eltern im Bett oder wenn Mama bei ihnen im Zimmer schläft. Nach dem Stillen kann heftiger Schluckauf auftreten. Sie sind anfällig für heftige Blähungen mit aufgetriebenem Bauch und Durchfall. Die Blähungen werden durch Wiegen und Tragen besser. Jungs können mit einem Wasserbruch geboren werden, und kleine Mädchen haben oft einen stark riechenden Vaginalgeruch mit einem dicklichen Ausfluss. Die Hände fühlen sich kalt an, und die Haut ist fleckig marmoriert.

Das erste Mal in den Kindergarten gebracht werden, führt zu heftigem Weinen. Sie wollen nicht alleine im Kindergarten bleiben. Sie haben immer Angst, ihre Eltern könnten nicht wieder kommen. Sie suchen immer Sicherheit und Halt. Haben sie sich im Kindergarten dann eingelebt, fühlen sie sich wohl. Sie haben eine Neigung zu Schüchternheit und Erröten. Sie können unterschiedlichste Verhaltensmuster zeigen – einerseits schüchtern und introvertiert – andererseits unberechenbar und mürrisch. Besonders Eifersucht kann eine aggressive Seite von ihnen zeigen. Sie brauchen lange den Schnuller oder den Daumen. Sie hängen am Rockzipfel der Mutter. Sie ertragen es nicht, wenn die Mutter auch nur einen kleinen Moment das Zimmer verlässt. Sie haben eine Vorliebe für Puppen und Kuscheltiere (egal welches Geschlecht).

Kommen sie in die Schule, weinen sie zunächst sehr viel. Sie wollen vom Lehrer viel gelobt werden. So fühlen sie sich angenommen und akzeptiert. Auf Fragen können sie nur schwer antworten. Sie werden leicht rot und schämen sich. Sie sind schnell beleidigt und weinen dann auch sofort los. Weinen erleichtert ihre Probleme.

Sie haben viele Ängste – vor Räubern, verlassen zu werden, vor Dunkelheit, vor Hunden, vor Insekten, vor Schlangen und nachts vor Gespenstern.

Sie wollen ungern ins Bett gehen, weil sie es nicht ertragen können, von Mama und Papa getrennt zu sein.

Sie haben wenig Durst und lieben Butter, die sie löffelweise essen können. Sie haben eine Abneigung gegen Fleisch, besonders fettes Fleisch. Sie leiden unter

Schluckauf nach dem Essen. Sie reagieren auf emotionalen Stress häufig mit Einnässen. Ein weiteres Merkmal ist ihre Unentschlossenheit und vermindertes Selbstbewusstsein. Sie lassen sich leicht beeindrucken und führen. Lange Zeit lassen sie sich von den Eltern die Kleidung aussuchen und ziehen sie auch ohne motzen an. Eifersucht ist häufig bei der Geburt eines Geschwisterchens zu finden. Sie haben dann das Gefühl, nicht mehr genügend Aufmerksamkeit zu bekommen. Sie reagieren besitzergreifend und weinerlich. Sie beginnen wieder einzunässen, brauchen wieder den Schnuller oder Daumen und nehmen ein sehr babyhaftes Verhalten an. In dieser Situation werden sie gerne krank, um die Aufmerksamkeit auf sich zu ziehen.

Pubertierende Mädchen und Jungen wollen nicht erwachsen werden. Die Menstruation setzt spät ein und beim Jungen der Stimmbruch. Die Menstruation ist unregelmäßig und Weinen steht an der Tagesordnung. Die Kinder sind noch sehr unselbstständig und brauchen die Unterstützung der Eltern. Die Bindung zum Elternhaus ist sehr stark. Sie wollen ungern ins Schullandheim oder mit Freunden in den Urlaub fahren. Sie werden gequält von Heimweh. In dieser Situation werden sie dann wieder krank oder leiden an starken Stimmungsschwankungen.

## Wirkungsbereich

Kopfschmerzen durch Stress in der Schule, Bindehautentzündung mit milder, gelber Absonderung, Striktur (Verengung) des Tränenkanals, Mittelohrentzündung, chronische Verstopfung der Nase, trockener Husten mit reichlichem Auswurf am Morgen, Blähungen, Verdauungsprobleme, Ausfluss bereits bei Säuglingen und kleinen Mädchen – übelriechend, Urtikaria (Hautausschlag) durch Stress, Allergien, Bronchitis, Hydrozele (Wasserbruch des Hodens), Akne, Masern, Windpocken.

## Erkältungsschlüsselsymptome

### GEMÜT

· nachgiebig, melancholisch, phlegmatisch
· sucht Gesellschaft und Zuwendung
· Unstetigkeit der Symptome

### FROST

· häufiges Frieren und Schaudern
· Schüttelfröste
· friert hauptsächlich im Kreuz

### FIEBER

· unerträgliche brennende Hitze nachts mit erweiterten Adern
· Hitze in einzelnen Körperteilen, Kälte in anderen
· äußere Hitze ist unerträglich, Adern sind erweitert

### OHREN

· Entzündung des Gehörganges mit Eiterbildung wie verstopft

### SCHNUPFEN

· Folge von kaltem, feuchtem Wetter
· mit dickem, gelbem und übelriechendem Schleim
· Fließ- und Stockschnupfen, besser in frischer, kalter Luft
· bald ist die Nase verstopft, bald ist sie frei, oder bald ist die eine Seite verstopft, bald die andere, Geruchsverlust
· pressender Schmerz an der Nasenwurzel
· Gefühl, dass die Nase immer verstopfter wird
· morgens fließen große Mengen dicken milden Sekrets, welches anfangs weiß, später gelb bis gelblich-grün oder grün aussieht

## MUND

- trocken, ohne Durst
- Lippen trocken
- gelbe oder weiße Zunge, ist mit zähem Schleim bedeckt

## HUSTEN

- Heiserkeit, kommend und gehend
- heftiges Kitzeln und Kratzen im Kehlkopf
- trockener krampfartiger Husten, schlimmer beim Liegen, besser beim Aufsitzen mit gelbem bitterem Auswurf
- mit dem Gefühl, als wende sich der Magen um, wie zum Erbrechen
- mit Brustschmerzen und Stichen in den Seiten
- Hinterkopfschmerzen bei jedem Hustenstoß
- Puls. passt am besten bei Katarrhen und Husten im Stadium der Lösung

## HARNBLASE

- Harn spritzt beim Husten weg
- Harnbeschwerden infolge Erkältung nach kalten Füßen

## MODALITÄTEN

- **besser:** durch Bewegung im Freien, in kühler Umgebung, durch kräftigen Lagewechsel und durch fortgesetzte Bewegung
- **schlechter:** in Ruhe, abends und vor Mitternacht, bei Schmerzen und Husten, äußere Wärme, Bettwärme und Zimmerluft, Hängenlassen der Glieder, vor und während der Regel

## KLINISCHE INDIKATIONEN

- Tubenkatarrhe
- Laryngitis, Bronchitis

## Leitsymptome

· herzlich und gefühlsbetont

· nachgiebig und unentschlossen

· gewissenhaft in Kleinigkeiten

· werden leicht rot

· weinen schnell und leicht

· wollen gerne getröstet werden, brauchen Aufmerksamkeit und Trost

· Angst in der Dunkelheit, auf engen Plätzen und beim Alleinsein

· rascher Wechsel der Körpertemperatur, meistens frieren, dennoch lieben sie kalte Getränke, Umschläge und Ähnliches

· haben ein heftiges Verlangen nach frischer Luft, dort geht es ihnen auch besser

· wechselnde, wandernde, unstabile Symptome auf körperlicher und geistiger Ebene

· häufig Venenprobleme

· alle Absonderungen dick, mild und gelb-grün

· plötzliches Einsetzen von Beschwerden, vergehen aber langsam

· Enge in jeder Art unerträglich (Kleidung, geschlossene Räume)

· durstlos, häufig mit trockenem Mund

· vertragen fette und gehaltvolle Speisen sehr schlecht

## Modalitäten

· **besser:** durch Trost, im Freien, frische Luft, Kälte, sanfte Bewegung, langsames Gehen, fortgesetzte Bewegung, Liegen auf dem Rücken, Abdecken, aufrechte Körperhaltung, nach richtigem Weinen, kalte Getränke und Speisen

· **schlechter:** zu Beginn der Bewegung, durch Liegen auf der linken Seite, warme Luft, Nasswerden der Füße, in geschlossenen Räumen, abends, Ruhe, Unterdrückungen, Essen von reichhaltigen Speisen, Pubertät, Schwangerschaft, vor und während der Menstruation, Hängenlassen der Glieder, nasses Wetter

*Sepia*  (Tinte des Tintenfischs)

**Zerrissen**

Sehnsucht

   Träumerei

      Verlangen

        Emotion

Stehen für das, was ich in mir – vor dir – mit dir –
neben dir und ohne dich fühle!

Das Sehnen nach der Berührung tief im Schlaf,
sanft wie eine Feder.

Das Träumen nach dem Zusammensein mit dir,
fern getrennt im Raum.

Das Verlangen nach dem hier und jetzt,
verankert im Herzen.

Die Emotion unkontrollierbar in der Mitte, zerrissen
durch dein Tun.

*— Lucie Szymczak*

## Arzneimittelbild zu Sepia

Sepia ein wichtiges Mittel für Kinder aus gestörten Familienverhältnissen, aus ungewollter Schwangerschaft, Schlüsselkinder und Kinder aus Familien, in denen sich die Eltern getrennt haben. Sie mussten früh selbstständig werden und haben wenig oder keine Nestwärme erfahren. Das Urvertrauen fehlt.

Säuglinge sind immer hungrig und wollen ständig gestillt oder gefüttert werden. Milch wird sehr schlecht vertragen. Sie sind eigenwillig und lebhaft. Trost verschlechtert ihren mentalen Zustand. Die Entwicklung ist verzögert, die Fontanelle verschließt sich spät (Sil., Calc.), sie haben Schwierigkeiten, das Sitzen zu lernen und beginnen häufig spät mit dem Laufen. Die Zähne werden sehr früh von Karies befallen. Die Haut zeigt in den ersten Monaten häufig Hautausschläge.

Obwohl sie viele Ängste haben, werden sie bei Angst nicht in das Bett der Eltern krabbeln. Sie lassen sich ungern umarmen und kuscheln nicht gern.

Je älter sie werden, desto verschlossener werden sie. Sie sind abgeneigt, auf Fragen zu antworten. Ihr liebstes Wort ist »Nein« oder »Das kann ich nicht, das will ich nicht«. Sie entwickeln sich zu Einzelgängern. Nur für Tanzen und Sport können sie sich wirklich begeistern. In der Schule geben sie sich Mühe, sind aber schnell überfordert und werden dann gleichgültig und faul.

Sie wollen früh von zu Hause fort. Sie entwickeln eine Abneigung gegen die Familie. Reizbarkeit und Wutausbrüche sind an der Tagesordnung. Sie sind sehr auf sich fixiert. Wünsche müssen sofort erfüllt werden, wenn nicht, neigen sie dazu, Gegenstände zu zerstören. Sie lieben Süßigkeiten, saure Dinge und besonders Schokolade. Sie sind sehr empfindlich auf Kälte und neigen zum Schwitzen am ganzen Körper, sobald die Temperatur ein wenig steigt. Der Schweiß riecht unangenehm. Mädchen neigen zu Entzündungen der Vagina mit weißem Ausfluss und Knaben zur Vorhautverengung.

## Wirkungsbereich

Milchunverträglichkeit, Karies, Magen-Darm-Beschwerden, Kopfschmerzen, Bettnässen im ersten Schlaf, Vaginitis (Scheidenentzündung), Phimose (Vorhautverengung), Rhinopharyngitis (Entzündung der Nase und des Rachens), Vergrößerung der Halsdrüsen, Ekzem, Psoriasis (Schuppenflechte), Herpes, Blasenentzündung, Menstruationsprobleme, Senkung der Gebärmutter, Ausfluss, Warzen, Keuchhusten, schwaches Immunsystem.

## Leitsymptome

· geistiger und emotionaler Stillstand (Verwirrung, Schwierigkeiten beim Denken, Gleichgültigkeit)

· Einzelgänger

· Gleichgültigkeit gegenüber geliebten Personen

· reden nicht gerne, sind abweisend

· verdrießlich, sarkastisch, gehässig

· frieren leicht

· Abneigung gegen Fett

· Beschwerden in Zeiten hormoneller Umstellungen (Menses, Schwangerschaft, Klimakterium, Pubertät, nach der Entbindung, Antibabypille, Stillzeit)

· Ablehnung der Sexualität

· Ablehnung der Mutterrolle

· Abneigung gegen das Kind und den Ehemann

· körperliche Stase (Stillstand)

· milchige Absonderungen

· nie mehr richtig gesund seit Absetzen der Antibabypille

· Neigung zur Ohnmacht

· Schwere der Augenlider

· Obstipation

· Ekzem

### MODALITÄTEN

· **besser:** durch heftige Bewegung, Tanzen, Wärme, kalte Getränke, bei Beschäftigung, körperlicher Anstrengung, Laufen und schnelles Gehen, Sitzen mit gekreuzten Beinen, Lockern der Bekleidung, im Freien, kaltes Essen

· **schlechter:** durch Kaltwerden des Kopfes, Kälte im Allgemeinen, vor – während – nach der Menstruation, Trost, sexuelle Exzesse, Schwangerschaft, morgens und abends, nach dem ersten Schlaf, während und unmittelbar nach dem Essen, nachmittags, 17 Uhr, ruhiges Sitzen, Stehen, geistige Anstrengung, Milch, Menopause, Knien in der Kirche, nahendes Gewitter

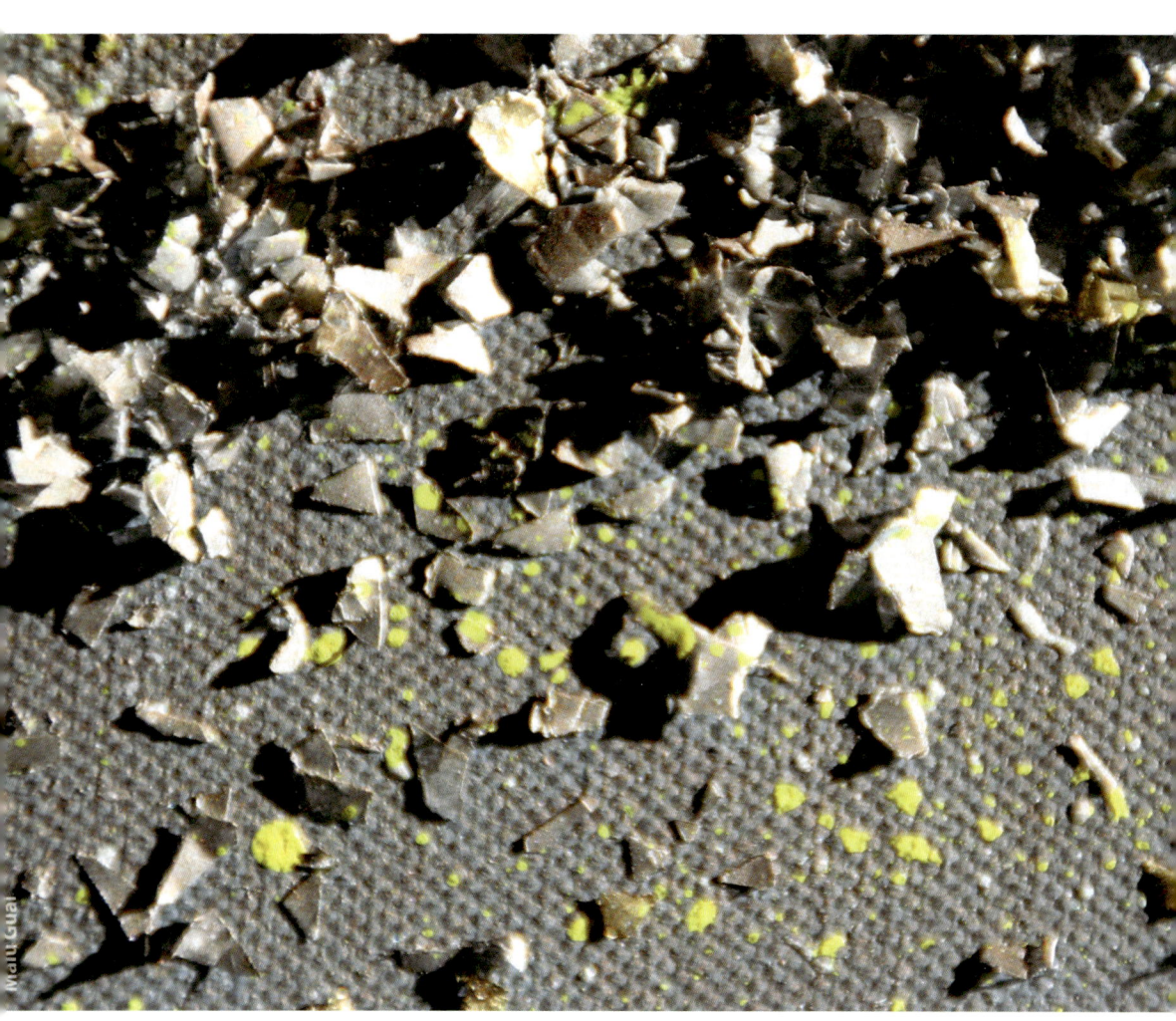

*Silicea* (Kieselerde)

Silicea (Kieselerde) wird aus Siliciumdioxid gewonnen. Dies ist zu 50 Prozent in der Erdkruste, in Sand, Quarz, Feuerstein und Bergkristall zu finden. Die Bezeichnung stammt aus dem lateinischen »silex« (Kiesel). Die homöopathische Arznei wird aus dem pulverisierten Bergkristall hergestellt. Das Thema der Arznei: Zaghaftigkeit, mangelndes Selbstvertrauen, Sturheit, Frostigkeit, Schweiß, ungesunde Haut mit Eiterungsprozessen.

Quelle: Bruno Vonarburg,
Arzneimittel Persönlichkeiten, Haug Verlag

## Arzneimittelbild zu Silicea

Siliceakinder werden häufig zu früh geboren. Sie sind mager, haben dünne Beinchen, einen großen Kopf und einen deutlich nach vorne stehenden Bauch. Muttermilch wird schlecht vertragen, sie erbrechen, bekommen einen Hautausschlag oder lehnen die Muttermilch komplett ab. Sie gedeihen sehr schlecht und entwickeln sich sehr langsam. Die Fontanellen schließen sich spät (Sepia, Calcium carbonicum). Sie sind stille, schüchterne, auf die Mutter fixierte Kinder. Sie fremdeln sehr stark. Sie trauen sich wenig zu. Durch Zuspruch werden sie zornig. Sie gehorchen den Eltern aufs Wort. Sie übernehmen sehr früh Verantwortung und führen Dinge sehr ordentlich und pflichtbewusst aus. In der Schule beteiligen sie sich sehr gut am Unterricht. Sind ruhige und zurückhaltende Schüler. Sie sind sehr begabt für Mathematik. Andererseits machen sie Fehler bei Klassenarbeiten, trotz guter Vorbereitung. Sie glauben, trotz guter Vorbereitung nichts zu wissen und versagen so. Sie sind sehr ängstlich, vor der Klasse etwas vorzutragen. Der Fußschweiß ist reichlich, und sie neigen zu Fußpilz mit wunder Haut zwischen den Zehen. Sie haben eine sehr große Angst vor Nadeln und Spritzen. In der Pubertät neigen sie zu starker Akne (eitrige Pusteln) und Minderwertigkeitskomplexen. Sie sind sehr wählerisch bei ihren Freunden.

## Wirkungsbereich

Infektionen und Eiterungen der Augen, Akne, Striktur (Verengung) des Tränenkanals, Zahnung mit Durchfall, Abszesse des Zahnfleisches, Kopfschmerzen, Mittelohrentzündung, Phyryngitis (Rachenentzündung), Verdauungsbeschwerden, Verstopfung, Durchfall nach dem Genuss von Milch, Durchfall nach Impfung, schmerzhafte Skoliose (Verbiegung der Wirbelsäule) der Heranwachsenden, Fußpilz; ruheloser Schlaf mit Träumen von Überschwemmungen, Gewitter, Wasserfällen, Räubern und verfolgt zu werden, Knochenbrüche, Entfernung von Fremdkörpern im Gewebe, Eiterungen, Drüsenschwellungen, Hernie, Impffolgen.

# Erkältungsschlüsselsymptome

## ALLGEMEINES

- chronische, eitrige Entzündungen nach Katarrh bei kalten, frostigen Patienten, die den Kopf gern einhüllen
- große Mengen an Eiterausscheidungen
- nicht lösende Erkältungen, dauernd schleimig-eitriger, reichlicher Auswurf
- langsame Erholung nach Pneumonie (Lungenentzündung)
- wirkt langsam, aber tief

## GEMÜT

- Furcht vor Anstrengung

## KOPF

- große Empfindlichkeit gegen Kälte, scheinbar paradox dazu: Schweiß am ganzen Kopf (Calc-c. schwitzt besonders an behaarten Teilen des Kopfes)
- Nebenhöhlen immer voller, bis Schnupfen einsetzt, dick, eitrig, gelber bis grüner Auswurf

## NASE

- trockene, harte Krusten, die beim Lösen bluten

## HUSTEN

- wenn Husten, dann mit dickem, eitrigem, gelb-grünem Auswurf und mit Naseputzen
- schlechter durch Kalttrinken und Entblößen
- Husten und Halsschmerz mit Auswurf kleiner kugeliger Körnchen, die beim Auseinanderbrechen sehr übel riechen
- heftiger Husten beim Niederlegen

## MODALITÄTEN

- **besser:** bei Wärme, Kopf einhüllen, im Sommer
- **schlimmer:** durch Kälte, im Winter morgens, Nässe

## VERLAUF

- in den ersten Tagen kein richtiges Krankheitsgefühl, Patient isst viel, aber ohne richtigen Appetit und ohne richtige Geschmacksempfindungen, dann eine Woche (bis über vier Wochen) heftiger Krankheitszustand, der dann allmählich abklingt
- nach Gabe von Sil. noch vier bis sieben Tage Eiterbildung, dann Austrocknung

## Leitsymptome

· Mangel an Selbstvertrauen

· Vorahnungen

· schüchtern, nachgiebig, milde

· Eigensinn

· peinlich genau in Kleinigkeiten

· geistige Überarbeitung, zwingen sich zum Äußersten

· empfindlich gegen Geräusche

· empfindlich gegen Zugluft am Kopf, wollen immer einen Hut oder eine Mütze

· frieren leicht und viel

· schwitzen leicht am Kopf, an den Händen und Füßen

· sehr viel Durst

· Eiterungsneigung

· wiederkehrende Infektionen

· langsame Entwicklung

· langsame Rekonvaleszenz

· Erkrankungen der Drüsen

· Erkrankungen der Nägel

· Haarausfall durch Stress

· Verstopfung

### MODALITÄTEN

· **besser:** durch Wärme, Einhüllen des Kopfes, reichliches Urinieren, warmes Zimmer, warmes Bett

· **schlechter:** durch Zugluft, kalte Luft, Menstruation, unterdrückter Schweiß, Kaltwerden, Entblößen des Kopfes, Baden, Mondwechsel, nachts, geistige Anstrengung, Alkohol, nach Impfung, Milch

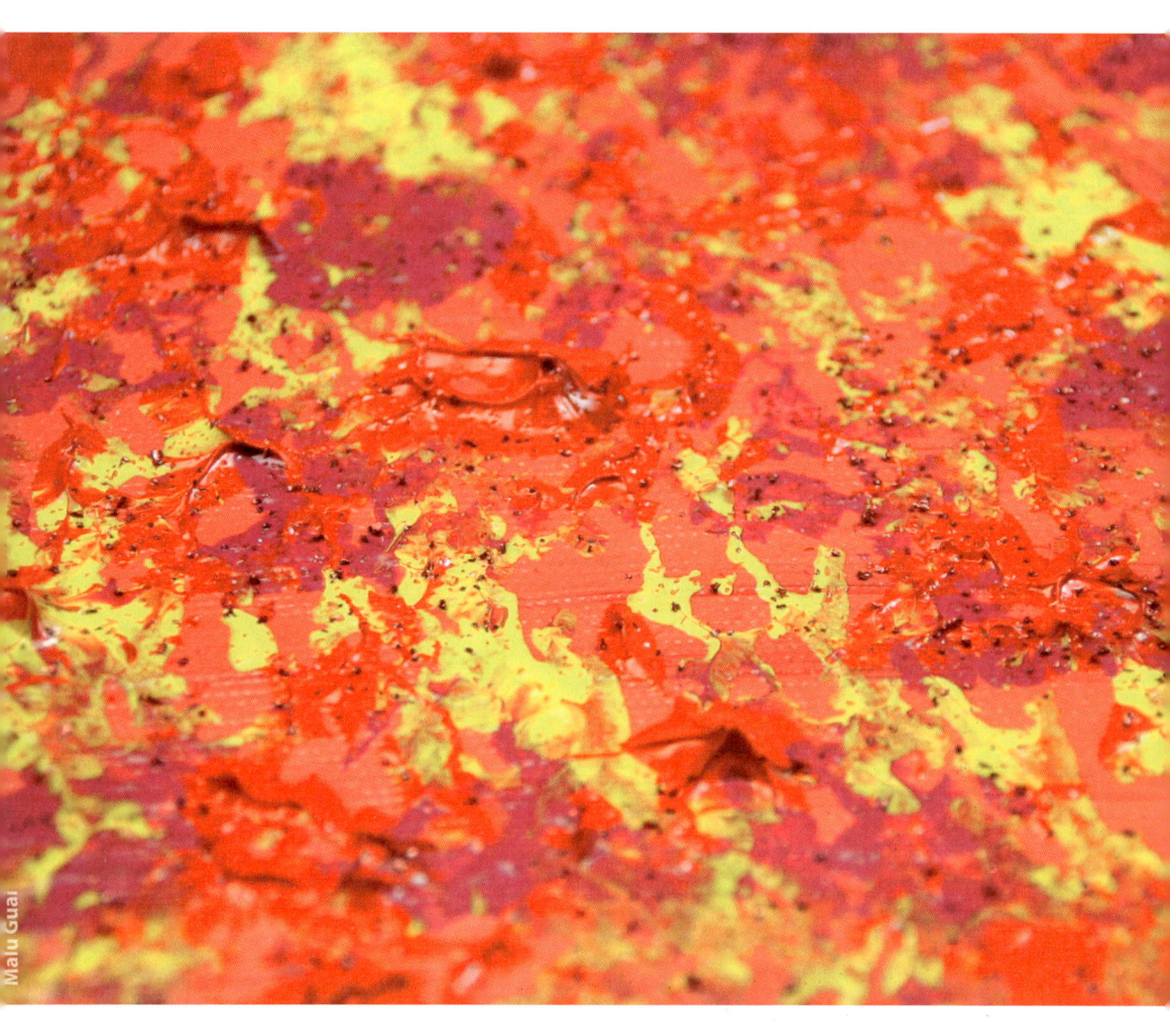

Malu Guai

*Sulfur* (Schwefel)

Im griechischen Mythos verkörpert der Gott Hephaistos eine Schwefel Persönlichkeit. Er war groß, überlegen und künstlerisch sehr begabt. Im Auftrag von Zeus erschuf er Pandora und schmiedete für sie eine Büchse, in der alle Leiden, Sorgen und Nöte der Menschen verschlossen waren. Die Griechen verbrannten als Dank für empfangene Wohltaten oder um zürnende Götter zu versöhnen Opfertiere und Kräuter. Wenn die Götter nicht reagierten, streuten sie Schwefel auf die Opfertiere. Sein penetranter Geruch sowie die Farbe des Rauches, der von gelb bis orangerot in verschiedenen Variationen leuchtete, sollte die Aufmerksamkeit der Götter erregen. Dieses Verfahren verlieh dem großen Reaktionsmittel Schwefel den griechischen Namen »theion«, zu Deutsch »das Göttliche«.

Quelle: Willibald Gawilik,
Arzneimittelbild und Persönlichkeitsportrait,
Hippokratesverlag

## Arzneimittelbild zu Sulfur

Sulphurkinder werden in der Praxis des Homöopathen alles anfassen und erkunden. Sie sind sehr extrovertiert. Sie spielen gleichzeitig mit zwei Dingen. Oder haben eines in der Hand, während sie mit dem anderen spielen. Oder einen Schnuller in der Hand, den anderen im Mund. Sie sind nicht gewohnt, Ordnung zu halten. Das Kinderzimmer schaut chaotisch aus. Die Kleider wirken unsauber, nicht weil sie nicht gewaschen sind, sondern weil sich das Kind bei dem letzten Essen vollgekleckert hat. Dies stört ein Sulfurkind nicht. Sie verhalten sich angstfrei und neugierig gegenüber Fremden. Es gibt verschieden Sulfurtypen: den lässig-leichtfertigen, den reizbaren, den hyperaktiven und den eher kopfbetonten Typ.

### Der lässig-leichtfertige Typ

Er macht einen sehr entspannten Eindruck. Lächelt viel und hat eine natürliche Neugierde. Er genießt es, im Mittelpunkt zu stehen. Er unterbricht hemmungslos das Gespräch und will sich so in den Vordergrund rücken. Immer wieder kommt »Weißt Du was?«, obwohl er gar nichts Wichtiges zu sagen hat. Dieser Typ nimmt es mit der Wahrheit nicht so genau. Er erfindet gerne Geschichten. Die Energie dieser Kinder scheint unendlich zu sein. Sie halten sich nicht gerne an Regeln, und werden sie in ihrem Tun gestört, werden sie halsstarrig und eigensinnig. Sie brauchen viel Freiraum.

### Der reizbare Typ

Reizbar und praktisch gegen alles eingenommen. Er beklagt sich, so viel Hausaufgaben machen zu müssen oder so viel dies und das tun zu müssen. Er meint, niemand schätzt das, was er tut. Ein ständiges Gejammer und Beklagen. Er mag es nicht, wenn sich jemand in sein Tun einmischt und wird sofort mürrisch. Er neigt zu beißen, zu schlagen, an den Haaren zu ziehen oder andere zu verletzen. Er kann auf Milch oder Muttermilch mit Aggressivität reagieren.

### Der hyperaktive Typ

Die Energie ist unendlich, er lässt sich durch nichts aufhalten. Immer in Bewegung, immer auf Entdeckungstour. Keine Zeit zum Beispiel zum Windelwechsel. Er bricht alle Regeln zu Hause oder auch in der Schule. Bekommt er nicht rechtzeitig etwas zu essen, sodass der Blutzuckerspiegel fällt, reagiert er mit massivem Zorn. Er schreit und wirft sich auf den Boden. Er schreit und kreischt, um etwas zu erreichen. Ist das Ziel erreicht, hört er sofort auf damit. Er kann essen und essen und verliert dabei an Gewicht.

## Der kopfbetonte Typ

Ein ungewöhnlich intelligenter Typ mit der Fähigkeit, neue Informationen schnell aufzunehmen und zu integrieren. Alles muss erforscht werden. Er schließt leicht Freundschaft und nimmt in der Gruppe die Führungsposition ein. Er ist ein Bücherwurm und will alles ganz genau wissen. Wirkt schwerfällig, tollpatschig und ungeschickt.

Allen gemeinsam ist das meist ungepflegte Aussehen: struppige, ungekämmte Haare, Schmutz unter den Fingernägeln, das Hemd falsch zugeknöpft. Sie haben keine Lust, sich zu waschen und die Zähne zu putzen. Sie bohren sich ungeniert in der Nase und nehmen den Popel danach in den Mund. Sie kratzen sich am After und pupsen ungeniert vor sich hin.

In der Schule sind sie interessiert, lernen leicht, vor allem, wenn sie das Thema interessiert. Sie sind generell sehr bequem und faul und müssen häufig erinnert werden, ihre Pflichten zu erfüllen. Am Morgen gegen elf Uhr haben sie ein Tief und brauchen schnell etwas zu essen. Sulfurkinder neigen zu Hautausschlägen, übelriechenden Schweißausbrüchen, zu entzündlichen Rötungen und Akne mit Mitessern. Bereits Säuglinge schauen durch die ungesund wirkende Haut älter aus als sie sind. Sie haben einen wachen Blick und sind sehr lebhaft. Wenn sie hungrig sind, müssen sie sofort gestillt oder gefüttert werden. Sie neigen zu Milchunverträglichkeit mit Durchfall und juckendem Milchschorf. Sie entwickeln sich rasch und lernen schnell das Sitzen, Krabbeln, Laufen und das Sprechen. Sie wollen nicht lange auf dem Arm bleiben, sondern wollen alles selbst erkunden. Während des Zahnens neigen sie zu Durchfall und juckenden, roten Hautausschlägen.

## Wirkungsbereich

Allergien, nach Impfung, Asthma, Bronchitis, Hautausschläge, Akne, Urtikaria (Hautausschlag), Warzen, Masern, Durchfall, Hämorrhoiden, Phimose (Vorhautverengung), Hydrozele (Wasserbruch des Hodens), Verdauungsstörungen.

## Leitsymptome

· hoffnunsvolle Träumer
· viele Ideen, aber keine Zeit, sie zu verwirklichen
· fantasievoll
· ichbezogen
· pedantisch
· lieben es, im Mittelpunkt zu stehen
· faul, bequem, unordentlich
· Furcht in der Höhe
· warme Menschen mit Empfindlichkeit durch Zugluft
· Verlangen, nach draußen zu gehen
· brennende Schmerzen und Empfindungen
· Hitze in geschlossenen Räumen unerträglich
· starkes Verlangen nach Süßigkeiten und gewürzten Speisen
· unordentlich, ungewaschen, vernachlässigt seine Gesundheit
· übelriechende Absonderungen
· Kopfschmerzen am Wochenende
· Hautausschläge seit der Kindheit
· juckender Anus
· unklares, verschwommenes Symptombild nach zu viel oder häufiger Antibiose

## MODALITÄTEN

· **besser:** im Freien, durch Bewegung, warme Anwendungen, warme Getränke, Schwitzen, trockenes warmes Wetter, trockene Hitze, Liegen auf der rechten Seite, Anziehen der betroffenen Glieder an den Körper
· **schlechter:** durch Unterdrückung, Baden, Milch, Erhitzung durch Anstrengung, warme Räume, im Bett, Tragen von Wollkleidung, atmosphärische Veränderungen, Sprechen, periodisch, Klimakterium, Vollmond, Stehen, Ruhe, Waschen, unangenehme Gerüche, langer Schlaf, nachts vier bis fünf Uhr, frühmorgens

## Abkürzungsverzeichnis wichtiger homöopatischer Mittel

| | | | | | | |
|---|---|---|---|---|---|---|
| Abrot. | Abrotanum | Eberraute | | Aran. | Aranea diadema | Kreuzspinne |
| Absin. | Absinthium | Wermut | | Arg. | Argentum metallicum | Silber |
| Acal. | Acalypha indica | Brennkraut | | Arg-m. | Argentum muriaticum | Silberchlorid |
| Acet-ac. | Aceticum acidum | Essigsäure | | Arg-n. | Argentum nitricum | Silbernitrat |
| Sal-ac. | Acidum salicylicum | Salicylsäure | | Arist-cl. | Aristolochia clematitis | Osterluzei |
| Acon. | Aconitum | Sturmhut | | Arn. | Arnica | Bergwohlverleih |
| Adon. | Adonis vernalis | Frühlingsteufelsauge | | Ars. | Arsenicum album | Weißes Arsenik |
| Aesc. | Aesculus hippocastanum | Rosskastanie | | Ars-h. | Arsenicum hydrogenisatum | Arsenwasserstoff |
| Aethi-a. | Aethiops antimonialis | Spießglanzmoor (Mineral) | | Ars-i. | Arsenicum jodatum | Arsentrijodid |
| Aeth. | Aethusa cynapium | Hundspetersilie | | Ars-met. | Arsenicum metallicum | Scherbenkobalt |
| Agar. | Agaricus | Fliegenpilz | | Ars-s-f. | Arsenicum sulfuratum flavum | Gelbes Schwefelarsen |
| Agn. | Agnus castus | Mönchspfeffer | | | | |
| Ail. | Ailanthus glandulosa | Götterbaum | | Art-v. | Artemisia vulgaris | Beifuß |
| Alch-v. | Alchemilla vulgaris | Frauenmantel | | Arum-m. | Arum maculatum | Gefleckter Aronstab |
| Alco. | Alcoholus | Alkohol | | Arum-t. | Arum triphyllum | Zehrwurzel |
| Alet. | Aletris farinosa | Bittergras | | Arund. | Arundo mauritanica | - (Grasart) |
| Alf. | Alfalfa | Alfalfa | | Asaf. | Asa foetida | Gummiharz |
| All-c. | Allium cepa | Zwiebel | | Asar. | Asarum europaeum | Haselwurz |
| All-s. | Allium sativum | Knoblauch | | Aspar. | Asparagus officinalis | Spargel |
| Aloe | Aloe | Aloe | | Aster. | Asterias rubens | Roter Seestern |
| Aloe-s. | Aloe socotrina | Aloe | | Atro-s. | Atropinum sulfuricum | Atropin |
| Alumn. | Alumen | Alaun | | Aur-ar. | Aurum arsenicosum | Goldarsenit |
| Alum. | Alumina | Tonerde | | Aur-col. | Aurum colloidale | Kolloidales Gold |
| Alum-met. | Aluminium | Aluminium | | Aur-i. | Aurum jodatum | Goldjodid |
| Ambr. | Ambra | Grauer Amber | | Aur. | Aurum metallicum | Gold |
| Am-c. | Ammonium carbonicum | Hirschhornsalz | | Aur-m. | Aurum muriaticum | Goldchlorid |
| Am-m. | Ammonium muriaticum | Amoniumchlorid | | Aur-m-n. | Aurum muriaticum natronatum | Gold-Natriumchlorid |
| Anac. | Anacardium orientale | Elefantenlaus | | Aur-s. | Aurum sulfuratum | Goldsulfat |
| Anag. | Anagallis arvensis | Roter Gauchheil | | Aven. | Avena sativa | Hafer |
| Anan. | Anantherum | - Gramineae -(Grasart) | | Bamb-a. | Bambus | Bambus |
| Ang. | Angustura vera | Borke des Angusturabaums | | Bapt. | Baptisia | Wilder Indigo |
| | | | | Bar-acet. | Barium aceticum | Bariumazetat |
| Anh. | Anhalonium | - (mexikansche Kaktusart) | | Bar-c. | Barium carbonicum | Bariumkarbonat |
| | | | | Bar-i. | Barium jodatum | Bariumjodid |
| Anth. | Anthemis nobilis | Römische Kamille | | Bar-m. | Barium muriaticum | Bariumchlorid |
| Ant.-c. | Antimonium crudum | Grauspießglanzerz | | Bar-s. | Barium sulfuricum | Bariumsulfat |
| Ant-t. | Antimonium tartaricum | Brechweinstein | | Bas. | Basalt | Basalt |
| Apis | Apis mellifica | Honigbiene | | Bell. | Belladonna | Tollkirsche |
| Apisin. | Apisinum | Bienengift | | Bell-p. | Bellis perennis | Gänseblümchen |
| Apoc. | Apocynum cannabinum | Hanfartiger Hundswürger | | Benz-ac. | Benzoicum acidum | Benzoesäure |
| | | | | Berb. | Berberis | Sauerdorn |
| Apom. | Apomorphinum | Apomorphin | | Berb-a. | Berberis aquifolium | Mahonie |
| Aq-mar. | Aqua marina | Meerwassser | | Bism-met. | Bismutum metallicum | Wismutmetall |
| Aral. | Aralia racemosa | Amerikanische Narde | | Bism. | Bismutum subnitricum | Wismutnitrat |

| | | | | | | |
|---|---|---|---|---|---|---|
| **Bor.** | Borax | Borax/Natriumborat | | **Cinnb.** | Cinnabaris | Zinnober |
| **Bov.** | Bovista | Staubschwamm | | **Cinnam.** | Cinnamomum | Zimt |
| **Brom.** | Bromum | Brom | | **Cit-v.** | Citrus vulgaris | Bitterorange |
| **Bry.** | Bryonia | Weiße Zaunrübe | | **Clem.** | Clematis recta | Steife Waldrebe |
| **Bufo** | Bufo rana | Kröte | | **Cob-n.** | Cobaltum nitricum | Cobaltnitrat |
| **But-ac.** | Butyricum acidum | Buttersäure | | **Cocc.** | Cocculus | Kokkelsamen |
| **Cact.** | Cactus | Königin der Nacht | | **Coch.** | Cochlearia armoracia | Meerrettich |
| **Cadm-s.** | Cadmium sulfuricum | Kadmiumsulfat | | **Coff.** | Coffea | Koffein |
| **Calad.** | Caladium seguinum | Schweigrohr | | **Colch.** | Colchicum | Herbstzeitlose |
| **Calc-ar.** | Calcium arsenicosum | Kalziumarsenit | | **Coll.** | Collinsonia canadensis | Grießwurzel |
| **Calc-br.** | Calcium bromatum | Kalziumbromit | | **Coloc.** | Colocynthis | Koloquinte |
| **Calc.** | Calcium carbonicum | Austernschalenkalk | | **Cund.** | Condurango | Geierpflanze |
| **Calc-f.** | Calcium fluoratum | Kalziumfluorid | | **Con.** | Conium | Gefleckter Schierling |
| **Calc-i.** | Calcium jodatum | Kalziumjodid | | **Conv.** | Convallaria | Maiglöckchen |
| **Calc-m.** | Calcium muriaticum | Kalziumchlorid | | **Cop.** | Copaiva | - (südamerikanische Hülsenfruchtart) |
| **Calc-p.** | Calcium phosphoricum | Kalziumphosphat | | | | |
| **Calc-s.** | Calcium sulfuricum | Kalziumsulfat | | **Cor-r.** | Corallium rubrum | Edelkoralle |
| **Calen.** | Calendula | Ringelblume | | **Crat.** | Crataegus oxyacantha | Weißdorn |
| **Camph.** | Camphora | Kampfer | | **Croc.** | Crocus sativus | Safran |
| **Canth.** | Cantharis | Spanische Fliege | | **Croto-t.** | Croton tiglium | Krotonölbaum |
| **Caps.** | Capsicum | Pfeffer | | **Cupr-ar.** | Cuprum arsenicosum | Kupferarsenit |
| **Carb-an.** | Carbo animalis | Tierkohle | | **Cupr.** | Cuprum metallicum | metallisches Kupfer |
| **Carb-v.** | Carbo vegetabilis | Holzkohle | | **Cupr-s.** | Cuprum sulfuricum | Kupfersulfat |
| **Carb-ac.** | Carbolicum acidum | Karbolsäure | | **Cur.** | Curare | - (Pfeilgift) |
| **Carbn-s.** | Carboneum sulfuratum | Schwefelkohlenstoff | | **Cycl.** | Cyclamen | Alpenveilchen |
| **Cardios-h.** | Cardiospermium | Herzsame | | **Cypr.** | Cypripedium pubescens | Frauenschuh |
| **Card-m.** | Carduus marianus | Silberdistel | | **Cyt-l.** | Cytisus laburnum | Goldregen |
| **Caul.** | Caulophyllum | Frauenwurzel | | **Adam.** | Adamas | Diamant |
| **Caust.** | Causticum | Ätzkalk | | **Dig.** | Digitalis | Roter Fingerhut |
| **Cean.** | Ceanothus americanus | Säckelblume | | **Dios.** | Dioscorea villosa | Yamswurzel |
| **Cham.** | Chamomilla | Kamille | | **Dips-s.** | Dipsacus silvestris | Kardendistel |
| **Chel.** | Chelidonium | Schöllkraut | | **Dros.** | Drosera | Sonnentau |
| **Chelo.** | Chelone glabra | Kahle Schildblume | | **Dulc.** | Dulcamara | Bittersüß |
| **Chin.** | China | Chinarindenbaum | | **Echi.** | Echinacea | Kegelblume |
| **Chinin.** | Chininum | Chinin | | **Eich-c.** | Eichhornia crassipes | Wasserhyazinthe |
| **Chin-ar.** | Chininum arsenicosum | Chininarsenit | | **Elat.** | Elaterium officinale | Springgurke |
| **Chin-hydr.** | Chininum hydrochloricum | Chininhydrochlorid | | **Ephe.** | Ephedra vulgaris | Meerträubel |
| | | | | **Equis.** | Equisetum hyemale | Winterschachtelhalm |
| **Chin-s.** | Chininum sulfuricum | Chininsulfat | | **Erig.** | Erigeron canadensis | Dürrwurz |
| **Chlor.** | Chlorum | Chlor | | **Eucal.** | Eucalyptus globulus | Fieberbaum |
| **Choc.** | Chocolate | Schokolade | | **Eup-per.** | Eupatorium perfoliatum | Wasserhanf |
| **Chr-o.** | Chromium oxidatum | Chrom | | **Euph.** | Euphorbium | Wolfsmilch |
| **Cic.** | Cicuta virosa | Wasserschierling | | **Euphr.** | Euphrasia | Augentrost |
| **Cimic.** | Cimicifuga | Wanzenkraut | | **Fab.** | Fabiana imbricata | Fabianakraut |
| **Cina** | Cina | Wurmsamen | | **Fago.** | Fagopyrum esculentum | Buchweizen |

| | | | | | | |
|---|---|---|---|---|---|---|
| **Ferr-ar.** | Ferrum arsenicosum | Eisenarsenit | | **Ind.** | Indium metallicum | Indium (Metall) |
| **Ferr-i.** | Ferrum jodatum | Eisenjodid | | **Ip.** | Ipecacuanha | Brechwurz |
| **Ferr.** | Ferrum metallicum | metallisches Eisen | | **Irid.** | Iridium metallicum | Iridium |
| **Ferr-m.** | Ferrum muriaticum | Eisen | | **Iris** | Iris | Schwertlilie |
| **Ferr-p.** | Ferrum phosphoricum | Eisenphosphat | | **Jab.** | Jaborandi | Rutaceae |
| **Fic.** | Ficus religiosa | Götzenfeigenbaum | | **Iod.** | Iodum | Jod |
| **Spirae** | Filipendula ulmaria | Mädesüß | | **Jug-r.** | Juglans regia | Graue Walnuss |
| **Fl-ac.** | Fluoricum acidum | Flusssäure | | **Juni-c.** | Juniperus communis | Wacholderbeere |
| **Form-ac.** | Formicicum acidum | Ameisensäure | | **Kali-ar.** | Kalium arsenicosum | Kaliumarsenit |
| **Frag.** | Fragaria vesca | Walderdbeere | | **Kali-bi.** | Kalium bichromicum | Kaliumdichromat |
| **Fuc.** | Fucus vesiculosus | Blasentang | | **Kali-br.** | Kalium bromatum | Kaliumbromid |
| **Gall-ac.** | Gallicum acidum | Gallensäure | | **Kali-c.** | Kalium carbonicum | Kaliumkarbonat |
| **Galph.** | Galphimia glauca | - (Malpighiengewächs) | | **Kali-chl.** | Kalium chloricum | Kaliumchlorat |
| **Gels.** | Gelsemium | Gelber Jasmin | | **Kali-cy.** | Kalium cyanatum | Kaliumzyanid |
| **Ger-r.** | Geranium robertianum | Storchschnabel | | **Kali-i.** | Kalium jodatum | Kaliumjodid |
| **Gink.** | Ginkgo biloba | Gingko | | **Kali-m.** | Kalium muriaticum | Kaliumchlorid |
| **Gins.** | Ginseng | Ginseng | | **Kali-n.** | Kalium nitricum | Kaliumnitrat |
| **Glon.** | Glonoinum | Nitroglycerin | | **Kali-p.** | Kalium phosphoricum | Kaliumphosphat |
| **Gnaph.** | Gnaphalium polycephalum | Wollkraut | | **Kali-s.** | Kalium sulfuricum | Kaliumsulfid |
| | | | | **Kalm.** | Kalmia | Berglorbeer |
| **Goss.** | Gossypium herbaceum | Baumwolle | | **Kreos.** | Kreosotum | Buchenholzkohlenteer |
| **Gran.** | Granatum | Granatapfelbaum | | **Lac-ac.** | Lacticum acidum | Milchsäure |
| **Granit** | Granit | Granit | | **Lact.** | Lactuca virosa | Giftlattich |
| **Graph.** | Graphites | Reißblei | | **Lam.** | Lamium album | Weiße Taubnessel |
| **Grat.** | Gratiola officinalis | Gnadenkraut | | **Lap-a.** | Lapis albus | - (eine Art Gneis) |
| **Grin.** | Grindelia robusta | Grindelie (Korbblütengewächs) | | **Lath.** | Lathyrus sativus | Blatterbse |
| | | | | **Lat-m.** | Latrodectus mactans | Schwarze Witwe |
| **Guai.** | Guajacum | Pockholz | | **Laur.** | Laurocerasus officinalis | Kirschlorbeer |
| **Gum-a.** | Gummi arabicum | Pflanzensaft der Verek-Akazie | | **Led.** | Ledum | Wilder Rosmarin |
| | | | | **Lem-m.** | Lemna minor | Kleine Wasserlinse |
| **Ham.** | Hamamelis | Zaubernuss | | **Lil-t.** | Lilium tigrinum | Tigerlilie |
| **Harp.** | Harpagophytum procumbens | Teufelskralle | | **Lime** | Limestone | Kalkgestein |
| | | | | **Lith-c.** | Lithium carbonicum | Lithiumkarbonat |
| **Hed.** | Hedera helix | Efeu | | **Lob.** | Lobelia inflata | Lobelie |
| **Hecla** | Hekla lava | Lava | | **Luf-op.** | Luffa operculata | Meeres-/ Süßwasserschwamm |
| **Hell.** | Helleborus | Christrose | | | | |
| **Hep.** | Hepar sulfuris | Kalk-Schwefelleber | | **Luna** | Luna | Mond |
| **Manc.** | Hippomane mancinella | - (aus Fruchtwasser des Pferdes gewonnen) | | **Lyc.** | Lycopodium | Bärlappsporen |
| | | | | **Lycps.** | Lycopus virginicus | Virginischer Wolfstrapp |
| **Hip-ac.** | Hippuricum acidum | Hippursäure | | | | |
| **Hura** | Hura brasiliensis | Sandbüchsenbaum | | **Mag-c.** | Magnesium carbonicum | Magnesiumkarbonat |
| **Hydr.** | Hydrastis | Gelbwurz | | **Mag-m.** | Magnesium muriaticum | Magnesiumchlorid |
| **Hydrc.** | Hydrocotyle asiatica | Wassernabel | | **Mag-p.** | Magnesium phosphoricum | Manesiumphosphat |
| **Hydrog.** | Hydrogenium | Wasserstoff | | | | |
| **Hyos.** | Hyoscyamus | Bilsenkraut | | **Mag-s.** | Magnesium sulfuricum | Magnesiumsulfid |
| **Hyper.** | Hypericum | Johanniskraut | | **Mand.** | Mandragora | Alraune |
| **Ign.** | Ignatia | Kummerbohne | | **Mang-acet.** | Manganum aceticum | Braunstein |

| | | | | | | |
|---|---|---|---|---|---|---|
| **Mang-c.** | Manganum carbonicum | Braunstein | | **Ox-ac.** | Oxalicum acidum | Oxalsäure |
| **Marb-w.** | Marble | Marmor | | **Oxyg.** | Oxygenium | Sauerstoff |
| **Meli-a.** | Melilotus alba | Weißer Steinklee | | **Paeon.** | Paeonia officinalis | Pfingstrose |
| **Meli.** | Melilotus officinalis | Steinklee | | **Pall.** | Palladium metallicum | Palladium |
| **Menth.** | Mentha piperita | Pfefferminze | | **Par.** | Paris quadrifolia | Einbeere |
| **Meny.** | Menyanthes trifoliata | Bitterklee | | **Passi.** | Passiflora incarnata | Passionsblume |
| **Merl.** | Mercurialis perennis | Gänseblümchen | | **Tus-p.** | Petasites | Pestwurz |
| **Merc-c.** | Mercurius corrosivus | Quecksilbersublimat | | **Peti.** | Petiveria tetrandra | Petroleum |
| **Merc-cy.** | Mercurius cyanatus | Quecksilbercyanit | | **Petr.** | Petroleum | Bergöl |
| **Merc-i-r.** | Mercurius jodatus ruber | Rotes Quecksilberjodid | | **Petros.** | Petroselinum sativum | Petersilie |
| **Merc. (sol.)** | Mercurius solubilis H. | Quecksilber | | **Ph-ac.** | Phosphoricum acidum | Phosphorsäure |
| | | | | **Phos.** | Phosphorus | Gelber Phosphor |
| **Merc. (viv.)** | Mercurius vivus H. | Quecksilber | | **Phys-v.** | Physostigma venenosum | Kalabarbohne |
| **Mez.** | Mezereum | Seidelbast | | **Phys.** | Physostigminum | - (Schmetterlings-blütler) |
| **Mill.** | Millefolium | Schafgarbe | | | | |
| **Mur-ac.** | Muriaticum acidum | Salzsäure | | **Phyt.** | Phytolacca | Kermesbeere |
| **Myris.** | Myristica sebifera | Talgmuskatnuss | | **Pic-ac.** | Picrinicum acidum | Pikrinsäure |
| **Myrrh.** | Myrrha | Myrrhe | | **Piloc.** | Pilocarpinum | - (Alkaloid) |
| **Naja** | Naja tripudians | Gift der Kobra | | **Pip-m.** | Piper methysticum | Rauschpfeffer |
| **Nat-ar.** | Natrium arsenicosum | Natriumarsenit | | **Plan.** | Plantago major | Breitwegerich |
| **Nat-br.** | Natrium bromatum | Natriumbromid | | **Plat.** | Platinum metallicum | Platin |
| **Nat-c.** | Natrium carbonicum | Natriumcarbonid | | **Plat-m.** | Platinum muriaticum | Platinchlorid |
| **Nat-f.** | Natrium fluoratum | Natriumfluorid | | **Plb-acet.** | Plumbum aceticum | Bleiazetat |
| **Nat-i.** | Natrium jodatum | Natriumjodid | | **Plb.** | Plumbum metallicum | Blei |
| **Nat-m.** | Natrium muriaticum | Kochsalz | | **Podo.** | Podophyllum | Maiapfel |
| **Nat-p.** | Natrium phosphoricum | Natriumphosphat | | **Pop.** | Populus tremuloides | Amerikanische Espe |
| **Nat-sal.** | Natrium salicylicum | Natriumsalicylat | | **Prun.** | Prunus spinosa | Schlehdorn |
| **Nat-sil.** | Natrium silicicum | Natriumsilid | | **Puls.** | Pulsatilla pratensis | Küchenschelle |
| **Nat-s.** | Natrium sulfuricum | Natriumsulfid | | **Quas.** | Quassia amara | Quassiabaum |
| **Neon** | Neon | Neon | | **Ran-b.** | Ranunculus bulbosus | Knollenhahnenfuß |
| **Nicc.** | Niccolum | Nickel | | **Ran-s.** | Ranunculus sceleratus | Gifthahnenfuß |
| **Nicot.** | Nicotinum | Nikotin | | **Raph.** | Raphanus sativus | Gartenrettich |
| **Nit-ac.** | Nitricum acidum | Salpetersäure | | **Rat.** | Ratanhia peruviana | Krameriaceae |
| **Nuph.** | Nuphar luteum | Gelbe Teichrose | | **Rauw.** | Rauwolfia serpentina | Schlangenwurzel |
| **Nux-m.** | Nux moschata | Muskatnuss | | **Rheum.** | Rheum | Rharbarber |
| **Nux-v.** | Nux vomica | Brechnuss | | **Rhod.** | Rhododendron chrysanthum | Schneerose |
| **Ocl-b.** | Ocimum basilicum | Kampferbasilikum | | | | |
| **Oci-s.** | Ocimum sanctum | Indisches Basilikum | | **Rhus-t.** | Rhus toxicodendron | Giftsumach |
| **Phel.** | Oenanthe aquatica | Giftige Rebendolde | | **Ric.** | Ricinus communis | Wunderbaum |
| **Okou.** | Okoubaka aubrevillei | Okoubakabaum | | **Rob.** | Robinia pseudoacacia | Scheinakazie |
| **Olnd.** | Oleander | Oleander | | **Rosm.** | Rosmarinus officinalis | Rosmarin |
| **Olib.** | Olibanum sacrum | Weihrauch | | **Rubu-f.** | Rubus fructicosus | Brombeeren |
| **Op.** | Opium | Opium | | **Rubu-i.** | Rubus idaeus | Himbeere |
| **Orig.** | Origanum majorana | Majoran | | **Rumx.** | Rumex | Krauser Ampfer |
| **Orig-v.** | Origanum vulgare | Oregano | | **Ruta** | Ruta | Gartenraute |
| | | | | **Sabad.** | Sabadilla | Läusekraut |

| | | |
|---|---|---|
| **Sabal.** | Sabal serrulata | Zwerg-Sägepalme |
| **Sabin.** | Sabina | Sadebaum |
| **Sacch-raf.** | Saccharum album | raffinierter Zucker |
| **Salv.** | Salvia officinalis | Gartensalbei |
| **Samb.** | Sambucus nigra | Schwarzer Holunder |
| **Sang.** | Sanguinaria | Blutwurzel |
| **Sanic.** | Sanicula aqua | Wasser der Sanicula-Quellen |
| **Saroth.** | Sarothamnus scoparius | Besenginster |
| **Sars.** | Sarsaparilla officinalis | Lilienart |
| **Scroph-n.** | Scrophularia nodosa | Knotiger Braunwurz |
| **Sec.** | Secale cornutum | Mutterkorn |
| **Sel.** | Selenium | Selen |
| **Seneg.** | Senega officinalis | Klapperschlangen-wurzel |
| **Sep.** | Sepia | Tintenfisch |
| **Sil.** | Silicea | Kieselsäure |
| **Sin-n.** | Sinapis nigra | Schwarzer Senf |
| **Sol** | Sol | Sonnenlicht |
| **Solan lyc.** | Solanum lycopersicum | Tomate |
| **Sol-n.** | Solanum nigrum | Schwarzer Nachtschatten |
| **Sol-t.** | Solanum tuberosum | Kartoffel |
| **Solid.** | Solidago virgaurea | Goldrute |
| **Spig.** | Spigelia | Wurmkraut |
| **Spong.** | Spongia | gerösteter Meerschwamm |
| **Squil.** | Squilla maritima | Meerzwiebel |
| **Stann.** | Stannum metallicum | metallisches Zinn |
| **Staph.** | Staphisagria | Rittersporn |
| **Stict.** | Sticta | Lungenmoos |
| **Stram.** | Stramonium | Gemeiner Stechapfel |
| **Stront-c.** | Strontium carbonicum | Strontiumkarbonat |
| **Stroph.** | Strophanthus | - |
| **Stry.** | Strychninum | Strichnin (Alkaloid der Brechnuss) |
| **Stry-n.** | Strychninum nitricum | Strichnin-Nitrat |
| **Succ.** | Succinum purum | Bernstein |
| **Sulph.** | Sulfur | Schwefel |
| **Sul-i.** | Sulfur jodatum | Schwefeljodid |
| **Sul-ac.** | Sulfuricum acidum | Schwefelsäure |
| **Sym-r.** | Symphoricarpus | Schneebeere |
| **Symph.** | Symphytum officinale | Beinwurz |
| **Syzyg.** | Syzygium jambolanum | Rosenapfel |
| **Tab.** | Tabacum | Tabak |
| **Tarent.** | Tarantula hispanica | Spanische Tarantel |

| | | |
|---|---|---|
| **Tarax.** | Taraxacum officinale | Löwenzahn |
| **Tax.** | Taxus baccata | Eibenbaum |
| **Tell.** | Tellurium metallicum | Tellur |
| **Ter.** | Terebinthina | Terpentinöl |
| **Teucr.** | Teucrium marum verum | Katzenkraut |
| **Thal-acet.** | Thallium aceticum | Thalliumazetat |
| **Thal.** | Thallium metallicum | Thallium |
| **Thea** | Thea sinensis | Teestrauch |
| **Thlaspi** | Thlaspi bursae pastoris | Blutkraut |
| **Thuj.** | Thuja | Lebensbaum |
| **Thymu-v.** | Thymus vulgaris | Echter Thymian |
| **Til.** | Tilia europaea | Europäische Linde |
| **Urt-d.** | Urtica dioica | Große Brennnessel |
| **Urt-u.** | Urtica urens | Brennnessel |
| **Ust.** | Ustilago maydis | Maisbrand |
| **Uva** | Uva ursi | Wilder Buchsbaum |
| **Valer.** | Valeriana officinalis | Katzenbaldrian |
| **Verat.** | Veratrum album | Weiße Nieswurz |
| **Verat-v.** | Veratrum viride | Grüne Nieswurz |
| **Verb.** | Verbascum | Königskerze |
| **Vib.** | Viburnum opulus | Gemeiner Schneeball |
| **Vinc.** | Vinca minor | Immergrün |
| **Viol-o.** | Viola odorata | Veilchen |
| **Viol-t.** | Viola tricolor | Stiefmütterchen |
| **Vip.** | Vipera berus | Viper |
| **Visc.** | Viscum album | Mistel |
| **Wies** | Wiesbadener Kochbrunnen | Wiesbadener Kochbrunnen |
| **Tung.** | Wolfram | Wolfram |
| **X-Ray** | X-Ray | Röntgenstrahlen |
| **Xan.** | Xantoxylum americanum | Stachelesche |
| **Zinc-acet.** | Zincum aceticum | Zinkazetat |
| **Zinc.** | Zincum metallicum | Zink |
| **Zinc-p.** | Zincum phosphoricum | Zinkphosphat |
| **Zinc-val.** | Zincum valerianicum | Zinkisovalerinat |
| **Zing.** | Zingiber officinale | Ingwer |

## Quellen

- Arzneimittelbild und Persönlichkeitsportrait. Willibald Gawlik, Hippokrates Verlag, 1999
- Arzneimittel-Persönlichkeiten in Wort und Bild. Bruno Vonarburg, Sonja Burger, Haug Verlag, 2005
- Bei Kindern ist Krankheit etwas anderes. Angelika Szymczak, SYM Verlag, 1996
- Das Kind in der Naturheilkunde. Angelika Szymczak, Pflaum Verlag, 2006
- Die homöopathische Behandlung der Kinder. Paul Herscu, Kai Kröger Verlag, 2003
- Erste Hilfe durch Homöopathie. Dr. Manuel Mateu I Ratera, Hahnemann Institut, 1997
- Handbuch der homöopathischen Materia Medica W. Boericke, Haug Verlag, 1994
- Homöopathie in der Kinderheilkunde. Hedwig Imhäuser, Haug Verlag, 1993
- Homöopathie Pocket für Kinder. Christine Lauterbach, Börm Bruckmeier Verlag, 2003
- Homöopathische Behandlung bei Säuglingen und Kleinkindern. H. N.Guernsey, Similimum Verlag, 1996
- Homöopathische Haus- u. Notfallapotheke. DZVhÄ, Irl Verlag, 2001
- Homöopathische Selbstbehandlung im Alltag. Urs Schrag, AT Verlag, 1995
- Homöopathischer Hausarzt. Dr. Vogels, Verlag T. Marczell, 1984
- Kinder, Roberto Petrucci. Hahnemann Institut, 2008
- Kinderkonstitutionstypen in der Homöopathie. Douglas M. Borland, Haug Verlag, 1988
- Kindertypen in der Homöopathie. Franz Vermeulen, Sonntag Verlag, 1999
- Organon der Heilkunst. 6. Auflage, S. Hahnemann, Haug Verlag, 1999
- Stauffers Homöopathisches Taschenbuch. Burgdorf Verlag, 1950

- Synoptische Materia Medica Franz Vermeulen, Kai Kröger Verlag, 1998
- **Computerprogramm MacRepertory 7.2 Pro. Kent Homeopathic Associates, Inc. (www.kenthomeopathic.com)**
- **Repertorisationsbogen mit freundlicher Genehmigung von Carl Classen/Institut ars curandi, www.arscurandi.de**

## Buchempfehlungen

- Arzneimittel-Persönlichkeiten in Wort und Bild. Bruno Vonarburg, Sonja Burger, Haug Verlag, 2005
- Bei Kindern ist Krankheit etwas anderes. Angelika Szymczak, SYM Verlag, 1996
- Das Kind in der Naturheilkunde. Angelika Szymczak, Pflaum Verlag, 2006
- Erste Hilfe bei Kindern. Christoph Scholz, Hofmann Verlag, vergriffen
- Erste Hilfe durch Homöopathie. Dr. Manuel Mateu i Ratera, Hahnemann Institut und Vertrieb, 1997
- Giftpflanzen – Gifttiere. Horst Altmann, Horst Altmann, BLV Verlag, 1997
- Homöopathie für Kinder Pocket. Lauterbach, Schroeder, Börm, Bruckmeier Verlag, 2003
- Homöopathie Pocket. Almut Brandl, Börm. Bruckmeier Verlag, 2003
- Homöopathische Haus- und Notfallapotheke. Deutscher Zentralverein homöopathischer Ärzte, Peter Irl Verlag, 2001

## Wünschen

Wünschen – Verlangen nach einer Sache, einem Menschen,
einer Emotion oder einem Moment, der nicht zu fassen scheint.
Hoffen – auf eine Sache, einen Menschen, eine Emotion
oder einen Moment, der nicht Bestandteil der Zeit ist!
Deine Zeit! Deine Tage und Dein Leben!

— Lucie Szymczak


## Wünsche – Verlange – Hoffe

Nur nach Dingen, die deine Zeit nicht zum Stehen bringt
und dein Leben rückwärts laufen lässt.
Ahne – Fühle – Kenne
Die Dinge, Tatsachen, Gefühle und Menschen,
die deine Zeit und dein Leben bereichern.

— Lucie Szymczak

# Danksagung

Meine Patienten waren und sind meine Lehrer. Meine Lehrer vermittelten und vermitteln mir den Weg in die Tiefen der Homöopathie. Mit diesem Buch versuche ich, Interessierten die klassische Homöopathie näher zu bringen. Je sicherer sie im Umgang mit dem homöopathischen Heilmittel sind, desto erfolgreicher können und werden sie behandeln. Ich möchte meiner Tochter Lucie für die künstlerische Gestaltung und die in die Tiefe des Lebens gehenden Texte danken. Durch die Bilder wird es möglich, die Schönheit des homöopathischen Arzneimittels zu sehen. Und durch die Texte zum Arzneimittel werden die wahren Gefühle des Arzneimittelporträts näher gebracht.

Ihre Angelika Szymczak

### Text fließt

Text fließt im Strom der Zeit,
wie das Wasser im Bach und das Leben eines Jeden.
Der Mensch alleine entscheidet, wann er das Ufer betritt
und die Reise bestreitet.

— Lucie Szymczak

# Leseempfehlungen rund um LOGI
## und um den gesunden Lebensstil.

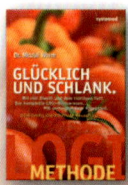

**LOGI-METHODE. Glücklich und schlank. Mit viel Eiweiß und dem richtigen Fett. Von Dr. Nicolai Worm.** Nicolai Worm rechnet in seinem Grundlagenwerk mit fettreduzierter und kohlenhydratlastiger Diät-(Un-)Kultur ab. Bei einer Ernährung nach der LOGI-Methode bleibt der Blutzuckerspiegel konstant, starke Blutzuckerschwankungen und -spitzen werden vermieden, und der Insulinspiegel wird dadurch relativ niedrig gehalten. Gleich ausprobieren – mit 74 köstliche Rezeptideen. **ISBN 978-3-927372-26-9** *19,90 EUR*

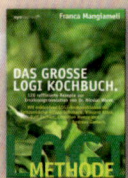

**LOGI-METHODE. Das große LOGI-Kochbuch. Von Franca Mangiameli.** Spitzenköche wie Alfons Schuhbeck und Vincent Klink, Ralf Zacherl, Christian Henze und Andreas Gerlach berücksichtigen das LOGI-Prinzip schon seit langem. Sie offenbarten für das LOGI-Kochbuch ihre 52 besten LOGI-Rezepte. Dazu hat auch Franca Mangiameli noch 70 neue LOGI-Kreationen entwickelt. Rezepte für stärkearme Brottaler und Pizza, Hauptgerichte mit viel Fisch oder Fleisch und Gemüse, Frühstücksideen und süße Cremes, Aufläufe und Salate.
**ISBN 978-3-927372-29-0** *18,90 EUR*

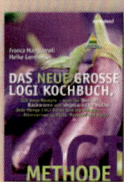

**LOGI-METHODE. Das neue große LOGI-Kochbuch. Von Franca Mangiameli und Heike Lemberger.** Wie ersetze ich Sättigungsbeilagen? Was kann ich LOGI-kochen, wenn ich auf Desserts, Gebäck und Beilagen nicht verzichten möchte? LOGI und Vegetarismus? Intelligente Alternativen finden heißt die Zauberformel. Damit lassen sich auch »Pizza/Pommes/Pasta«, köstliche Desserts und festliche Menüs nach LOGI zaubern. Glauben Sie nicht? Franca Mangiameli und Heike Lemberger beweisen es gern. Mit 120 erstaunlichen neuen Rezeptideen.
**ISBN 978-3-927372-44-3** *19,95 EUR*

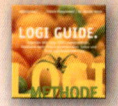

**LOGI-METHODE. LOGI Guide. Von Franca Mangiameli und Dr. Nicolai Worm.** Im LOGI Guide finden Sie die Angaben zur glykämischen Last und zum glykämischen Index, zu Kohlenhydraten, Fetten, Eiweißen und Ballaststoffen – pro 100 Gramm und pro Portion. Für mehr als 500 Lebensmittel. So erhalten Sie schnelle Antworten auf die Frage, ob ein Lebensmittel eher gute oder schlechte Kohlenhydrate enthält. **ISBN 978-3-927372-28-3** *6,90 EUR*

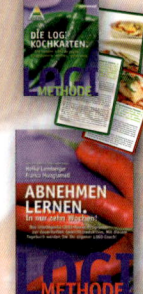

**LOGI-METHODE. Die LOGI-Kochkarten.** Die besten Rezepte aus über fünf Jahren LOGI im systemed Verlag – auf 64 attraktiven und appetitlich gestalteten Rezeptkarten. Für die Menüplanung, als Einkaufshilfe und schnelle Anregung, als gesundes, individuelles Geschenk oder dekorative Sammelkartenbox. **ISBN 978-3-927372-45-0** *17,95 EUR*

**LOGI-METHODE. Abnehmen lernen. In nur zehn Wochen. Von Heike Lemberger und Franca Mangiameli.** Der ganz persönliche Ernährungsplaner zum Angriff auf Ihr Wunschgewicht. Ein Powerprogramm für Ihren Einstieg in die LOGI-Ernährung. Ein detailliertes Tagebuch, ideal zum Nachhalten von Zielen und Erfolgen, Werten und Leistungen. Das perfekte Arbeitsbuch für ein Leben mit LOGI. Mit zahlreichen Tipps, Infos und Ideen. Der Mitmachratgeber, auf den alle LOGI-Fans gewartet haben!
**ISBN 978-3-927372-46-7** *18,95 EUR*

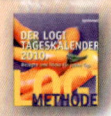

**LOGI-METHODE. Der LOGI-Tageskalender 2010.** 365 Tage LOGI. Jeden Tag ein guter Tipp, eine kleine Anregung, ein wissenswerter Fakt, eine interessante Rezeptidee oder ein kluger Denkanstoß. Eine schöne Art, sich jeden Tag ein bisschen mehr mit LOGI zu beschäftigen.
**ISBN 978-3-927372-48-1** *14,95 EUR*

# www.systemed.de

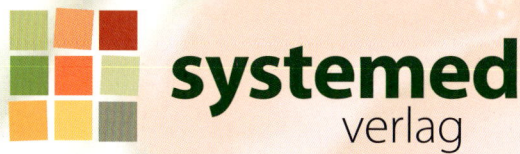

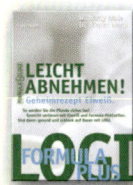
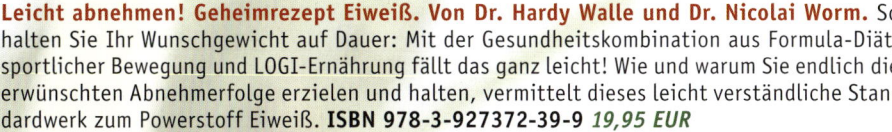

**Leicht abnehmen! Geheimrezept Eiweiß. Von Dr. Hardy Walle und Dr. Nicolai Worm.** So halten Sie Ihr Wunschgewicht auf Dauer: Mit der Gesundheitskombination aus Formula-Diät, sportlicher Bewegung und LOGI-Ernährung fällt das ganz leicht! Wie und warum Sie endlich die erwünschten Abnehmerfolge erzielen und halten, vermittelt dieses leicht verständliche Standardwerk zum Powerstoff Eiweiß. **ISBN 978-3-927372-39-9** *19,95 EUR*

**Leicht abnehmen! Das Rezeptbuch. Von Dr. Hardy Walle.** Sehen Sie selbst, wie harmonisch LOGI und eiweißreiche Ernährung nach und während einer Formula-Diät zum Erreichen Ihres Wunschgewichts zusammenwirken. Probieren Sie die gesunde LOGI-Ernährung anhand von 70 abwechslungsreichen Rezepten aus. Lassen Sie sich inspirieren, einfach einmal neue Ernährungswege einzuschlagen. **ISBN 978-3-927372-40-5** *12,95 EUR*

**Yes, I can! Erfolgreich schlank in 365 Schritten. Von Dr. Ilona Bürgel.** Was halten SIE von Diäten? Nichts, weil eh sinnlos? Nichts mehr, weil Sie schlechte Erfahrungen haben? Sie streben trotzdem ein schönes Leben mit Gesundheit, Vitalität und Wunschgewicht an? Dann ist dieses Buch genau das richtige für Sie. Ein Buch, das Möglichkeiten und Wege zeigt, endlich und dauerhaft Ihr Ziel zu erreichen: Ihre Wunschfigur. **ISBN 978-3-927372-51-1** *15,00 EUR*

## LOGI-Grundlagenbroschüren:

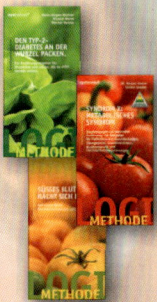

**Den Typ-2-Diabetes an der Wurzel packen.** Ein Ernährungsratgeber für Diabetiker und solche, die es nicht werden wollen. Erhältlich nur beim Verlag.

**Syndrom X: Metabolisches Syndrom.** Ein Ratgeber für Patienten mit Übergewicht, Bluthochdruck und Fettstoffwechselstörungen. Erhältlich nur beim Verlag.

**Süßes Blut rächt sich bitter.** Auf einen Blick: Das Basiswissen zur LOGI-Methode. Erhältlich nur beim Verlag.

*Paketpreis für die drei Grundlagenbroschüren: 7,50 EUR*

## LOGI-Praxisbroschüren:

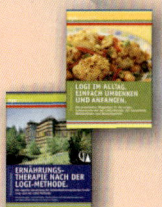

**LOGI im Alltag.** Einfach umdenken und anfangen. Ein praxisnaher Wegweiser für die ersten Gehversuche mit der LOGI-Methode. **ISBN 978-3-927372-35-1** *3,90 EUR*

**Ernährungstherapie nach der LOGI-Methode.** Die tägliche Umsetzung der kohlenhydratreduzierten Ernährung. **ISBN 978-3-927372-36-8** *4,90 EUR*

systemed Verlag
Kastanienstraße 10 · D-44534 Lünen
Telefon 02306 63934
Telefax 02306 61460
www.systemed.de
faltin@systemed.de

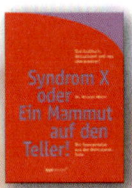

**Syndrom X oder Ein Mammut auf den Teller! Von Dr. Nicolai Worm.** Die menschlichen Gene sind auf ein Essen und Trinken wie im Schlaraffenland schlecht vorbereitet. Ernährungsabhängige Störungen nehmen rapide zu, Syndrom X entwickelt sich weltweit zu einer tödlichen Epidemie nie gekannten Ausmaßes. Der Autor verrät, wie die Spezies Mensch auf die schiefe Ernährungsbahn geraten ist und warum die angeblich »gesunde« Ernährung tatsächlich krank macht. **ISBN 978-3-927372-23-8** *19,90 EUR*

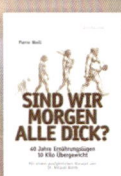

**Sind wir morgen alle dick? 40 Jahre Ernährungslügen. 10 Kilo Übergewicht. Von Pierre Weill.** Das Haushaltsbudget für Nahrungsmittel wird immer kleiner. Für die Zubereitung der Mahlzeiten nehmen wir uns immer weniger Zeit. Das hat der Entwicklung und Verbreitung neuer Zivilisationskrankheiten enormen Vorschub geleistet. Denn obwohl wir im Mittel immer weniger essen, nimmt die Zahl der Fettleibigen explosionsartig zu. Irgendetwas scheint im »Reich des schnellen Essens« und der Ernährungsempfehlungen nicht zu stimmen. **ISBN 978-3-927372-52-8** *15,95 EUR*

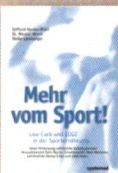

**Mehr vom Sport! Low-Carb und LOGI in der Sporternährung. Von Clifford Opoku-Afari, Dr. Nicolai Worm und Heike Lemberger.** Die Nudelparty ist out! Weniger Kohlenhydrate, mehr Eiweiß und gesunde Fette lautet das Motto moderner Sporternährung! Was ist der optimale Treibstoff für Athleten, Fitnessfans, Ball-, Kraft- und Ausdauersportler? Viel Neues zu Aminosäuren, Fettabbau, Leistungssteigerung mit Köpfchen, Muskelaufbau und Regeneration. **ISBN 978-3-927372-41-2** *19,95 EUR*

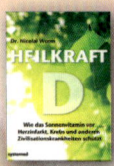

**Heilkraft D. Wie das Sonnenvitamin vor Herzinfarkt, Krebs und anderen Zivilisationskrankheiten schützt. Von Dr. Nicolai Worm.** Führende US-Forscher belegen: Bis zu 80 Prozent unserer Bevölkerung haben eine Mangelversorgung an Vitamin D und damit ein dramatisch erhöhtes Risiko für Herzinfarkt, Krebs, Parkinson, multiple Sklerose, Osteoporose, Muskelschwund bis hin zu Erkältungskrankheiten. Dieses Buch bringt sprichwörtlich Licht ins Dunkle und räumt mit Sonnenhysterie, Hautkrebslüge und Lichtschutzfalle auf! **ISBN 978-3-927372-47-4** *15,95 EUR*

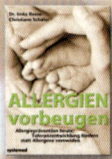

**Allergien vorbeugen. Allergieprävention heute. Von Dr. Imke Reese und Christiane Schäfer.** Nachwuchs kündigt sich an – und nun? Heißt es plötzlich alles zu meiden, was Allergien auslösen könnte? Was dürfen Schwangere und stillende Mütter noch essen? Wie ernährt man allergiegefährdete Säuglinge? Muss man Nahrungsmittel mit hohem Allergiepotenzial meiden? Was ist mit Haustieren? Wie sieht ein allergenfreies Kinderzimmer aus? Aktuelle Daten zeigen, dass Verzicht und Verbot offenbar in die völlig falsche Richtung geführt haben. Denn zeitgemäße Allergieprävention heißt, gezielt die Toleranzentwicklung fördern! **ISBN 978-3-927372-50-4** *14,95 EUR*

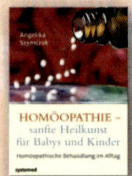

**Homöopathie – sanfte Heilkunst für Babys und Kinder. Von Angelika Szymczak.** Der erste Ratgeber auf dem Markt, der in Wort und Bild die Homöopathie verständlich macht. Die Autorin, Heilpraktikerin und klassische Homöopathin vermittelt, gemeinsam mit der Künstlerin und Feng-Shui-Beraterin Lucie Szymczak, durch Texte und Bilder eine etwas andere Herangehensweise an das gesuchte Heilmittel. Dabei wird gezeigt, wie leichte akute Beschwerden richtig behandelt werden, wie Homöopathen die Vorgeschichte eines Krankheitsbildes ermitteln und über die Bewertung der Symptome zum richtigen Heilmittel finden. **ISBN 978-3-927372-49-8** *19,95 EUR*

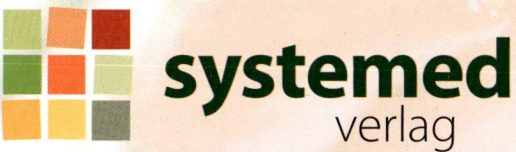

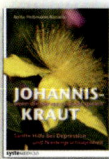

**Johanniskraut. Wenn die Nerven verrückt spielen. Sanfte Hilfe bei Depression und Niedergeschlagenheit. Von Anita Heßmann-Kosaris.** Millionen Menschen suchen Hilfe bei Depressionen. Das neue Werk der Erfolgsautorin betrachtet ein altes Heilmittel in neuem Licht. Johanniskraut ist eine ganz außergewöhnliche Heilpflanze, die nicht nur trübsinnige Gedanken vertreibt, das Gemüt erhellt und Stimmungsschwankungen ausgleicht.
**ISBN 978-3-927372-38-2** *10,95 EUR*

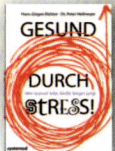

**Gesund durch Stress! Wer reizvoll lebt, bleibt länger jung! Von Hans-Jürgen Richter und Dr. Peter Heilmeyer.** Die größten Gesundheitsprobleme unserer Gesellschaft entstehen auf der Couch! Zwei Mediziner machen Schluss mit den gängigen Vorurteilen über den vermeintlich so schädlichen Stress. Sie sprengen unsere verkrusteten Denkstrukturen und zeigen, wie man gerade dank Stress ein aktives, bewusstes und friedvolles Leben führen kann.
**ISBN 978-3-927372-42-9** *15,95 EUR*

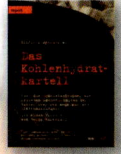

**Das Kohlenhydratkartell. Über die Diätkatastrophe, die finsteren Machenschaften der Zuckerlobby und Wege aus dem Diätendschungel. Von Clifford Opoku-Afari.** Wie konnte Übergewicht weltweit zum Gesundheitsproblem Nummer Eins werden, obwohl immer mehr Menschen diäten, was das Zeug hält? Worauf kommt es also wirklich an? Hält bzw. macht das Fetteinsparen bei kohlenhydratreicher Ernährung schlank und gesund oder soll man Fett essen, um Fett zu verlieren? **ISBN 978-3-927372-43-6** *12,95 EUR*

**Noch mehr Infos zu den aktuellen Titeln, zum Programm, zu den Autoren und zu weiteren Neuerscheinungen finden Sie im Internet auf www.systemed.de.**

**Impressum.**
**©2009 systemed Verlag, Lünen.** Alle Rechte vorbehalten. Nachdruck, auch auszugsweise, sowie Verbreitung durch Film, Funk und Fernsehen, durch foto-mechanische Wiedergabe, Tonträger und Datenverarbeitungssysteme jeglicher Art nur mit schriftlicher Genehmigung des Verlages.

Redaktion: systemed Verlag, Lünen
Gestaltung und Satz: A flock of sheep, Lübeck
Bilder, Gedichte und Texte: Malu Guai / Lucie Szymczak, München
Druck: Griebsch & Rochol, Hamm
ISBN: 978-3-927372-49-8

Internet:
Angelika Szymczak: www.angelikaszymczak.de
Lucie Szymczak: www.maluguai.de

1. Auflage

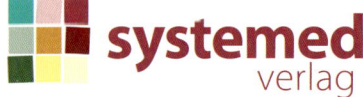